"十二五"国家重点图书出版规划项目

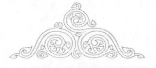

应用统计工程前沿丛书

中医研究中的统计方法

易丹辉 李扬 著

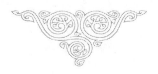

U0213611

清华大学出版社

北京

内 容 简 介

本书是在作者多年参与中医科研项目以及临床实际问题解决的基础上,对研究实践进行的一些梳理,试图将一些常用的统计方法在实际应用中需要注意的问题加以归纳。本书内容包括这些基本常用方法,第 1 章为基本统计方法,第 2 章为属性数据的分析,第 3 章为存在混杂因素的处理方法,第 4 章为重复测量数据的模型处理方法,第 5 章涉及在众多影响因素中寻找重要因素的变量选择方法,第 6 章是多结局的综合评价问题。

本书尝试为从事中医药临床研究需要运用统计方法、为中医药临床研究进行统计学分析的实际工作者提供参考,以求给读者一些启示,避免在实际应用中统计方法的错用。统计方法具有共性,本书也可以作为统计学专业研究生的参考书目。

图书在版编目(CIP)数据

中医研究中的统计方法/易丹辉,李扬著.—北京:清华大学出版社,2020.11
(应用统计工程前沿丛书)
ISBN 978-7-302-56733-2

Ⅰ. ①中… Ⅱ. ①易… ②李… Ⅲ. ①中国医药学-医学统计-统计方法 Ⅳ. ①R2-32

中国版本图书馆 CIP 数据核字(2020)第 213522 号

责任编辑:汪 操 赵从棉
封面设计:傅瑞学
责任校对:刘玉霞
责任印制:刘海龙

出版发行:清华大学出版社
    网 址:http://www.tup.com.cn,http://www.wqbook.com
    地 址:北京清华大学学研大厦 A 座   邮 编:100084
    社 总 机:010-62770175   邮 购:010-62786544
    投稿与读者服务:010-62776969,c-service@tup.tsinghua.edu.cn
    质量反馈:010-62772015,zhiliang@tup.tsinghua.edu.cn
印 装 者:三河市吉祥印务有限公司
经 销:全国新华书店
开 本:170mm×230mm 印 张:13.25   字 数:245 千字
版 次:2020 年 12 月第 1 版   印 次:2020 年 12 月第 1 次印刷
定 价:59.00 元

产品编号:063402-01

为中国的应用统计开拓奋进

（"应用统计工程前沿丛书"代序）

改革开放以来,我国统计事业取得了突飞猛进的发展。市场化、全球化和信息技术与网络经济的蓬勃发展,使统计在经济、社会、管理、医学、生物、农业、工程等领域中的应用迎来了又一春天。2011 年 2 月,国务院学位委员会第 28 次会议通过了新的《学位授予和人才培养学科目录(2011)》,将统计学上升为一级学科,这是国家对统计学科建设与发展的重大支持,它将全面推动统计学理论方法和应用研究的深入发展。

一

长期以来,我国统计学科主要在经济学、理学和医学等门类下发展,未来进一步发展,一级统计学科将成为一面旗帜。世界上先进国家的实践充分表明,统计广泛应用在各个学科,在信息网络技术与计算机强大能力的推动下,统计学科发展特别是统计的应用正展示出一种前所未有的时代特征,它将为创造新的人类文明、提升人类发展能力做出新的重要贡献。

新中国把中国从一盘散沙凝聚成高度集中的国家,推行计划经济发展模式。这一时期,统计直接为计划服务,为政府各级管理部门,为企事业单位的计划管理,为市场资源配置,为消费、投资的安排等提供全面系统的服务,因此在经济社会管理中发挥了重要作用。但是,由于权力至上的落后观念和体系机制呆滞,统计的科学性不被重视,统计数据搜集整理的简单化和主观操作造成了很多不良的后果。改革开放之后,市场的作用强化了统计的社会影响和地位,但是,惯性的从上向下的主观思维方式仍然没有彻底的改观,因此,统计的科学应用仍然需要依靠内生发展的强大魅力不断深入和扩大。

近年来,全球化进一步加速了经济结构的转型与效率的提高。事实上,一国的稳步可持续发展离不开扎实的基础。在当今的信息化、网络化时代,信息基础设施及其运用效率成为基础的基础,伴随而来的是统计在搜集数据、整理数据、分析数据上发挥的重要基础性作用。电子金融、电子政务、电子商务、网上购物、微博等一系列以网络信息技术为支撑的经济社会活动创造了大数据的新时代,计算机科学、数据库技术、大数据统计分析成为新时代发展的耀眼之星,统计学理论方法在海量数据挖掘分析、高维分析和复杂系统模型分析,以及时空的统计图示图解分析等方面正显示出强劲发展的能量,应该讲现时期是统计应用最好的发展机遇,它将大大提高人类发展的创造力、生产力,造福社会、造福人类。

二

在发展非凡的年代,谁能插上翅膀自由翱翔,谁能潜下海底自由鱼跃,统计学科需当仁不让,测度方位、穿透迷雾、指引方向、科学决策,助国家繁荣昌盛,立世界之林,这是当今中国人民大学统计学科建设的基本认知和理念。中国人民大学统计学科成立于1950年,已有60多年的发展历程,为共和国建设培养了大批优秀人才。他们广泛分布在政府部门以及银行、保险、证券、数据调查与咨询等商业企业,发挥了骨干作用。几代人大统计学人的辉煌历程和奉献,铸就了中国人民大学应用统计的特色,其作为国家应用统计重点学科、教育部重点研究基地和国家统计局重点研究基地,在融入世界一流队列、开拓中国应用、培养高精尖应用统计人才、全方位支持国家建设和发展中,做出了重要的贡献。

今天,中国人民大学统计学科布局不仅深入经济社会发展领域和保险精算与金融风险管理领域,而且已经扩展到人文社会科学的许多领域,如法律、新闻、政治学、伦理学、教育学、心理学、文献计量等,展示出应用统计在量化人文社会科学研究中的重要作用。同时,我们也在生物、医学与公共健康领域开展了深入的统计交叉应用研究。建设扎实的概率论与数理统计基础,发展强大的应用统计是中国人民大学统计学院继往开来的基本目标。

三

为了系统总结和凝练中国人民大学在统计学各个领域的科研成果,引领和推动我国统计学学科建设,提高统计学在人文社会科学与自然科学各领域科学研究,以及在管理、决策支持等方面应用的科学化和普及水平,促进统计学及其交叉学科人才培养,我们组织编写了这套"应用统计工程前沿丛书"。丛书选题覆盖应用统计学的主要分支领域,如人文、社会、政治、经济、金融、管理、法律、教育、生物、卫生、网络、数据挖掘等,力求在科学性、应用性、创新性、前沿性和可读性上形成特色。

丛书针对各领域的实际问题,着重统计学方法、模型的创新、设计和应用。在应用领域的具体统计问题研究上,积极发展统计应用流程科学,强调应用背景描述清晰,基础问题明确,发挥对微观数据、大量数据归纳探索与挖掘的统计方法作用,发展标准化的统计思维方法,创建应用领域的重要统计模型,深入解决问题,推动应用领域适应信息社会的高速发展。我们首次提出应用统计工程一词。工程是将自然科学原理应用到工农业生产部门中去而形成的各学科的总称。"工程"是科学的某种应用,通过这一应用,使自然界的物质和能源的特性能够通过各种结构、机器、产品、系统和过程,以最短的时间和少而精的人力做出高效、可靠且对人类有用的东西。我们强调应用统计的工程性,也就是强调统计的实际应用价值、科学流程与先进的统计应用技术。

丛书要反映统计学科多个前沿领域的科研进展,反映信息化和网络化背景下在诸多统计学应用领域产生的新的统计学问题及其方法和模型的发展,以及在人文社会科学各个领域的开创性应用研究。丛书选题覆盖了应用统计学的各主要分支学科和主要新兴应用领域,系统总结和凝练应用统计的专门技术方法,引领和推动我国大数据中的统计科学方法及其应用,提高网络信息统计处理与网络经济活动与经营活动的统计科学分析能力,提高统计学在企业经营管理、市场营销、科学决策,以及全面提升综合竞争力方面的作用,提高统计学在宏观经济产业政策、货币政策、收入分配政策等重大政策制定与效果分析,以及全面提升我国国际竞争力和国家软实力方面的作用。

本套丛书主要面向统计学及其交叉学科领域的科研人员、研究生和高年级本科生,以及在实际工作中需要应用统计学理论与方法的各领域专业人士。丛书在理论方法与应用领域深入结合研究上,强调增加关键点的细节内容,突出以统计知识为核心的应用领域的统计知识体系建设。丛书在内容上力求拥有清晰的逻辑结构;对方法、概念和统计问题的描述增加相关概念知识和应用背景及交叉学科知识运用的铺垫;同时给出相关参考文献或推荐阅读书目,以帮助有兴趣的读者进一步深入学习。奉献给相关专业的读者能读懂并能够学以致用的应用统计,这是本丛书追求的重要目标之一。

赵彦云　吕晓玲

2014 年 12 月

中医学的基础是历代研究者对养生、保健与疾病治疗的经验总结,作为医学与中国传统哲学智慧的结晶,中医学已经有数千年历史。虽然已成功治愈或缓解了很多患者的病痛,但中医亦面临严峻的挑战:由于不能直接使用现代医学研究中惯用的方法验证中医疗效,因此一些研究者怀疑中医治疗的客观有效性。十多年来,在和中医界同仁合作开展科学研究的过程中,我们也在不断探索,研究如何科学评价中医药的临床疗效,并进行有效的临床经验总结,试图弄清如何才能正确合理地运用统计方法。在共同研究的过程中形成了一点认识,也感到有必要写成一本书供从事中医药临床研究的人员参考,此即本书写作的初衷。

本书对多年的研究实践进行了一些梳理,试图将一些常用的统计方法在实际应用中需要注意的问题加以归纳,以求给读者一些启示,避免在实际应用中统计方法的错用。

本书针对实践应用中的需要展开写作,第 1 章为基本统计方法,第 2 章为属性数据的分析方法,第 3 章为存在混杂因素的处理方法,第 4 章为重复测量数据的模型处理方法,第 5 章涉及在众多影响因素中寻找重要因素的变量选择方法,第 6 章为考虑多结局的综合评价问题。

在大数据时代,在"健康中国"的形势下,中医药如何发挥更大的作用,如何阐述中医药的科学性和在健康管理全过程的重要性,也是我们希望解决的问题。由于水平和精力有限,虽然花了不少工夫,但仍不尽如人意。将这本不太成熟的著作呈现给读者,实在有点愧疚,就当我们作为初学者给读者的一点参考吧。我们将继续努力,争取能够在中医药的研究中,持续总结整理出更多的经验与读者分享。

我们期盼着中医药事业能够有更大的发展,为中国人民的健康护航,并能走出国门,造福全世界的人民!

感谢和我们一起参与科学研究的所有学生,没有他们的付出,就没有我们今天的成果。感谢中国人民大学统计学院策划的"应用统计工程前沿丛书",感谢中国人民大学公共健康与疾病预防控制交叉学科重大创新平台的支持,感谢清华大学出版社对出版这套丛书倾注的心血,感谢责任编辑为本书付出的辛劳!

易丹辉　李　扬
中国人民大学统计学院
中国人民大学应用统计科学研究中心
中国人民大学统计咨询研究中心
2020 年 5 月

目 录

第1章　中医研究中的基本统计方法

实际数据无论来自临床还是队列,无论来自试验还是观察,都需要首先进行描述,以初步了解数据所具有的规律,为深入分析奠定基础。

1.1 数据的基本描述

无论做任何研究,只要利用数据,最好先对数据进行描述性分析。描述统计看似简单,就是进行各种分组的频数统计,用表或图将结果加以展示说明,但这是进行深入分析的基础。同时,选择合适的指标变量进行简单分组或交叉分组,往往能够很清晰和直观地揭示数据所蕴藏的特征和规律。不要轻视描述性分析(胡镜清,2016),描述时需要更多的思考,不能只是将所有指标变量简单描述一遍,而没有注意抓住能够揭示规律或特征的有用分组指标变量。描述一定要能展现数据的初步特征和规律,或者提示某种趋势。

1.1.1 数据分布特征的基本描述

收集的数据是否有问题,是否存在极端值,分布的基本特征如何,可以通过数据分布特征的基本描述得到一个直观的认识。一般来说,连续变量即数值型指标变量常常会用均值、标准差、中位数、分位数描述数据分布的基本特征。描述时最好列出所分析人群的例数以及最小值、最大值、中位数、上下四分位数、均值、标准差。表 1-1 是某住院患者有关指标的简单描述分析。

表 1-1 住院患者有关指标的特征描述

变 量	均值	标准差	最小值	下四分位数	中位数	上四分位数	最大值
年龄/岁	57.00	15.35	1.00	49.00	58.00	68.00	100.00
住院总费用/元	28827.24	33898.90	14.00	10900.00	19009.79	34130.40	991971.59
住院天数/天	12.19	6.11	3.00	8.00	11.00	15.00	28.00
单次剂量/ml	16.51	5.65	10.00	12.00	15.00	20.00	35.00
日剂量/ml	15.78	4.01	10.00	13.50	15.00	17.50	35.00
疗程/天	8.90	6.00	3.00	4.00	7.00	12.00	28.00

从表 1-1 看,如果仅计算均值、中位数,住院天数的均值和中位数差异不大,疗程的均值和中位数相差不多,但是将其他指标计算列出,可以发现问题:住院天数的均值、中位数以及上下四分位数均大于疗程,患者住院期间没有治疗吗?为什么?疗程的最小值为 3 天,住院总费用的最小值为 14 元,是住院 3 天的患者的花费,还是疗程 3 天患者的费用?14 元是否有问题?是数据本身有问题,还是真实情况就是这样?如果在表 1-1 中,将患者的例数加上,可能会提供更多的信息,也可以看出更多的问题。

虽然数据分布特征的描述很简单,但是仍可以看出数据分布的一些特点,同时也会发现数据存在的问题。

在进行数据分布特征描述时,需要关注均值和中位数的关系,一般如果二者相等,表明数据呈对称分布,如果二者相差较多,数据不对称,则需要进一步考察分布的偏态是左偏还是右偏,可以借助箱线图分析;同时还要关注均值和标准差的关系,一般标准差应该大大小于均值,如果标准差过大,预示着数据非正态分布,数据的变异很大,需要查看数据是否存在问题。如果数据呈现为非正态分布,则不能运用要求正态分布的检验,如表 1-2 所示。

表 1-2　两组患者病程基线比较

组别	N	缺失	病程/天			
			均值$\overline{x}$±标准差 SD	最小值	最大值	中位数
A	144	0	6.90±8.78	1	58	5
B	140	0	6.82±10.22	1	94	4

从表 1-2 可以看出,两组的均值似乎差异并不显著,但是均值和中位数都有差异,且两组的标准差都大于均值,两组的最大值和最小值的差异很大,这一结果显示,两组数据均不服从正态分布。这时,如果比较两组患者病程是否有显著差异,选用 t 检验不合适,因为该检验要求服从正态分布。

1.1.2　分组已知的描述

当数据的分组已知,进行描述性分析时,一般直接利用分组信息进行描述性分析。如调查骨密度降低的妇女共有 316 个,可以根据采集的数据将中医各种症状的严重程度进行统计描述,如表 1-3 所示。

表 1-3　骨密度降低的人群各症状严重程度的频数描述　　　单位:人

症状	严重程度					有症状的总和
	无	偶尔有	时有时无	经常有	总是有	
忘事	53	124	59	70	10	263
腰膝酸软	86	102	46	69	13	230
疲乏	91	101	65	50	9	225
头晕	100	127	52	37	0	216
腰部疼痛	104	97	37	69	9	212
下肢抽筋	108	138	30	38	2	208

　　注:按照"有症状的总和"从高到低排列,有症状的总和=偶尔有+时有时无+经常有+总是有。

从表 1-3 的分组结果可以看出,骨密度降低人群的中医特征最主要的表现是"忘事"和"腰膝酸软",偶尔有症状的人中"下肢抽筋"的人最多。

这种简单分组描述只是说明实际数据的情况，很难发现特点或特征。骨密度降低人群的分布特征（如年龄分布、身高体重分布、绝经年限分布等）是否和各症状严重程度有关，最好进行交叉分析。通过交叉分析，实际上是将人群的特征一层层细分，更容易找到数据分布的特点或特征。

当进行两个或多个不同人群的某种症状比较时，更需要注意，如比较骨密度降低和骨质疏松人群的腰膝酸软、下肢抽筋症状时，可能产生这个症状的影响因素不仅仅有是否骨质疏松，还有其他情况，如年龄、绝经年限等，如果仅在这个层面上分组描述分析，可能得不到有价值的结论。表 1-4 是两个人群最容易出现的前 15 个症状。

表 1-4　骨密度降低人群和骨质疏松人群前 15 个最容易出现的症状

骨密度降低人群（$N_1=316$）			骨质疏松人群（$N_2=69$）		
症状名称	频数	频率	症状名称	频数	频率
忘事	263	0.43	食欲减退	56	0.81
腰膝酸软	230	0.37	下肢抽筋	53	0.77
疲乏	225	0.36	头晕	51	0.74
头晕	216	0.35	忘事	50	0.72
腰部疼痛	212	0.34	腰部疼痛	50	0.72
下肢抽筋	208	0.34	腰膝酸软	48	0.7
情绪易激动	202	0.33	怕冷	47	0.68
怕热	198	0.32	疲乏	45	0.65
怕冷	197	0.32	失眠	45	0.65
食欲减退	197	0.32	情绪易激动	44	0.64
视物模糊不清	183	0.3	耳朵嗡嗡响	39	0.57
失眠	183	0.3	周身疼痛	39	0.57
梦多或者经常从噩梦中惊醒	176	0.28	腿沉	38	0.55
头发脱落	175	0.28	腿软	37	0.54
腿软	163	0.26	视物模糊不清	37	0.54

从表 1-4 可以看出骨密度降低人群和骨质疏松人群最常出现的症状大致相同，只是骨密度降低人群多了怕热、梦多或者经常从噩梦中惊醒以及头发脱落三种症状，而骨质疏松人群则多出了耳朵嗡嗡响、周身疼痛和腿沉三种症状。从表 1-4 中可以明显发现，骨质疏松人群出现这些症状的概率非常高。

两个人群在症状的程度上是否有差异，这是实际研究中需要关注的问题，分组描述时应该给予考虑。表 1-5 是两个人群 15 个症状中相同的 12 个症状的严重程度的概率分布。

表 1-5　两个人群相同的 12 个症状的严重程度的概率分布

症状名称	骨密度降低人群($N_1=316$)				骨质疏松人群($N_2=69$)			
	偶尔有	时有时无	经常有	总是有	偶尔有	时有时无	经常有	总是有
忘事	0.2	0.1	0.11	0.02	0.39	0.1	0.22	0.01
腰膝酸软	0.17	0.07	0.11	0.02	0.29	0.13	0.23	0.04
疲乏	0.16	0.11	0.08	0.01	0.26	0.09	0.28	0.03
头晕	0.21	0.08	0.06	0	0.38	0.23	0.12	0.03
腰部疼痛	0.16	0.06	0.11	0.01	0.32	0.16	0.22	0.03
下肢抽筋	0.22	0.05	0.06	0	0.43	0.12	0.2	0.01
情绪易激动	0.17	0.08	0.06	0.01	0.35	0.13	0.13	0.03
怕冷	0.11	0.08	0.1	0.02	0.16	0.2	0.26	0.06
食欲减退	0.11	0.08	0.1	0.02	0.35	0.42	0.04	0
视物模糊不清	0.14	0.07	0.07	0.02	0.23	0.14	0.1	0.06
失眠	0.15	0.07	0.1	0.01	0.38	0.09	0.16	0.03
腿软	0.15	0.06	0.05	0	0.3	0.1	0.12	0.01

从表 1-5 可以看出,虽然这 12 个症状是骨密度降低人群和骨质疏松人群都常发生的,但是症状严重程度的分布在两个人群上明显不同。总的来说,骨质疏松人群中,"偶尔有""时有时无""经常有""总是有"出现的概率均明显高于骨密度降低人群。

1.1.3　分组未知的描述

有时,采集的数据并没有明显的分组信息,分析时需要分门别类地考虑。可以运用各种分组或分类方法,将研究对象进行划分。

1. 尝试分组

如考虑某种癌症患者的医疗费用问题,由于变量众多,要想找出真正对总费用有影响的变量,首先需要对患者进行分组。可以按总费用的多少,采用系统聚类的方法得到图 1-1 和图 1-2,CCC(cubic clustering criterion)为立方聚类准则,CCC 大表示对应分类显著;PSF 为伪 F 统计量,其值越大表明对应分类个数越合适。根据 CCC 和 PSF 可以选定合适的分组数 k。

从两幅图中可以看到,选择 4 或 5 作为分组数似乎较为合适。先将全部患者分为 5 组进行后续统计描述。图 1-3 是分为 5 组的总费用图。

从图 1-3 可以看出,同类的费用基本在一个层面上,有两个点离开较远,结合表 1-6 可知,是第 4 组和第 5 组的两人。这两个人分为一组似乎也并不合适,还是分为 5 组考虑为宜。对所有患者分组后可以进行各组的统计描述。总费用分组描述见表 1-6。将各组均值绘制成条形图如图 1-4。从表 1-6 可以看出,图 1-3 中离开较远的两个点分别单独为一类,其总费用远高于其他患者。由表 1-6 和图 1-4 还可以看出,从 1~5 组各组总费用均值依次增高,每组观测的人数依次递减。

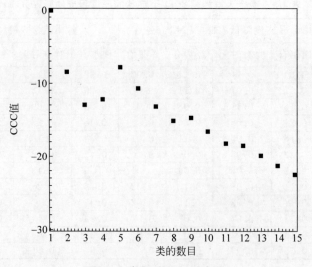

图 1-1　类数对 CCC 散点图

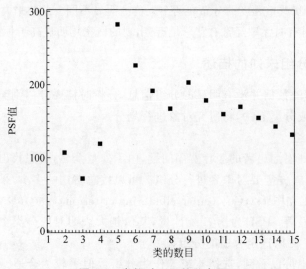

图 1-2　类数对 PSF 的散点图

　　在运用统计方法进行数据分析时,一方面要关注大部分患者的情况,即关注主要规律,但也不能忽略个体差异;均值是大部分患者的代表值,这是首先要关心的规律,但是出现的个别情况不能作为异常值随意剔除或忽略,因为这也许是另一种规律造成的。例如,为什么第 5 组的一个患者费用这么高? 第 1 组是什么情况,平均费用这么低,还不到第 2 组的一半? 这些问题可以先通过描述性分析,得到一个初步的认知。

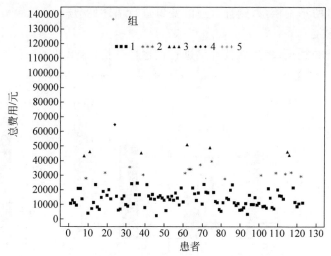

图 1-3　所有观测按总费用大小的分组图

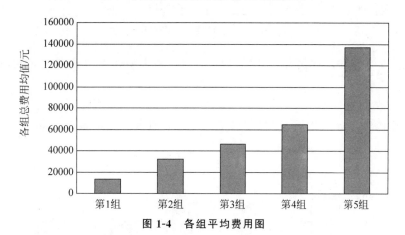

图 1-4　各组平均费用图

表 1-6　总费用分组描述

总费用	第 1 组	第 2 组	第 3 组	第 4 组	第 5 组
均值/元	13448.39	32246.19	46491.95	64702.63	136898.8
中位数/元	13361.42	31620.82	46270.62		
标准差/元	5165.271	3351.449	2711.965		
方差/元^2	26680021	11232213	7354752		
峰度/元	−0.52851	0.279191	−0.31633		
偏度/元	0.261589	0.763831	0.73042		
极差/元	22187.29	12041.34	7624.121		
最小值/元	2502.86	27580.1	43368		
最大值/元	24690.15	39621.44	50992.12		
观测数/元	99	15	7	1	1

结合患者的基本信息,选择合适的变量进行描述性分析。

2. 性别描述

根据调查的数据,将患者按性别进行描述性分析,结果如图 1-5 所示。

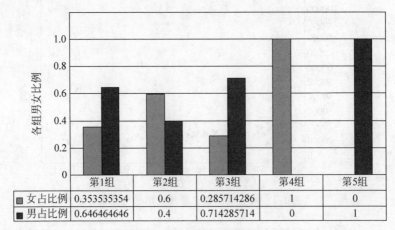

	第1组	第2组	第3组	第4组	第5组
女占比例	0.353535354	0.6	0.285714286	1	0
男占比例	0.646464646	0.4	0.714285714	0	1

图 1-5　各组性别比条形图

从图 1-5 的性别比例看,无明显规律;但是可以看出第 5 组是一位男性、第 4 组是一位女性。

3. 年龄描述

计算各组年龄平均值,绘制条形图如图 1-6 所示。图中条形柱的高度代表平均年龄。

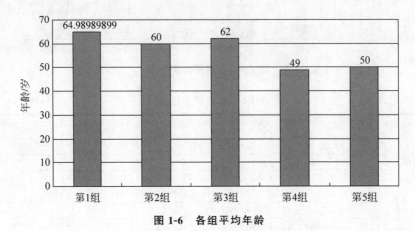

图 1-6　各组平均年龄

从图 1-6 可以看出,第 1 组平均年龄较大,第 4、5 两组的年龄明显较小。从理论上来说,年轻患者应该医疗费用较低,为什么后面这两组的患者年轻可是费用都很高?这需要对患病情况分析,首先考虑是否与住院时间有关系。

4. 住院天数描述

计算各组住院平均天数,结果如图 1-7 所示。图中条形柱的高度代表平均住院天数。从图 1-7 可以看出,第 4 组和第 5 组患者住院天数均较多。

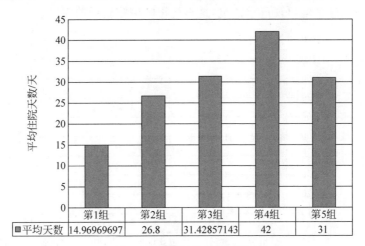

	第1组	第2组	第3组	第4组	第5组
平均天数	14.96969697	26.8	31.42857143	42	31

图 1-7　各组平均住院天数

为什么这两组患者相对年轻,可是住院时间都较长? 是否与患病程度有关? 由于患者都患有癌症,可以考虑病情的严重程度。

5. 有无合并重要脏器病变描述

根据有无合并重要脏器病变进行描述得到图 1-8。图中条形柱的高度代表频数的多少。从图 1-8 可以看出,第 4 组和第 5 组两个患者均有合并重要脏器病变,这可能是导致患者费用过高的原因。

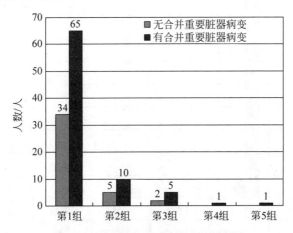

图 1-8　有无合并重要脏器病变频数图

6. 住院期间是否出现危重情况描述

住院期间如果出现危重情况,会急救,肯定要发生较多的费用。这一情况的描述性分析见图 1-9。图中条形柱高度表示出现的频数。从图 1-9 可以看出,第 4 组和第 5 组两个患者均出现危重情况,这直接影响医疗费用的支出。

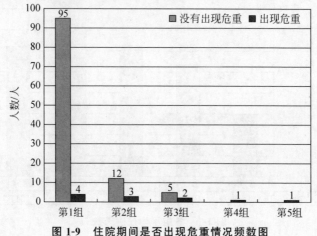

图 1-9　住院期间是否出现危重情况频数图

7. 出院情况描述

根据治疗结果进行描述,得到图 1-10。图中条形柱表示各组 3 种治疗结果的人数。从图 1-10 可以看出,第 4 组和第 5 组的患者结果都是死亡。

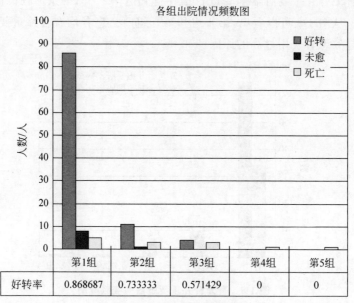

	第1组	第2组	第3组	第4组	第5组
好转率	0.868687	0.733333	0.571429	0	0

图 1-10　各组出院情况频数图

　　从上面的描述性分析可以得知,第 4 组和第 5 组的患者虽然相对年轻,但是病情严重,住院期间出现危重病情,导致住院费用过高,尽管费用很高并没有挽救他们的生命。

　　这个示例比较特殊,恰巧那两个组分别仅有一个患者,因此该组的情况能够说明两个患者的情况,这时采用单指标分组描述,可以找出规律。但在更一般情况下,需要通过各种交叉分组一层一层深入分析,才能揭示一些规律。在单一指标描述性分析时,要关注发现问题,才能有效地利用交互分类和列联分析。有关列联分析将在下一章专门讨论。

1.2　数据的基本处理

1.2.1　连续变量离散化

　　在实际分析中,取得的数据有些是连续性的,如年龄、血压、血脂等,这些指标变量在描述分析以及模型深入分析时,往往并不直接用连续的数值,而是根据临床的实际表现,将其离散化。连续变量离散化,就是根据实际情况进行再分组。一般的原则是希望通过分组,将组内差异尽量缩小,组间差异加大,以便能够更好地揭示现象从量变到质变的过程。

　　有些连续变量的测量值在临床上有规定的或公认的标准,如血压,规定有舒张压、收缩压的正常范围,高于多少为高血压,低于多少为低血压。这种情况,可以直接使用标准将连续变量离散化。但是还有一点要注意,类似血压的这种测量指标正常或是异常,对不同民族、不同年龄的人群可能不一定完全一样,使用标准时,也要考虑自己研究的人群或患者是否适用已有标准,是否需要调整等。有些连续变量并没有普遍公认的客观标准,进行离散化时,需要根据研究的实际问题离散化,如年龄,通常认为不同年龄阶段的患者,临床表现会有所不同,这时年龄需要离散化,即根据实际需要进行分段。如何分段需要根据实际问题考虑,不能照搬统计学中提供的一般分组公式。

　　如收集 72 名患者的年龄,最大值为 80 岁,最小值为 36 岁,按照一般连续变量分组公式,组数 $k = 1 + \dfrac{\lg n}{\lg 2}$,其中 n 是观测数据的个数,k 是欲分的组数,则 72 名患者年龄可分为 $k = 1 + \dfrac{\lg 72}{\lg 2} = 7.1699$,即可以分为 7 组。按照等距式分组,组距为"(最大值-最小值)/组数=(80-36)/7=6.2857",一般组距会取 10 或 10 的倍数,这里组距取 10 岁。分组结果:40 岁以下、40~50 岁、50~60 岁、60~70 岁、70 岁以上。这样分组结果只有 5 组,并没有 7 组,这从理论上来说没有问题,但从临床实际看,40~60 岁基本属于中年人,对于患该种疾病而言没有本质的区别,可以根据实际采用非等距式分组。从临床实际出发,年龄变量离散化结果为:40 岁以下、40~60 岁、60~70 岁、70 岁以上。这样不仅减少了组数,更能反映实际的变化,也便于以后数据的各种分析。

1.2.2 数据的筛选

对于实际得到的数据,通常要根据经验、研究目的对其进行筛选。例如,对于胃恶性肿瘤病人,如有小于 18 岁的病人,通常予以删除,因为胃恶性肿瘤在 18 岁以下人群中发生的情况十分少见,将小于 18 岁的病人纳入分析不足以说明胃恶性肿瘤的总体特点。但如果 18 岁的病人较多,则不能删除,应将其纳入分析或将其单独分析,可能有特殊原因导致这部分人胃恶性肿瘤的发生。又如,对某种疾病的入院病人进行描述时,对住院费用在 1000 元以下的记录予以删除。因为这部分人由于种种原因住院时间较短,没有经过有效治疗即出院或转入其他医院,其对住院病人的代表性较差,不应该将其纳入分析。

总之,对于实际得到的数据,要根据经验和研究目的对数据进行筛选。筛选一般在描述开始之前,如果在描述完成后进行筛选,则主要是根据特定研究目的进行深入分析。比如描述发现患某类疾病的人群通常用某些中药和西药进行治疗,则可以对比分析中西药治疗和单纯西药治疗的效果有无差异。这时候要筛选出使用某些西药的病人和既使用了某些西药又使用了某些中药的病人,进行描述。数据的筛选既是为发现数据的问题,也是为真正出现特殊的数据寻找原因。在筛选过程中,不能盲目删除或修改、调整数据,无论怎样离奇的数据都要认真分析查找原因,才能采用正确的方法加以处理,以保证挖掘出数据背后的规律。如表 1-7 所示在分析某种疾病住院患者基本信息时发现,有患者住院时间最长为 56 天,分析者认为这样的数据不合理,将所有大于 28 天的患者住院时间人为调整为 28 天,得到表 1-1。这看起来似乎合理了,因为患者不可能住那么长时间的医院,但是如果患者真就住了那么长时间,如表 1-7 所示(之所以会有患者住院时间过长,可能是年

表 1-7 住院患者有关指标的特征描述

变　　量	均值	标准差	最小值	下四分位数	中位数	上四分位数	最大值
年龄/岁	57.00	15.35	1.00	49.00	58.00	68.00	100.00
住院总费用/元	28827.24	33898.90	14.00	10900.00	19009.79	34130.40	991971.59
住院天数/天	12.19	6.11	3.00	8.00	11.00	15.00	56.00
单次剂量/ml	16.51	5.65	10.00	12.00	15.00	20.00	35.00
日剂量/ml	15.78	4.01	10.00	13.50	15.00	17.50	35.00
疗程/天	8.90	6.00	3.00	4.00	7.00	12.00	28.00

龄最长者需要住院,导致他的住院费用最多,这似乎是可以解释的),人为调整为表1-1,会带来后面分析的一系列问题,如住院费用、药物使用天数、理化指标测量结果等与住院天数有关的分析,都会失真。

1.2.3　离群值的发现与处理

为保证数据分析的结论,数据的质量是关键。除了发现数据缺失需要处理外,数据中是否有远离大部分数据或说在数据规律之外的点,也很重要。在描述性分析中,离群值指某变量中出现个别值离其他值较远。一般而言,离群值的概念通常只适用于定量资料,如果定性资料中出现某变量的某类频数极少时可将其与其他分类合并。

1. 中位数运用

可以通过观测值的频数表或直方图来初步判断离群值,也可通过统计软件作观测值的箱线图判断。如果观测值距箱线图底线 Q1(第 25 百分位数)或顶线 Q3(第 75 百分位数)过远,如超出箱体高度(四分位数间距)的两倍以上,则可视该观测值为离群值,如图 1-11 所示,标记为 * 号的点即为离群点。

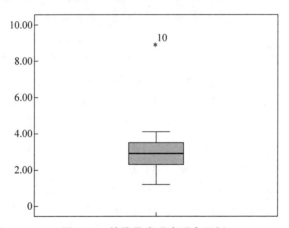

图 1-11　箱线图发现离群点示例

2. 均值运用

当数据近似正态分布时,有一种较为简单的方法,可用均值加减 1 倍、2.5 倍或 3 倍的标准差判断。一般来说,正常的数据应该落在该区间范围,如观测值在此范围以外,可视为离群值。如某地区不同医疗机构同一时期次均住院费用中药费比重,均值:0.45、标准差:0.07,绘制的图形如图 1-12 所示。由此可以看出,大部分医疗机构的药费比重都在均值±标准差的范围内,有一个医疗机构明显比重过高,超过均值＋3 倍标准差,还有两个医疗机构比重过低,预示着这可能是离群点。

判断离群值，还有很多方法，如 Q 检验法、肖维特法、格鲁布斯法、t 检验法等。

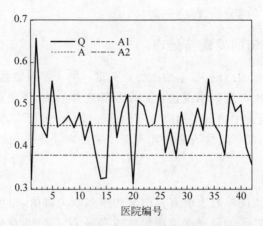

图 1-12　不同医疗机构住院费用中药费比重

3. 处理

判断出离群值后，首先要核实该数据，判断该数据记录的是否是真实情况。如果原始记录确实如此，可以看数据有无明显的逻辑错误，如果该记录存在明显逻辑错误，则说明该数据记录有误或不是实际情况，可以作为类似缺失进行处理。例如，某医保数据显示某人没有医保，却在看病时是否使用医保中选择为"使用医保"，这就是逻辑错误，数据肯定有误，不是实际情况的反映。图 1-12 显示的高离群值可能是由该医疗机构特点决定，该医院是侧重心血管的专科医院，还是一般的综合医院，在治疗用药方面比重会不同。如果数据真实，描述分析时不能处理，那么在建模型时需要考虑不同医院类别的影响。

如果核实该数据，确实是实际情况，那么看能否从专业上找出合理的解释。如果专业上对该离群值的出现可以解释，则保留该数据。如果解释不通，则予以处理。但一般很难去判断是否能够解释，只有在有充分把握的情况下才可以剔除，否则予以保留，以便寻找其背后的规律。统计分析中，不仅要寻找一般规律，更要注意产生的变异，因为变异可能蕴藏着新的规律。

在描述分析的过程中，通常是首先发现疑似离群值，然后进行核实，如果离群值确实是实际情况的反映，则需要探查出现离群值的原因。离群值的出现可能是某些确定因素造成。探索这些因素有助于对数据的深入理解和分析。根据专业知识和统计学方法，可判断离群值出现的原因，并决定对离群值的处理：保留离群值、剔除离群值或者根据某些因素对离群值进行修正。但一般来说，出现离群值的原因很难知道，所以对离群值的处理须特别慎重，通常是予以保留。

进行描述性分析时发现的离群值是单变量离群值,在描述之后建立模型进行分析时,比如回归分析,这时离群值的性质与描述性分析时的离群值明显不同,进行描述性分析时的离群值在模型中不一定是离群值。所以,描述时对离群值要持谨慎态度,只有在有充分把握的情况下才剔除离群值。

1.2.4　数据的正态性检验

统计中许多方法要求数据服从正态分布才能被使用,为保证方法的正确使用、结论的合理,需要对数据的正态性进行检验。如果数据服从正态分布,选用均值和标准差对资料进行基本的描述,如果数据不服从正态分布,则需要选用中位数和四分位差进行描述性分析。正态检验是判断样本所代表的背景总体与理论正态分布是否没有显著差异的检验,具有重要的意义,也是应用最为广泛的检验方法,是参数统计分析的前提。

常用的正态性检验方法有以下几种。

1)经验方法

当数据服从正态分布时,数据的均值、中位数、众数是相等的;数据服从正态分布,标准差不会过大。利用这些可以帮助直观地判断数据的正态性。如果得到的数据均值和中位数差异较大,通常表明数据是偏态分布;如果数据的标准差过大,接近均值或甚至比均值还大,表明数据不会服从正态分布。如果数据不服从正态分布,运用需要满足正态条件的检验往往会得出错误的结论。如对 A、D 两组基线的焦虑得分进行检验,看两组之间是否有显著差异,有关数据如表 1-8 所示。如果认为数据服从正态分布,利用 t 检验得到的检验结果如表 1-8 所示。

表 1-8　A 与 D 组基线焦虑总分分析

	n	均值	标准差	最小值	下四分位数	中位数	上四分位数	最大值	统计量	P
A	14	5.6	6.40	0	2.00	3.50	7.00	22	-1.771	0.087
D	17	10.1	7.90	1	4	10	12.00	31		

由此可以看出,P 值为 0.087,表明在原假设:两组均值相等的条件下,利用样本信息计算得到原假设发生的概率为 0.087,大于 0.05,不能拒绝原假设,两组在该指标上没有显著差异,基线是齐的。实际上,从表 1-8 中显示的数值可以看出,两组均值差异较大,A 组均值和中位数差异也很大,D 组均值和中位数差异不大,但是标准差过大,这都意味着两组数据未必服从正态分布。

2)图示法

图示法是一种直观判断数据是否服从正态分布的方法(贾俊平,2011)。目前最常用的是 Q-Q 图,以样本的分位数作为横坐标,以按照正态分布计算的相应分位点作为纵坐标,把样本值表现为直角坐标系中的散点。如果资料服从正态分布,则样本点应该围绕第一象限呈对角线分布。图 1-13 是调查患者住院总费用的概率图。从图 1-13 可以看出,基本呈正态分布。如果图中两端有较多的点离开直线,即尾部有翘的情况,往往表明数据分布呈现厚尾,不是正态分布。

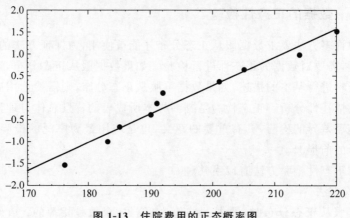

图 1-13　住院费用的正态概率图

3) J-B 检验

标准的正态性检验是用 J-B 检验。检验原假设是服从标准正态分布,备择假设是不服从标准正态分布。该检验是一个极为苛刻的正态性检验,检验统计量利用数据的偏度和峰度构建,其检验结果受数据偏度和峰度大小的影响。标准正态分布的偏度为 0,因为其是对称分布,峰度为 3,而实际数据往往会出现峰值较高的情况,这时,往往并不影响正态分布条件的运用,因此该检验结果使用需要谨慎。检验统计量的计算如式(1.1)。

$$\mathrm{JB} = \frac{n-m}{6}\left[S^2 + \frac{1}{4}(K-3)^2\right] \tag{1.1}$$

其中,S 和 K 是样本序列的偏度与峰度,m 是产生样本序列时用到的估计系数的个数。在原假设下,JB 统计量服从 $\chi^2(2)$ 分布,P 值接近 0,表明为正态分布的概率极小,拒绝原假设,即序列不服从正态分布,J-B 检验适用于样本量较大的情况。

4) Shapiro-Wilk 检验

Shapiro-Wilk 检验是 S. S. Shapiro 和 M. B. Wilk 提出,用顺序统计量 W 检验数据分布的正态性,简称 W 统计量检验。将 n 个样本观测值按大小顺序排序编秩,使 $x_1 \leqslant x_2 \leqslant \cdots \leqslant x_n$,得到 W 统计量,其取值在 0~1 之间。原假设:总体服从正态分布,总体服从正态分布时,由样本观测值计算得到的 W 值接近于 1。统计量 W 计算如式(1.2):

$$W = \frac{\left(\sum_{i=1}^{n} a_i x_i \right)^2}{\sum_{i=1}^{n} (x_i - \bar{x})^2} \tag{1.2}$$

W 越接近 1,表明数据和正态分布拟合得越好。若 W 值小于判断界限值 W_a(可通过查表求得),按表上写明的显著性水平 α 拒绝或不能拒绝原假设。W 检验在检验样本量 $8 \leqslant n \leqslant 50$ 时采用。如对表 1-8 的两组数据进行正态性检验,因为两组样本量均较少,采用 W 检验结果如表 1-9 所示。可以看出数据确实不服从正态分布,对于非正态分布的数据,建议还是采用非参数方法对两组数据进行差异性检验。

表 1-9　两组基线焦虑总分正态性检验

组　别	检验统计量	P
A	0.802	0.005
D	0.086	0.016

1.3　运用方法时需注意的问题

1.3.1　代表值的正确使用

1. 集中趋势代表值的使用

在定量资料描述中,描述集中趋势的主要指标有算术平均数、几何平均数和中位数。无论是基线还是观察性数据的基本描述,常常用到均值。算术平均数无论是简单平均还是加权平均,基本都适用于正态分布或近似正态分布的情况(王永炎,2012)。由于均值的大小受极端值的影响,不适用于描述偏态分布的集中趋势。如表 1-8 患者焦虑总分的描述性分析,由于数据不服从正态分布,均值代表性有问题,用其作为两组患者焦虑的代表值进行差异显著性检验不合适。

几何平均数常用于变量值间呈倍数关系的偏态分布资料,特别是变量经过对数变换后呈正态分布或近似正态分布的资料。当观测值中有小于或等于零的数据,即观测值同时有正、负值时,不宜直接计算几何平均数,可将所有观测值加上一个常数 k,使 $x+k>0$,计算出结果后再还原,即 $G = G' - k$;若观测值全是负值,计算时可先将负号去掉,得出结果后再加上负号。

中位数可用于各种分布资料,在正态分布资料中,中位数等于平均数;在对数正态分布资料中,中位数等于几何平均数。中位数对极端值不敏感,当数据中有极端值、含不确定值的资料、数据呈偏态分布或分布类型未知时,均宜采用中位数作为集中趋势的代表值进行差异性检验。

2. 离散程度指标的使用

代表值的代表性大小通常用离散程度即变异程度度量。定量资料常用的统计指标有极差、四分位差、方差、标准差和变异系数。极差是最简单但又较粗略的变异指标，可用于各种分布资料，但它只涉及两个极端值，即为最大值与最小值之差，没有利用全部数据的信息，不能反映组内其他观测值的变异，所以实际分析中常列出最大值和最小值，作为变异大小的辅助测量。

四分位差是去除两端各四分之一数据后中间一半观测值的变动范围，即上四分位数与下四分位数的差，其数值越大，说明观测值分布的离散程度越大。四分位差常用于描述偏态分布、两端无确切值或分布不明确情况的离散程度。当需要用中位数作为集中趋势的代表值时，一定要用分位差作为变异程度的测量，常用的是四分位差。

方差描述变量所有观测值与总体均值的平均离散程度。方差越大，说明观测值变异程度越大；反之，变异程度越小。方差没有量纲，没有实际含义，只具有运算意义。在很多变异程度的分解和运算中只能使用方差。

标准差是方差开平方取正根的结果，是度量离散程度最常用的指标。标准差越大，表示变异程度越大，均值的代表性越差；标准差越小，变异程度越小，均值的代表性越强。标准差具有和变量值相同的量纲，有实际含义，如患者平均身高1.70m，标准差0.02m，表明所有被测患者身高的变异程度不高，90%在1.68～1.72m之间；如果标准差是0.12m，则表明变异程度较大，90%在1.58～1.84m之间。当两组数据均值相等时，可以直接用标准差的大小度量变异程度，以衡量均值的代表性高低；但是当两组数据均值不等时，不能直接用标准差评价得出结论，而需要借助变异系数评价。标准差反映实际值与期望值的变异程度，如果定义实际值与期望值的差为风险的话，标准差可以作为风险大小的测量指标。

变异系数是无量纲的指标，是均值与标准差之比，即用均值除以标准差的结果。变异系数是一个相对指标，反映每单位变异上的均值数量，可以用来比较几个量纲不同的指标变量之间的离散程度，也可以用来比较量纲相同但均值不等情况下的离散程度。变异系数值越大，表示离散程度越大。

1.3.2　检验的正确使用

在实际研究中，人们往往需要知道不同的治疗方案或方法是否有差异，而这些差异需要通过检验，只有从统计上有显著差异才能得出结论；否则，只能认为差异不显著。

1. 统计检验的准则

在统计的假设检验中，如何做出决策，即是否拒绝原假设，通常有两个可以使用的准则。一个是利用拒绝域,即通常使用的 α 准则。α：原假设成立时,犯第一类错误的最大概率。一般事先规定,通常取 $\alpha=0.05$,即认为发生的概率小于 0.05 为小概率事件,有理由拒绝原假设。使用这一准则,一般是根据给定的 α 和自由度,查找与检验统计量分布相对应的分布表,得到临界值,用计算得到的检验统计量与临界值比较,根据是否落入拒绝域做出是拒绝还是不能拒绝原假设的判断。

另一个是利用 P 值。P 值是原假设成立时,利用样本信息计算得到的这一结果出现的概率。如果 P 值很小,如小于 0.05,有理由认为这一结果出现的概率过小,拒绝原假设。

无论采用哪种准则做出判定,一定要注意原假设的含义。一般的检验都希望拒绝原假设,但有的检验是希望不拒绝原假设,这种情况下,不拒绝原假设的概率应该越大越好。

2. χ^2 检验的正确使用

χ^2 检验是一种适用范围广泛的统计检验方法,在定性资料分析中,可以用于两个或多个样本对应总体比率的比较、两个或多个样本构成比的比较、资料的关联分析以及拟合优度检验等,在医学领域具有重要的应用价值。采用 χ^2 检验判断观察频数与期望频数是否有显著差异,从而决定理论分布与实际分布是否一致。对于定性资料如二分类：治疗结果为是否死亡；多分类无序：治疗结果为痊愈、好转、无效等。进行分析时,若使用非配对 2×2 列联表或 $r\times c$ 双向无序列联表,可以选用 Pearson χ^2 检验或 Fisher 精确检验。这两种检验方法分别应用于不同的情况。

1) Pearson χ^2 检验适用条件

当 $n>40$ 且所有表中每个格子的期望数 $T>5$ 时,使用 χ^2 检验。

$$原假设\ H_0：行变量与列变量独立$$

$$备择假设\ H_1：行变量与列变量不独立$$

统计量的形式及其分布

$$\chi^2 = \sum_{i=1}^{r} \sum_{j=1}^{c} \frac{(f_{ij}^{o} - f_{ij}^{e})^2}{f_{ij}^{e}}$$

式中,r 为列联表行数；c 为列联表列数；f^{o} 为观测频数；f^{e} 为期望频数,

$$f^{e} = \frac{RT}{n} \times \frac{CT}{n} \times n = \frac{RT \times CT}{n}$$

其中,RT 是指定单元格所在行的观测频数合计；CT 是指定单元格所在列的观测频数合计；n 是观测频数的总计。

如果概率 P 值小于或等于 α,拒绝原假设；如果概率 P 值大于 α,则不能拒绝原假设。

2）Fisher 精确检验

当 $n < 40$ 或者任一 $T < 5$ 时，使用 Fisher 精确检验更为合适。

原假设：行变量与列变量独立

备择假设：行变量与列变量不独立

Fisher 精确检验基于超几何分布，检验的 P 值可由超几何分布计算得到。如果 P 值小于等于 α，则拒绝原假设；如果 P 值大于 α，则不能拒绝原假设。

3）CMH χ^2 检验

在流行病学研究中，研究结果常常会受到混杂因素的影响，其具体表现如下。

与暴露因素和疾病均有关联的非研究因素的存在使得暴露和疾病之间的关联被夸大或者掩盖。因此，在研究的分析阶段，常常将资料按照可能的混杂因素分层，每一层都对应一个四格表（谢雁鸣，2016）。CMH χ^2 检验用于对这种分层四格表资料进行分析。假设表 1-10 是第 h 层所对应的四格表，总共分为 H 层。

表 1-10　按某因素分层后第 h 层四格表

组别	危险因素		合计
	有	无	
病例组	a_h	b_h	n_{1h}
对照组	c_h	d_h	n_{0h}
合计	m_{1h}	m_{2h}	N_h

把 H 层四格表数据均考虑在内以后计算出的总的 OR 称为公共优势比，如式（1.3）：

$$OR = \frac{\sum\limits_{h=1}^{H} \dfrac{a_h d_h}{N_h}}{\sum\limits_{h=1}^{H} \dfrac{b_h c_h}{N_h}} \tag{1.3}$$

通过将分层后的公共优势比 OR 与未分层的 OR 进行对比，可以了解混杂因素对研究结果的影响有多大。也可以对公共优势比 OR 做 CMH χ^2 检验，判断总体的公共优势比是否为 1，即判断分层后危险因素与疾病是否仍然存在关联。

H_0：总体公共优势比为 1

H_1：总体公共优势比不为 1

$$\chi^2_{M-N} = \frac{\left(\sum\limits_{h=1}^{H} a_h - \sum\limits_{h=1}^{H} T_h \right)^2}{\sum\limits_{h=1}^{H} V_h} \tag{1.4}$$

其中，V_h 是第 h 层中 a_h 对应的方差；T_h 是第 h 层中 a_h 对应的理论频数。

$$V_h = \frac{n_{1h}n_{0h}m_{1h}m_{0h}}{N_h^3 - N_h} \tag{1.5}$$

当 $P<0.05$ 时,则拒绝 H_0,说明分层后,危险因素与疾病仍然存在关联。

如甲、乙两种药治疗脑梗死治愈率的比较。对患者按性别进行分层,对每一层分别进行 χ^2 检验,并对公共优势比做 CMH χ^2 检验,如表 1-11 所示。

表 1-11　按性别分层后两种药治疗脑梗死的治愈率比较

水平	药物	非治愈	治愈	合计	P
男	甲	556	24	580	
		95.86	4.14		
	乙	698	108	806	χ^2 检验<0.0001
		86.6	13.4		
	合计	1254	132	1386	
女	甲	325	18	343	
		94.75	5.25		
	乙	545	84	629	χ^2 检验<0.0001
		86.65	13.35		
	合计	870	102	972	
平衡后					CMH 分层 χ^2 检验<0.0001

由表 1-11 的检验结果可知:

在男性组中,CMH χ^2 检验的 $P<0.0001$。说明在统计学上,两种药物治愈率差异显著。

在女性组中,CMH χ^2 检验的 $P<0.0001$。说明在统计学上,两种药物治愈率差异显著。

平衡性别混杂后,CMH 分层 χ^2 检验的 $P<0.0001$。说明在统计学上,两种药物治愈率差异显著。

4)匹配四格表 χ^2 检验

在医学研究中,匹配四格表 χ^2 检验常用于比较两种检验方法的结果是否有显著差别。不同于表 1-11 的四格表,表 1-12 所示的两个样本并非相互独立。

表 1-12　两种检验方法结果比较的匹配四格表

	甲法	乙法	合计
	+	-	
+	a	b	$n_1 = a+b$
-	c	d	$n_2 = c+d$
合计	$m_1 = a+c$	$m_2 = b+d$	$N = a+b+c+d$

当 $b+c \geqslant 40$ 时

$$\chi^2 = \frac{(b-c)^2}{b+c}, \quad v=1 \tag{1.6}$$

当 $b+c < 40$ 时

$$\chi^2 = \frac{(|b-c|-1)^2}{b+c}, \quad v=1 \tag{1.7}$$

如某实验室采用两种方法对 58 名可疑红斑狼疮患者的血清抗体进行测定,判断两种方法阳性检出率是否有差别。表 1-13 是检测的结果。

表 1-13　两种方法的检测结果

	免疫荧光法	乳胶凝集法	合计
	+	−	
+	11	12	23
−	2	33	35
合计	13	45	58

建立检验假设:

H_0:两方法的阳性检出率相等

H_1:两方法的阳性检出率不相等

计算 χ^2 统计量:

$$\chi^2 = \frac{(|b-c|-1)^2}{b+c} = \frac{(|12-2|-1)^2}{12+2} = 5.79, \quad v=1$$

得出结论:以 $\alpha=0.05$ 的显著性水平,$\chi^2=5.79 > \chi^2_{0.05,1}$,拒绝 H_0,可以认为两方法阳性检出率不相等。

对于多个独立样本的 $r \times c$ 表可以进行 χ^2 检验,当 $P<0.05$ 时,可以认为,不同组别各属性的分布不完全相同。对 $r \times c$ 表做 χ^2 检验,要求不应该有超过 1/5 格子的理论频数小于 5,或者有一个格子的理论频数小于 1。如理论频数不符合上述要求,可以增加样本量,或结合专业知识把该格子所在的行和列合并。如果无法使理论频数变大,可考虑 Fisher 精确检验。

对于有序分类资料进行 χ^2 检验,需要考虑根据研究目的更换方法,不能一味地采用 Pearson χ^2 检验。Pearson χ^2 检验只能得出两组或多组间构成比或率是否有差异,不能得出哪一组更好或更差、两种方法是否一致等的结论。多组采用 χ^2 检验进行了整体的比较后,希望进行两两比较,拆分成多个四格表时没有调整检验水平或者采取其他的措施,直接进行两两比较,可能会提高整体犯 I 型错误的概率。

3. 差异检验的正确使用

在定量资料统计分析中常见的错误主要是忽略定量资料的独立性、正态性和方差齐性，盲目套用参数检验法。独立性是指一批数据彼此之间是相互独立的，而重复测量获得的同一个指标的多个观测值彼此之间就不是独立的；正态性是指每个影响因素各水平组的定量资料应分别来自各自的正态分布总体；方差齐性是指每个影响因素各水平组的总体方差应当相等。

如数据来自 HIS 系统的异位妊娠数据，检查入院首次 HCG 检测结果在两种不同的用药组中是否有差异，结果见表 1-14。

表 1-14　两组首次 HCG 检测结果的检验

分组	N	均值	标准差	中位数	正态性检验 P 值	Wilcoxon 检验	P
联合用药组	146	2249.21	6210.7	494.27	<0.0001	39721.5000	0.3956
杀胚药组	378	2123.65	4907.92	432.72	<0.0001		

经 J-B 正态性检验数据不满足正态性，故不可用参数检验方法，经 Wilcoxon 检验，$P>0.05$，根据现有证据入院首次 HCG 检测结果在两组间没有差异。

在进行检验时，需要全面考虑各种检验的应用条件和前提，选用合适的检验方法，以保证结论的科学可靠。针对具体检验，需要首先明确检验的原假设以及检验的对象，如在相关性分析的研究中，人们往往使用相关系数测度不同变量相关程度的大小，也会对计算得到的相关系数进行显著性检验，如表 1-15 所示。这里的 P 值是什么需要弄清楚。相关系数的显著性检验原假设是相关系数为 0，检验的是计算得到的样本相关系数与 0 是否有显著差异，如果与 0 没有显著差异，即不能拒绝原假设，则计算得到的相关系数无法用于推断总体，也就是无法说明总体之间存在相关，无论计算得到的相关系数有多大，都无法得出两个变量总体存在相关的结论。如果拒绝原假设，表明变量之间确实存在相关，才能用计算得到的系数大小说明之间的相关程度。一般来说，相关系数绝对值越接近于 1，相关程度越高。从表 1-15 看，检验 P 值很小，拒绝原假设，表明患者治疗前后 SCORAD 分值差值与生活质量评分差值确实存在相关，但是相关系数为 0.530，相关程度不够高。

表 1-15　治疗前后 SCORAD 分值差值与生活质量评分差值相关性分析

类　　型	N	缺失	分值($\overline{X}\pm$SD)	相关性(Pearson)	
				r	P
SCORAD 分值差值	192	0	17.37±12.19	0.530	0.000
生活质量评分差值	192	0	5.89±5.62		

1.4 数据缺失的处理

在实际分析数据时经常会遇到数据缺失的情况。造成数据缺失的原因大致有几种：调查对象拒绝回答或回答问题不合格，或通过各种途径无法获得该项数据；数据录入失误，漏掉数据；机器故障，数据存储出现问题等。

在描述过程中发现数据存在缺失，首先要核实缺失是否属实。通过核实原始数据库，可以找回因录入和存储原因造成缺失的数据，如果原始数据库中标记为缺失或无效，说明缺失属实。如果缺失属实，在条件允许的情况下，可以追查和记录缺失的原因，以便后续的分析和判断。

一般来说，在描述分析的过程中不对缺失数据进行其他处理，只核实缺失数据是否属实，填补上因录入和存储造成缺失的数据。因为描述是对数据分布特征进行真实的呈现，数据缺失是数据真实分布的一种特殊情况，不需要对数据进行删除或插补。

只有在描述完成后，要进一步对数据建立模型进行分析时，如回归分析，才考虑对缺失数据进行删除或插补。插补的方法主要有均值插补、同类均值插补、多重插补等。模型方法可以忽略缺失值的影响直接进行建模和估计，不需要事先对缺失值进行删除或插补的处理。

1.4.1 缺失的类型

根据数据缺失的机制通常将缺失分为：系统缺失、完全随机缺失、随机缺失。缺失的形成机制不同，处理的方法不同。在处理缺失数据前，需要对缺失造成的机制进行分析，以便采取合适的处理方法。

1. 系统缺失

系统缺失亦称为非随机缺失（not missing at random，NMAR），英文也称为MNAR（missing not at random）。如果不完全变量中数据的缺失既依赖于完全变量又依赖于不完全变量本身，这种缺失是不可忽略的缺失，这种缺失往往因为人为因素造成，如受访者拒填或拒回答，无法进行插补处理，只能考虑是否可以通过跟踪溯源找回原来的真实值。

如图 1-14 所示的数据类型，如果 $A(m)$ 与 $B(m)$ 和 $B(u)$ 之间存在依赖关系，即有相关，则缺失为系统缺失。

2. 完全随机缺失

完全随机缺失（missing completely at random，MCAR）是因为完全随机的原因造成的缺失。这种缺失数据发生的概率既与已观察到的数据无关，也与未观察到的数据无关,即为 MCAR。

如图 1-14(a)所示,如果 $A(m)$ 与 $B(m)$ 和 $B(u)$ 完全独立,则缺失为完全随机缺失。

3. 随机缺失

随机缺失(missing at random,MAR)相对 MCAR 而言,要求没有那么严格,即数据并非由于完全随机原因造成的缺失。假设缺失数据发生的概率与所观察到的变量有关,但与未观察到的数据的特征无关,即如图 1-14(b)所示。如果 $A(m)$ 与 $B(m)$ 相互独立,但与 $B(u)$ 相关,认为数据缺失属于随机缺失,即 MAR。

4. 随机观察

随机观察(observed at random,OAR)与随机缺失不同,如图 1-14(c)所示,如果 $A(m)$ 与 $B(u)$ 相互独立,但与 $B(m)$ 相关,认为数据缺失属于 OAR。

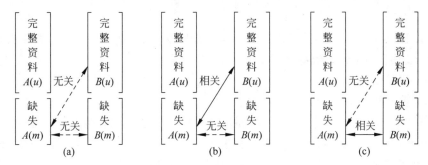

图 1-14　缺失与随机观察

(a) MCAR;(b) MAR;(c) OAR

一般 MCAR 与 MAR 类型的缺失是可以忽略的,但若缺失过多,造成样本数目不足,则不能忽略。一般认为,缺失为 5%~10% 是可以接受的。但也要根据分析时运用的具体方法而定。

1.4.2　缺失模式

数据缺失按缺失模式,可分为单调缺失模式和任意缺失模式。单调缺失模式假设数据集是由 n 个变量、p 个观测组成的 $p \times n$ 矩阵,对这个矩阵进行适当的行变换和列变换后,可以得到一个呈现出一种层级缺失的模式,即当矩阵中的元素 x_{ij} 缺失时,则对任意的 $k \geqslant i$ 和 $l \geqslant j$,元素 x_{kl} 也是缺失的。任意缺失是指不满足单调缺失模式情况的缺失模式。这种缺失模式进行数据填补较为复杂。图 1-15 是两种缺失模式的示意图。

1.4.3　缺失数据处理方法

一般来说,系统缺失是不能在数据分析阶段进行处理的,缺失的处理主要针对

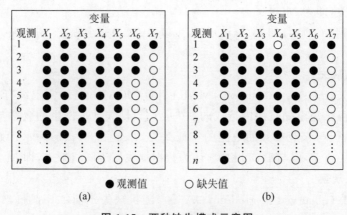

图 1-15　两种缺失模式示意图

（a）单调缺失模式；（b）任意缺失模式

MCAR 和 MAR。大体上处理方法有三类：删除法、取代法和模型法。删除法和取代法主要用于 MCAR，模型法用于 MAR。

1. 删除法

1）表列删除法

表列删除法：只要有一项数据遗漏或缺失，则将该受试者全部资料删除，保证进行运算时所有受试者的数据都是完整的。它是缺失值处理最常用的方法，操作简单，在缺失率较低的情况下，具有一定优势。数据缺失率低于 10% 时，可以采用该方法。

该方法最大的问题是若缺失过多，则删除的受试者过多，导致样本量减少，同时信息浪费。因为一项的缺失，致使该受试者所有信息不能被使用，是信息的很大浪费。

2）配对删除法

配对删除法是在需要进行某项具体分析时才将缺失或遗漏值删除的方法。这样不会因为某项的缺失，影响受试者其他信息的利用。例如，进行方差分析需要用到反映两个变量的协方差，如果某受试者的信息缺失，则进行该运算时将其删除，而其他信息在进行别的运算时，仍然被使用。

这样做的好处是，样本不会减少太多，信息利用较为充分。同时带来的问题是：第一，不一致性，由于有的项目（变量）删除一些值，另一些没有删除，形成不同分析方法下不同的样本数量，对参数估计带来影响；第二，假设检验问题，导致没有统一的样本数目构造检验。目前有的软件虽然给出检验统计量和检验结果，但基本是基于最小的样本数目。

2. 取代法

取代法实际上就是替代,将缺失值寻找合适的替代值插补。通常采用的有平均数取代、回归估计取代、个例取代、多元取代、形态匹配取代、LOCF 法,MI 法等。

1) 平均数取代

平均数取代实际就是均值插补。均值插补有非条件均值插补和条件均值插补。非条件均值插补(unconditional mean imputation)用所研究的变量的均值替代该变量中的每一个缺失数据。这种方法简单易操作,但存在明显缺陷,所有数据缺失均采用同样的均值填补,会低估该变量的变异程度,填补变量与其他变量的关联程度也会被低估,因此只适用于 MCAR 的情况。条件均值插补(conditional mean imputation)是根据实际情况将观测样本交叉分层,对于某个缺失值,用该观测个体所在层的均值替代。交叉分层可以根据诸如性别、年龄等因素划分。和非条件均值插补相比,条件均值插补提高了对变量变异程度的估计,并且能保持该变量与其他所用到的预测变量的关系。这样做的好处是,插补的结果可能更接近实际。但是插补过多,仍然会导致低估变量的真实变异,不能真实反映变量之间的相关性,因为所有的缺失均被常数取代。

平均数取代是以反映变量的集中趋势值替代缺失值的方法。一般来说,当变量服从正态分布时,运用较为合适。如果数据分布是偏态的,平均数取代会带来分布的扭曲,这时可以考虑用中位数取代。

2) 回归估计取代

回归估计取代是用回归模型估计值替代缺失值。该方法避免了平均数取代的不敏感性,具有一定的预测性质。但是由于完全按照回归关系替代,一般性减少,变异性被低估,还会出现回归估计结果超出可能的取值范围。如采用 5 分量表,可能回归估计结果是 6 分,这个取代有问题,需要加以调整。如果缺失值变量与其他变量之间相关不充分,构建回归模型无意义,这时不建议运用回归估计取代。

3) 个例取代

个例取代是指寻找样本以外与其类似的观察个例取代缺失值。如家庭收入缺失,如果该家庭可以认定为中等收入家庭,则以其他类似的中等收入家庭的收入值替代。这种方法对于少量缺失替代较好。大量缺失时,特别是不同变量的大量缺失,该方法成本太大,有时还未见得能找到合适的替代。

4) 多元取代

多元取代的想法很简单,前面每一种方法都有其局限性,可以考虑将几种方法组合取代,如几种估计的平均值替代缺失。虽然可以避免单一方法的不足,但是该方法耗时,增加成本。

5）形态匹配取代

形态匹配取代是一种内在取代方法，在采集的数据中，寻找与缺失类似的另一个受访者的取值替代。实际上就是寻找相匹配的个例替代，只是这个个例是在已有的数据集中。采用这种方法的前提是能够在数据集中找到相匹配的个例。

6）LOCF(last observation carried forward)法

在纵向数据中，对出现缺失数据的第一个时间点以后的数据均采用该数据前一个时间点的数据填补，这就是处理纵向数据缺失的 LOCF 法。LOCF 法的优势范围是缺失在 $10\%\sim20\%$ 之间，但其插补后的数据集相应模型参数及标准误差普遍有被低估的趋势。该方法被认为是保守的方法。

7）MI 法

MI 法即多重插补(multiple imputation)，是在 MAR 假设下进行。根据 MAR 假设，在以 X_{obs} 为条件的基础上，X_{mis} 的缺失是随机的，就可以从条件分布 $f(X_{mis}|X_{obs})$ 中产生填补值 $X^1, X^2, \cdots, X^m$。而对于纵向资料连续变量的处理，MI 法的优势范围相对狭窄，缺失率在 $20\%\sim40\%$ 之间。当连续变量数据任何一种缺失模式的缺失率超过 60% 时，MI 法无效。

MI 法沿袭了简单插补法的优点，即能运用完全数据分析方法对数据进行分析，并且比简单插补法更能结合研究者的专业背景来反映缺失数据的不确定性。MI 法填补效率比较高，甚至当 m 较小的时候，效率也比较高。MI 法也具有一定的局限性，主要表现在：与简单插补法相比，对 MI 数据集的分析过程相对更复杂；需要更多的空间存储和处理 MI 数据集，当处理的数据量较大时，因迭代次数较多，非常耗时；MI 要求数据呈 MAR 的形式。

3. 模型法

上面的都是事先处理缺失值的方法，实际分析时如果需要用模型，可以不事先针对缺失专门处理，特别是大数据情况下，很难对缺失一一处理。如果缺失属于 MCAR 和 MAR，则可以运用模型法，既解决数据缺失又能进行无偏估计。

1）EM 算法

EM(expected maximization)算法也称期望最大化法，是一个在已知部分相关变量的情况下，估计未知变量的迭代技术。用 EM 算法可以不用事先处理缺失值，在模型估计时对缺失值进行处理同时得到模型的估计结果。EM 算法对参数模型做最大似然估计，通过 E 步和 M 步不停迭代，完成缺失值处理和参数估计。

E 步以无缺失值的样本的均值、协方差等作为缺失数据均值向量、协方差向量等的估计值，使缺失值获得最佳估计；M 步将 E 步得到的参数估计值取代缺失值，最大化似然函数，重新估计参数。将这些新的参数估计值代入 E 步，得到新的期望值，再进入 M 步。通过不停迭代，直至收敛，给出未知变量的期望估计。在不完全数据(包括缺失数据、删失数据、截断数据、分组数据等)的统计推断中,EM 算法是求最大似然估计的一种强有力的工具。避免了人为或主观确定缺失取代,但是增加了缺失值与参数之间的相互依赖关系,并且其收敛性并不一定总是成立的。由于 EM 算法计算相对复杂,存在收敛速度慢和容易局部最大化等问题,传统的 EM 算法难以处理大规模数据集。目前也有软件利用 EM 等法进行数据的插补,主要是根据已有数据的分布特点进行插补。

2) MCMC 法

MCMC(Markov Chain Monte Carlo)是带马尔可夫链的蒙特卡罗模拟,其将马尔可夫过程引入蒙特卡罗(MC)模拟,实现动态模拟,即抽样分布随模拟的进行而改变。

蒙特卡罗(MC)模拟是针对实际问题建立一个简单且便于实现的概率统计模型,使所求的解是所建模型的概率分布或某个数据特征,如均值、方差等;对构建模型的随机变量进行抽样,做模拟实验,对模拟实验的结果加以分析,给出所求解的估计及精度(方差);通过反复模拟实验,改进模型,提高精度,实现最终估计。

1.5　其他一些统计方法的运用

1.5.1　关联规则的运用

关联规则可通过置信度、支持度和 lift 变量找出资料库中彼此有特殊关联的特殊项目,将其应用于中医的数据分析,可用于寻找证型、证候、症状之间的潜在关系,也可用于中药配伍规则的提取等。

1. 关联规则的基本模型

设 $I=\{i_1,i_2,\cdots,i_n\}$ 是项的集合,其中的元素称为项目(item)。给定一个交易数据库 D,其中每个事务(transaction)t 是 I 的非空子集,即每一个交易都与一个唯一的标识符 TID(transaction ID)对应。关联规则在 D 中的支持度(support)是 D 中包含 X 和 Y 的事务数与所有事务数之比,即概率,反映规则的可靠程度;置信度(confidence)是 D 中事务已经包含 X 的情况下包含 Y 的百分比,即条件概率,反映规则的把握程度。如果满足最小支持度阈值和最小置信度阈值,则认为关联规则是有意义的。这些阈值根据需要人为设定。

若项集的支持度超过用户给定的最小支持度阈值,则称该项集为频繁项集(或大项集)。同时满足最小支持度阈值和最小置信度阈值的规则称为强规则。

给定一个事务集 D,挖掘关联规则问题就是寻找支持度和置信度分别大于用户给定的最小支持度和最小置信度的关联规则。

表 1-16 是一个简单的例子。可以得到的关联规则为:

表 1-16　一个简单事务数据库的模型

TID	项　　目
001	ACD
002	BCE
003	ABCE
004	BE

A～C 即 A⇒C 的支持度为 2/4＝50％,置信度为 2/2＝1,可记为 A⇒C,
[50％,100％];C～A 即 C⇒A 的支持度为 2/4＝50％,置信度为 2/3＝66.7％,可
记为 C⇒A,[50％,66.7％]。

2. 关联规则的种类

(1) 基于规则中处理的变量的类别,关联规则可以分为布尔型和数值型。

布尔型关联规则处理的值都是离散的、种类化的,它显示了这些变量之间的关
系。数值型关联规则可以和多维关联或多层关联规则结合起来,对数值型字段进
行处理,将其进行动态分割,或者直接对原始数据进行处理。当然数值型关联规则
中也可以包含种类变量。例如:

　　　　　性别＝女＝＞职业＝秘书,布尔型关联规则

　　　　　性别＝女＝＞收入＝23000,数值型关联规则

(2) 基于规则中数据的抽象层次,可以分为单层关联规则和多层关联规则。

在单层关联规则中,所有的变量都没有考虑到现实的数据是具有多个不同的
层次。在多层关联规则中,对数据的多层性进行了充分的考虑。例如:考虑 IBM
笔记本电脑＝＞HP 激光打印机,是单层关联规则;实际上在交易数据库中极少有
人同时购买这两件商品,所以项集⟨IBM 笔记本电脑,HP 激光打印机⟩的支持度会
很低,这就很难发现包含这些购买项的强关联。但是,如果向高一层抽象,把“IBM
笔记本电脑”抽象为“笔记本电脑”,把“HP 激光打印机”抽象为“激光打印机”,则
项集⟨笔记本电脑,激光打印机⟩就会有一个相对较高的支持度。由于考虑到一个
以上的概念层,把在多个概念层上生成的关联规则称为多级关联规则。

(3) 基于规则中涉及的数据的维数,关联规则可以分为单维的和多维的。

在单维关联规则中,我们只涉及数据的一个维,在多维关联规则中,要处理的
数据将会涉及两个或多个维(属性)。例如:

购买(啤酒)＝＞购买(尿布),这里就只考虑了一个属性“购买”,所以是单维
关联;

性别＝女＝＞职业＝秘书,这里涉及了两个属性“性别,职业”,所以是多维
关联。

3. 关联规则的算法

根据约束框架,寻找关联规则的典型数据挖掘算法包含:

(1) 任务:描述变量之间的关联关系;

(2) 结构:用概率表示的"关联规则";

(3) 评分函数:支持度和置信度的阈值;

(4) 搜索方法:系统搜索(带修剪的广度优先);

(5) 数据管理技术:多重线性扫描。

在关联规则中搜索使用的评分函数是简单的二择一函数,有两个阈值,即规则支持度的下限和规则置信度的下限。如果一个规则满足了两个阈值条件,那么它得分为 1,否则得分为 0。分析的目标是要找到所有得分为 1 的规则。

关联规则的最典型的算法是 Apriori 算法。Apriori 算法在关联规则领域具有很大影响力,目前,几乎所有高效的发现关联规则的并行数据挖掘算法都是基于 Apriori 算法的。

4. Lift 值(增益)

在实际应用中,并不是所有被挖掘出的强关联规则都有意义或都是有用的。例如从一个有 5000 名学生的学校的调查结果中进行挖掘,一个谷类早餐的零售商对这些学生每天早上所从事的活动进行一次调查。数据表明:60% 的学生(也就是 3000 名学生)打篮球,75% 的学生(也就是 3750 名学生)吃这种谷类早餐,40% 的学生(也就是 2000 名学生)既打篮球也吃这种谷类早餐。假如设定最小支持度为 2000($s = 0.4$),最小置信度为 60%($c = 0.6$)。产生以下关联规则:"(打篮球)→(吃早餐)",因为该规则的支持度为 0.4,其相应的置信度 $c = 2000/3000 = 0.66$ 也大于其阈值。这个关联规则很容易让人误解,因为整个学生吃这种谷类早餐的比例为 75%,大于 66%,也就是说,打篮球和吃这种谷类早餐实际上是负关联的,项包含在某个项集中,会减少它包含在其他项集中的可能性。因此,只凭支持度和置信度阈值未必总能找出符合实际的或有意义的规则。不充分认识这一点,有可能在使用关联规则进行科学研究时出问题。

为消除这种规则的误导,在关联规则 $X \rightarrow Y$ 的置信度超过某个特定的度量标准时,定义它为有意义的,同时引入 Lift 值(增益):

$$\text{Lift}(X \rightarrow Y) = P(Y \mid X)/P(Y) = \frac{P(XY)}{P(X)P(Y)}$$

如果 $\text{Lift}(X \rightarrow Y) = 1$,前项和后项经验独立;若 $\text{Lift}(X \rightarrow Y) > 1$,表明前后两项是正相关的,说明 X 与 Y 实际同时发生的概率大于 X 与 Y 独立时同时发生的随机概率;若 $\text{Lift}(X \rightarrow Y) < 1$,表明前后两项是负相关的。

在上例中,Lift(打篮球→吃早餐)$= 0.66/0.75 = 0.88 < 1$,因此,尽管该规则的 s 值和 c 值都很高,但是该规则是没有意义的。

　　在小柴胡汤的应用中,医生常会根据需要的治法对方剂进行加减,其加减的情况反映了该医生对于方剂和中药的理解。若想同时了解生姜、大枣、党参和生甘草临床的使用,运行关联规则,分析是否使用生姜、大枣、党参和生甘草与对应的证候和治法之间的联系(只用于大于 5% 的病人中出现的证候和治法),若设置支持度底线为 5%,置信度底线为 70%。分析结果如表 1-17 所示。

表 1-17　关联规则分析结果

证候诊断名称	在患者中出现的比例	频数	对应关联规则					
			证候	==>	药物	支持度	置信度	增益
肝胃不和	0.23	36	肝胃不和	==>	使用大枣	18.18	77.78	1.41
肝脾不和	0.15	22	肝脾不和	==>	使用生姜	8.44	72.22	1.22
血虚	0.08	13	血虚	==>	使用生姜	7.14	84.62	1.43
			血虚	==>	使用大枣	7.14	84.62	1.53
			血虚	==>	使用党参	8.44	100.00	1.83
			血虚	==>	去生甘草	6.49	76.92	1.65
肝郁	0.07	11	肝郁	==>	使用党参	5.19	72.73	1.33
			肝郁	==>	去生甘草	5.19	72.73	1.56
肝阴不足	0.07	11	肝阴不足	==>	去生甘草	4.55	100.00	2.14
三焦不利	0.05	8	三焦不利	==>	加生甘草	5.19	100.00	1.88
肝阳上亢	0.05	8						
少阳郁火	0.05	8						

　　由表 1-17 可以看出,肝胃不和的病人在使用小柴胡汤时,77.78% 的方剂中添加了大枣;肝脾不和的病人在使用小柴胡汤时,72.22% 的方剂中添加了生姜;血虚的病人在使用小柴胡汤时,84.62% 的方剂中添加了生姜,84.62% 的方剂中添加了大枣,100% 的方剂中添加了党参,76.92% 的方剂中去掉了生甘草;肝郁的病人在使用小柴胡汤时,72.73% 的方剂中添加了党参,72.73% 的方剂中去掉了生甘草;肝阴不足的病人在使用小柴胡汤时,100% 的方剂中去掉了生甘草;三焦不利的病人在使用小柴胡汤时,100% 的方剂中添加了生甘草。如果要求增益(Lift 值)最小为 2,则上面的结论可能就要慎重使用,因为实际上,只有"肝阴不足的病人在使用小柴胡汤时,100% 的方剂中去掉了生甘草"这一规则的 Lift 值大于 2,但支持度(support 值)小于 5%。表 1-17 中各个类型患者的频数和比例都过少,理论上,这种情况利用关联规则并不适宜。

5. 网络图

　　网络图是一种描述不同类别事物相互关联程度的图形。网络图分析的两个要素:①网络图中的点。当选定某些症状时,相应的网络图中的点就表示了针对这些症状所采用的主要用药(即超过 20% 的用药),可以根据这些主要用药的变化来判定不同症状对应的不同用药及其比例。②网络图中的线。在网络图中只有两种药共同出现的比例大于一定程度(这里为 20％)才可能用线连接,并且其在一起出现的比例越高,线就越粗。如果多种药两两相互连接并且线比较粗的话,则表明这些药经常在一起使用,也可以认为这些药经常组成一个药方或一些相似的药方。网络图中的点线结合,结合前面的点和线的探讨,可以设想一种理想的情况,当治疗某些症状的用药方式非常接近时,例如都使用了小柴胡汤时,网络图的形式如图 1-16 所示。在网络图中,每个单元的圆圈大小表示该种药在所有患有头晕的病人中出现的比例,圆圈越大表示比例越高。同时,若有直线连接两个单元,则说明两种单元共同出现的比例也超过了 20％,线越粗表示共同出现的比例越高。最后,线的颜色越深表示两种药的相互决定的作用越明显。

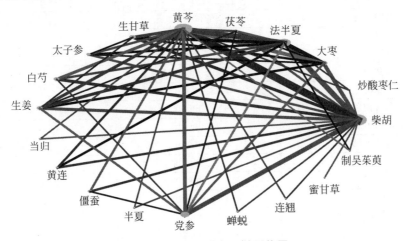

图 1-16　使用小柴胡汤的网络图

　　由图 1-16 可以看出,出现频率较高的三种药柴胡、黄芩、法半夏和其余所有的药都有粗线连接,而出现频率较低的生甘草、大枣和党参等虽然不与所有的药有直线连接,但是和其中的柴胡、黄芩、法半夏三种出现频率很高的三种药还是有细线连接。这是因为当症状能够唯一确定时,一种复方或者少数几种其他药进行治疗,复方的君药会以很大的比例出现,而绝大部分的臣药和一些常见的添加药会进入网络图(出现比例大于 20％)。由于君药几乎在所有的患者中出现,所以君药会连接几乎其他所有的药(如图中的黄芩、柴胡、法半夏);使用相对较少的臣药(如生甘草、大枣、生姜、党参)和其他的常见添加药(如蜜甘草、薄荷、僵蚕、蝉蜕)则至少会连接一种君药,一些重要的臣药和添加药还会连接多个君药。在网络图中,可以看到所有的药都是"可配伍药"。

　　运用关联规则一般需要数据量较大,出现的事物应该是较为频繁的,否则很难找出真正有用的规律。

利用频数表可以看出随着给定的症状(药物)的变化,其对应的药物(症状)变化的情况。如糖尿病眼并发症只用中药的频数表见表 1-18。频数表中有三部分的内容,第一部分是相应药物的名称,第二部分是其在选择的病例中出现的频数,第三部分是在病例中出现的比例。从频数表可以看到对于单个药方,生脉散、增液汤、六味地黄丸、当归补血汤和四物汤在患者中出现的比例较高,在 10% 以上。

表 1-18 用药频数表

名　　称	频　　数	在病人中出现的比例/%
生脉散	85.00000	26.23457
增液汤	55.00000	16.97531
六味地黄丸	52.00000	16.04938
当归补血汤	49.00000	15.12346
四物汤	44.00000	13.58025
丹参饮	32.00000	9.87654
玉女煎	32.00000	9.87654
二陈汤	28.00000	8.64198
天麻钩藤饮	23.00000	7.09877
知柏地黄丸	21.00000	6.48148
四君子汤	19.00000	5.86420
二至丸	18.00000	5.55556
五苓散	18.00000	5.55556
温胆汤	17.00000	5.24691
银翘散	17.00000	5.24691
桃红四物汤	17.00000	5.24691
水陆二仙丹	17.00000	5.24691

如果将所有使用药物进行关联,得到网络图如图 1-17 所示。从图 1-17 可以看到,生脉散与丹参饮、生脉散与增液汤、生脉散与四物汤、生脉散与六味地黄丸以及增液汤与当归补血汤以较大的比例组合在一起使用;同时可以看到大多数药方没有连接起来,说明仅仅给定糖尿病眼并发症还不能完全确定用药的组合。

6. 建立关联规则的注意事项

虽然关联规则大部分都用于处理海量数据,但应在使用关联规则前挑选重要变量。挑选重要变量需要结合临床实际。虽然软件会列出所有满足最小支持度和最小置信度的规则,但是目前的软件包还没有挑选重要规则的功能。因而大量的变量参与分析,容易产生海量规则,而不容易从中发现潜在的有价值的信息。规则相对应的置信度高,并不代表规则的重要性。需将规则 $A \rightarrow B$ 中的 B 变量的频数和置信度进行比较,如果频数高于置信度,则该规则并不是有价值的。应使用 Lift

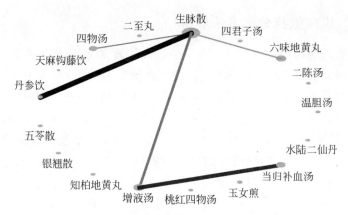

图 1-17　糖尿病眼并发症中药使用网络图

值和置信度结合考察规则的重要性。

1.5.2　Lasso 方法的运用

在进行影响因素分析时，无论单因素分析还是多因素分析，通常采用 logistic 回归模型，这在中医研究中亦被广泛使用。但是该模型要求自变量之间不存在共线关系，而实际中医讨论的人体本身的各种症状或测量的理化指标、免疫因子，包括基因之间都很难保证完全独立。这种情况下，运用 logistic 回归很难筛选出重要的影响因素。同时该模型的估计要求样本量大于自变量的个数，因此，当影响因素过多，样本量相对不多时，模型无法得到估计结果。

Lasso 方法运用罚函数，将不重要变量的系数压缩为 0，从而解决变量选择问题。但是这种方法在多分类变量作为虚拟变量时，如年龄离散化设置为多个年龄段时，生化指标测量分为低、正常、高时，用 Lasso 方法进行变量选择，只能选择某个虚拟变量，即某个年龄段、某个指标范围，不能将相关的虚拟变量作为一个整体进行选择，得到的结果依赖于虚拟变量的设置，结果很难有合理解释。

Group lasso 对于带有组结构的变量，如分段的年龄变量，会将其看作一个变量组，以变量组的形式进入模型，因此变量选择会比 Lasso 方法选择的变量更有现实意义。Group lasso 包含两个层次的罚：组间是 Lasso 罚，对组进行选择；组内是岭回归，对组内变量进行压缩，同一组变量或者全部被选择，或者全部被剔除。

变量选择还有一类机器学习的方法，也称数据挖掘方法或算法模型，包括决策树、随机森林、人工神经网络、支持向量机等，它们主要依赖于算法的解决，其对数据类型的要求较低，适用范围比较广。但各种方法都有其局限性，运用时需要加以考虑。

1.5.3 纵向数据分析方法运用

纵向数据是现代社会科学研究中一个显著的数据特征,例如在研究儿童成长发育情况时研究者对一群儿童样本进行重复观测得到的数据;又如统计部门在城镇居民生活消费调查的研究中,被抽中居民户的每月或每季的调查数据等。纵向数据指研究者对同一组研究对象的个体在不同时间进行的重复观测(或调查)所采集到的数据,既考虑截面效应,又考虑时间效应。区别于传统的时间序列数据,纵向数据不要求个体重复测量数据的时间间隔严格相等,也不要求个体重复观测的数目一定相同。

纵向数据分析探讨的不是个体本身随时间变化的规律,而是从个体采集得到的数据中探索群体变化的规律以及变化的原因。纵向数据中同一个体在不同观测点间存在明显的内部相关性,违背了广义线性回归模型的基本假设。如果忽略数据内部的这种相关性,会降低估计结果的精确度和显著度,需要采用针对数据重复观测相关结构建模的纵向数据模型进行分析。这类分析方法在刻画被解释变量与解释变量之间的关系的同时,考虑数据重复观测间相关结构,得到的参数结果具有更强的解释力度与针对性,可以对研究主题给出更科学的解释。

对于离散数据,最大的问题是无法利用均值和协方差矩阵信息假设(或验证)被解释变量的联合分布,影响模型参数的估计。针对这个问题广义估计方程方法可以提供更有效且无偏的估计。

中医数据作为一种特殊的医学数据,具有其自身的特点:中医数据中属性数据较多,因而应在用于分析属性数据的统计方法内选择适宜的方法。由于中医理论的特点,中医数据的变量间相关性较强,在使用统计方法时要充分考虑将变量间的相关性包含于模型中。中医的数据来自人体本身,这些数据之间并不一定是线性关系,如何反映和揭示变量之间的关系,可能需要更多的统计方法。

1.5.4 联合模型的运用

中医药的临床治疗是从人整体的角度出发,治疗并不一定仅针对某个脏器、某个局部,产生的结果可能不局限于某一方面而往往是多方面。如对晚期癌症的中医介入治疗,可能延长生存时间,也许并没有延长很多时间,但患者生活质量明显改善;又如中风患者的康复性中医治疗,可能会减少复发、致残等,更会改善患者的不同功能,如肢体功能、记忆功能、语言功能等。如何综合评价中医药治疗的效果,目前有一些新的方法,联合模型是可以运用的方法之一。

联合分析通过构建不同指标如纵向评价指标和时间资料的联合分布函数,在考虑两类指标之间相关关系的基础上,采用最大似然估计的方法对模型进行估计,既可以实现对两类结局指标的联合评价,也可以对指标之间相互关系的强度和方向进行衡量。

本书除了讨论一些基本的方法和应用,还讨论中医临床研究中已经被运用的一些方法。当然不可能面面俱到,很多方法也没有在书中被讨论。

成功的医学统计分析是根据科学原理,将医学专业知识、经验积累与统计方法相结合。因而只凭借先进的统计分析方法不能得到有意义的中医分析结果。应根据临床实际研究的需要,寻找适宜的统计方法,并在分析的过程中随时结合实际探讨,不断调整变量的选取、参数的设定,以期获得合理的有价值的中医数据分析结果。

参 考 文 献

方积乾,2012.卫生统计学[M].北京:人民卫生出版社.

胡镜清,2016.临床研究方法实践精要[M].北京:科学出版社.

贾俊平,2011.统计学[M].北京:中国人民大学出版社.

李晓松,2008.医学统计学[M].北京:高等教育出版社.

陆守曾,陈峰,2007.医学统计学[M].北京:中国统计出版社.

王永炎,2012.中药上市后临床再评价设计方法与实施[M].北京:人民卫生出版社.

吴喜之,2006.统计学——从数据到结论[M].北京:中国统计出版社.

谢雁鸣,王志飞,2016.中医药大数据与真实世界[M].北京:人民卫生出版社.

颜虹,2010.医学统计学[M].北京:人民卫生出版社.

詹思延,叶冬青,2012.流行病学[M].北京:人民卫生出版社.

第2章　属性数据的分析

在中医的实际研究中,往往遇到大量的属性数据,包括二分类数据,如性别分为男女等;多分类无序数据,如各种证候、各种症状等;多分类有序数据,如头痛症状分为轻、中、重等。数据的类型不同,分析的方法不同。列联分析、对数线性模型、logistic 回归都适用于属性数据的分析和建模。可以通过使用列联表寻找建立对数线性模型、logistic 回归模型的重要变量。

2.1　列联分析

在对变量值较多而病例较少的数据进行处理时,应首先使用列联表寻找和被关注变量显著相关的变量。对于抽自中医药数据的样本,同时按照两个或两个以上的标准进行交互分类后,可使用列联表进行分析。列联表可以清楚地反映在 X 变量条件下,Y 的次数分布情况。

2.1.1　交互分类和列联表

交互分类是抽自某一总体的样本,同时按照两个或两个以上的标准分类。如患癌症的病人同时按患癌症类型和病程分类;糖尿病患者同时按年龄、病程和中医证型分类等。这样分类的好处在于,可以比单一指标描述性分析从数据中获取更多的信息,能够帮助寻找到一些患者的分布特征。如对患者按病程分组,521 例患者按病程长短分组得到表 2-1 的结果。

表 2-1　患者病程分布

	病　　程					
	小于 1 年	1～5 年	5～10 年	10～15 年	15 年以上	合计
人数	90	87	134	104	106	521
百分比/%	17.27	16.7	25.72	19.96	20.35	100

从表 2-1 可以看出,521 例患者病程分布相对比较均匀,5～10 年的人数略多。但是这些患者病的严重程度分布不清晰,可以按病情严重程度分组,得到表 2-2。

表 2-2　患者病情分布

病　　情	人　　数	百分比/%
较轻	52	9.98
一般	163	31.29
较重	306	58.73
合计	521	100

从表 2-2 可以看出,521 例患者中病情较重的人数最多,占近 60%。但是,病情较重是否就是病程长的? 它们之间有什么关系? 分布规律如何? 这种情况下,为能够更深入地分析数据的分布规律,可以运用列联分析。将上面两张表的数据进行列联分析,可以得到表 2-3 的结果。

表 2-3 患者病程和病情列联分布

			病 程					合计
			小于 1 年	1～5 年	5～10 年	10～15 年	15 年以上	
病情	病情较轻	患者人数/人	16	18	13	5	0	52
		总百分比/%	3.07	3.45	2.5	0.96	0	9.98
		行百分比/%	30.77	34.62	25	9.61	0	100
		列百分比/%	17.78	20.69	9.7	4.81	0	
	病情一般	患者人数/人	37	33	53	29	11	163
		总百分比/%	7.1	6.33	10.17	5.57	2.11	31.29
		行百分比/%	22.7	20.25	32.51	17.79	6.75	100
		列百分比/%	41.11	37.93	39.55	27.88	10.38	
	病情较重	患者人数/人	37	36	68	70	95	306
		总百分比/%	7.1	6.01	13.05	13.44	18.23	58.73
		行百分比/%	12.09	11.76	22.22	22.88	31.05	100
		列百分比/%	41.11	41.38	50.75	67.31	89.62	
合计			90	87	134	104	106	521
总百分比/%			17.27	16.7	25.72	19.96	20.35	100
列百分比/%			100	100	100	100	100	

从表 2-3 可以得到比表 2-1 和表 2-2 更多的信息。病程 10 年以上的患者总的来说,病情较重。210 名病程 10 年以上患者中病情较重的有 165 人,占 78.57%;在病情较重的 306 名患者中,病程在 10 年以上的有 165 人,占 53.92%。

表 2-3 中有两个变量,病程和病情,可以分别以 X、Y 表示。一般来说,如果两个变量没有因果关系,或研究中不考察是 X 影响 Y,还是 Y 影响 X,称为对称关系。这种情况下哪个变量为 X,哪个为 Y 均可。但若两个变量之间存在因果关系,并且要研究这种关系,则要考察或预测的变量记作 Y,称为因变量,常列入表的横行,如表 2-3 中的病情;另一变量称为自变量,记作 X,列入表的纵列,如表 2-3 中的病程。这种情况是考察病程对病情的影响,称为不对称关系(易丹辉,2009)。

列联表可以清楚地反映在 X 变量条件下,Y 的次数分布情况。因此,列联表又称作条件次数表。表的最下端是每列的总次数,称为行边缘次数,表的最右列是每行的总次数,称为列边缘次数。表中的次数,称为条件次数,表示在自变量每个条件下,因变量各个值的数目。例如,在表 2-3 中,病程小于 1 年的有 90 人,这是边缘次数,从表 2-3 可知其中病情较轻的有 16 人,这是条件次数。

表 2-3 是一个二维联列表,只有两个变量,变量病情有三个类别,是三行,变量病程有五个类别,是五列,构成二维的 3×5 列联表,最简单的列联表是 2 行和 2 列,称为 2×2 列联表。这是最简单的列联表。实际运用中,根据数据和实际问题,可以构建更高维的列联表,进行分层更细的分析,这有利于更清晰地展示数据的分布特征,得到更多的信息。当行、列不止为 2 时,一般称为 $r\times c$ 列联表。其中 r (row)表示行,c(column)表示列。若 $f_{ij}(i=1,2,\cdots,r;\ \ j=1,2,\cdots,c)$ 表示条件次数,则 $r\times c$ 列联表如表 2-4 所示,表中 r 和 c 可以不相等,既可以是 3×3 列联表,也可以是 2×3 或 3×2 列联表。

表 2-4　$r\times c$ 列联表

	X_1	X_2	$\cdots$	X_j	$\cdots$	X_c	合计
Y_1	f_{11}	f_{12}	$\cdots$	f_{1j}	$\cdots$	f_{1c}	$f_1.$
Y_2	f_{21}	f_{22}	$\cdots$	f_{2i}	$\cdots$	f_{2c}	$f_2.$
$\vdots$	$\vdots$	$\vdots$	$\vdots$	$\vdots$	$\vdots$	$\vdots$	$\vdots$
Y_i	f_{i1}	f_{i2}	$\cdots$	f_{ij}	$\cdots$	f_{ic}	$f_i.$
$\vdots$	$\vdots$	$\vdots$	$\vdots$	$\vdots$	$\vdots$	$\vdots$	$\vdots$
Y_r	f_{r1}	f_{r2}	$\cdots$	f_{rj}	$\cdots$	f_{rc}	$f_r.$
合计	$f.{}_1$	$f.{}_2$	$\cdots$	$f.{}_j$	$\cdots$	$f.{}_c$	f_{rc}

从条件次数表虽然可以知道在 X 条件下,Y 变量值的次数,但难以比较不同条件下的次数分布,因为作为基数的边缘次数不相同。如表 2-3 中,病程小于 1 年的患者有 16 人的病情较轻,而病程在 $1\sim 5$ 年的患者有 18 人,这是否表明,病程较长的患者病情倾向于较轻? 观察边缘次数发现,病程 1 年和 $1\sim 5$ 年总人数不同,比较的基数不同,因而不宜做出结论。为了能在相同的基础上比较,使列联表的数据提供更多的信息,可以将绝对次数转化成以百分数表示的相对次数,即将条件次数变为百分数。这样的表,称为条件百分表。表 2-3 已经列出了各行和各列的百分数,是条件百分表。

由表 2-3 中可以看出,病程确实对病情有影响。不同病程的患者,其病情有所不同。病程长的患者,更多的病情较重,而病程较短的患者,相对来说,则更多地倾向于病情较轻。

在很多时候,研究的是不对称关系,目的是了解自变量 X 对因变量 Y 的影响,因此,条件百分数多按自变量 X 的方向计算。如表 2-3,研究病程对病情的影响,沿自变量 X 的方向计算百分数。这一结果表明在不同病程水平下病情的变化情况。从表 2-3 可以看出,病程不同,病情的百分数分布也不同,这就是病程长短对病情的影响。但是,有时由于某种原因可能使因变量在样本内的分布不能代表其在总体内的分布,例如为满足资料分析的需要,抽样时扩大了因变量的某个值的数目,使其样本内的分布不同于总体中的分布。这时,以自变量的方向计算百分数会歪曲数据的结果,需要按因变量的方向计算。条件百分表比条件次数表能够提供更多的信息,因此较为有用。但当 $r \times c$ 很大时,百分数的个数会很多,不容易分析两个变量之间的关系。因此,在列联表的相关测量中有许多更实用的方法。

2.1.2 列联表的相关测量

在实际研究中,仅仅研究变量间相关程度是不够的,往往需要利用变量间的相关关系,从一个变量去预测另一变量。也就是说,在测量相关时,能够得知进行预测将消减多大比例的误差。相关测量法中有许多种方法,凡是其统计值具有消减误差比例(proportionate reduction in error)意义的方法,均称为 PRE 测量法。列联表的 PRE 测量法不受测量层次的限制,这也使它比基于 χ^2 值的测量应用更广泛。列联表的 PRE 测量法主要有以下几种。

1. λ 相关测量法

λ 相关测量法是以 λ 系数测定变量间相关程度的方法,适用于定类变量间的测量。当一个定序变量与一个定类变量间测定相关程度时,也可以使用 λ 相关测量法,这时,是将定序变量视为定类变量。虽然这样会损失定序变量所提供的等级之分的信息,但却使统计分析易于进行。

1) 非对称形式的 λ 相关测量

当研究的两个变量间存在某种因果关系,自变量 X 影响因变量 Y 的变化,而 Y 不会影响 X,这种情况称为非对称关系。例如,研究出生时间和身体发育的关系,一般认为出生时间对身体发育会有影响,而身体发育不会影响出生时间。非对称形式的 λ 测量的相关系数以 λ_{yx} 表示,下标 yx 表明 X 是自变量,Y 是因变量,λ 值度量 X 对 Y 的影响程度,具有消减误差比例的意义。

当 Y 与 X 的关系未知,要预测 Y 的值,唯一的依据是 Y 的边缘分布,即表 2-4 中的列边缘次数 $f_i.(i=1,2,\cdots,r)$。定类变量的集中趋势通常用众数反映,这样预测 Y 时,可以用列边缘次数的众数作为预测值。记 Y 变量的众数为 M_y,以众数预测 Y 的误差可以记为 E_1,则表示如式(2.1):

$$E_1 = n - M_y \tag{2.1}$$

其中,n 为总次数。

当 Y 与 X 的关系已知,要预测 Y 的值,这时,以在某一 X 值的条件下 Y 的众数预测该条件下 Y 值是误差最小的。若将每一 X 值条件下 Y 的众数记为 m_y,以条件次数的众数预测 Y 的误差为 E_2,则表示如式(2.2):

$$E_2 = n - \sum m_y \tag{2.2}$$

式中，$\sum m_y$ 表示各列中 Y 的众数之和。

根据

$$\mathrm{PRE} = \frac{E_1 - E_2}{E_1} \qquad (2.3)$$

可以计算得到非对称形式的 λ 测量的相关系数 $\lambda_{y \cdot x}$：

$$\lambda_{y \cdot x} = \frac{\sum m_y - M_y}{n - M_y} \qquad (2.4)$$

出生季节与身体发育相关程度的分析。

出生季节对身体发育不够正常有多大的影响？对此进行了调查。对两组身体发育不够正常的人的调查结果如表 2-5 所示。

表 2-5　出生季节与身体发育

身体发育(Y)	出生季节(X)				合计
	春季	夏季	秋季	冬季	
较低	18	29	18	12	77
很低	20	13	16	20	69
合计	38	42	34	32	146

分析：这是两个定类变量间相关程度的分析。考察出生时间对身体发育是否有影响，所以是非对称关系，可以运用系数 $\lambda_{y \cdot x}$ 度量相关程度。

由表 2-5 可知，$M_y = 77$，春季 Y 的众数为 20，夏季 Y 的众数为 29，秋季 Y 的众数是 18，冬季 Y 的众数是 20，于是

$$\sum m_y = 20 + 29 + 18 + 20 = 87, \quad n = 146$$

将上述值代入式(2.4)得到

$$\lambda_{y \cdot x} = \frac{87 - 77}{146 - 77} = 0.1449$$

这一结果表明，用出生季节去解释或预测身体发育程度，可以减少 14.49% 的误差。$\lambda_{y \cdot x}$ 表示 Y 受 X 影响的程度，也就是以 X 变量解释或预测 Y 变量时，减少的误差。有时，也可以计算 $\lambda_{x \cdot y}$，表示 X 受 Y 影响的程度。

2) 对称形式的 λ 测量

若研究的两个变量 X、Y 之间互相影响，或研究的目的不在于考察哪个变量是自变量，哪个是因变量，可以用对称形式的 λ 测量即 λ 系数。对应于式(2.4)，可以有

$$\lambda_{x \cdot y} = \frac{\sum m_x - M_x}{n - M_x} \qquad (2.5)$$

同时计算 λ_{yx} 和 λ_{xy},取其平均值作为相关系数 λ,即

$$\lambda = \frac{n-M_y}{(n-M_y)+(n-M_x)} \cdot \lambda_{yx} + \frac{n-M_x}{(n-M_y)+(n-M_x)} \cdot \lambda_{xy}$$

$$= \frac{\sum m_x + \sum m_y - (M_x + M_y)}{2n - (M_x + M_y)} \tag{2.6}$$

可以看出,λ 是 λ_{yx} 与 λ_{xy} 加权平均的结果。

在某市随机抽取 100 位居民调查,得到表 2-6 的数据,考察性别和是否愿意看中医的态度之间的相关情况。这是考虑两个定类变量间对称关系的相关程度,可以应用 λ 系数。

表 2-6　性别与看中医的态度　　　　　　　　　　　　单位:人

态度(X)	性 别(Y)		总数
	男	女	
很愿意	10	30	40
不大愿意	40	10	50
不愿意	10	0	10
总数	60	40	100

由表 2-6 可知

$$M_y = 60, \quad M_x = 50, \quad \sum m_y = 40 + 30 = 70, \quad n = 100$$

$$\sum m_x = 30 + 40 + 10 = 80$$

将上述结果代入式(2.6),得到

$$\lambda = \frac{80 + 70 - (60 + 50)}{200 - (60 + 50)} = 0.44$$

结果表明性别和是否愿意看中医的态度之间相关程度不够高,若以性别解释、预测态度,或者以态度解释说明性别,只能消减 44% 的误差。

若以表 2-6 的数据研究性别对态度的影响。利用上面计算的值,代入式(2.5)得到

$$\lambda_{xy} = \frac{\sum m_x - M_x}{n - M_x} = \frac{80 - 50}{100 - 50} = 0.6$$

计算结果表明,以性别 Y 预测态度 X,可以消减 60% 的误差。从表 2-6 可以看出,性别对看中医的态度是有影响的,男性的态度基本倾向不大愿意,而女性则较多地认为很愿意。这一结论仅就 100 名受访者得出,没有讨论是否能够推断总体,在对数据分析结果进行解释说明时需要注意。

每种方法都有其适用的条件,也有其局限性。这是在实际应用中需要注意的。

3）λ 相关测量法的特点

λ 相关测量法有以下特点。第一，λ 系数或 λ_{yx}、λ_{xy} 系数的取值都是从 0～1。为 0 时，表明 X、Y 完全无关；为 1 时，表明 X、Y 完全相关。第二，λ 为对称关系时的相关测量系数，λ_{yx}、λ_{xy} 为非对称关系时的相关测量系数。第三，由于 λ 相关测量法是以众数作为预测的准则，没有考虑其他的条件次数，因此，当众数集中在条件次数表的某行或某列时，λ 系数会等于 0，但这并不一定真的是 X 与 Y 完全无关，λ 相关测量法的敏感性有问题。

4）显著性检验

λ 系数反映随机样本中两个变量间相关程度的强弱，但两个变量在总体中是否相关，需要通过显著性检验才能说明。λ 相关测量是对两个定类变量相关程度的测量，而检验两个定类变量在总体中是否相关，通常采用 χ^2 检验。对 X、Y 是否独立，建立的假设为

$$H_0: X \text{ 与 } Y \text{ 无关}$$
$$H_1: X \text{ 与 } Y \text{ 相关}$$

检验统计量 Q 的计算公式如式（2.7）：

$$Q = n \left[\sum_{i=1}^{r} \sum_{j=1}^{c} \frac{f_{ij}^2}{f_{i\cdot} \, f_{\cdot j}} - 1 \right] \tag{2.7}$$

统计量 Q 近似服从自由度 $df = (r-1)(c-1)$ 的 χ^2 分布。根据给定的显著性水平 α 和自由度 df，查找 χ^2 分布表，得到临界值 $\chi_\alpha^2((r-1)(c-1))$。若 $Q \geqslant \chi_\alpha^2$，拒绝 H_0，表明 X 与 Y 之间不独立，存在相关；反之，不能拒绝 H_0，表明 X 与 Y 之间独立，不存在相关。也可以利用计算机计算得到的 H_0 出现的概率 P 值做出判断。若 P 值足够小，如小于 0.05，表明利用样本信息得到的 H_0 出现的概率很小，拒绝 H_0；否则不能拒绝 H_0。

利用表 2-5 的抽样调查数据，是否可以在 5% 的显著性水平上认为，这些身体发育不够健康的人群出生季节与身体发育相关。

利用表 2-5 的数据计算的 $\lambda_{yx} = 0.1449$，表明在样本中出生时间与身体发育的相关程度不算高。出生季节与身体发育在总体中是否存在相关应该进行检验。建立假设：

$$H_0: \text{出生季节与身体发育无关}$$
$$H_1: \text{出生季节与身体发育相关}$$

利用 χ^2 检验，计算统计量 Q 值，对假设做出判定。将表 2-5 的条件次数代入式（2.7）得到

$$\begin{aligned}
Q &= 146 \times (0.1107 + 0.1526 + 0.2600 + 0.0583 + 0.1238 + \\
&\quad 0.1091 + 0.0584 + 0.1812 - 1) \\
&= 146 \times (1.0541 - 1) \\
&= 7.8986
\end{aligned}$$

根据给定的显著性水平 $\alpha=0.05$,自由度 $df=(r-1)(c-1)=3$,查附表 A.1,得到临界值 $\chi^2=7.82$。由于 $Q=7.8986>\chi^2=7.82$,表明数据在 5% 的显著性水平上,拒绝 H_0,即在这些身体发育不够正常的人群中,出生季节与身体发育存在着相关。如果利用计算机可以得到概率 P,这一概率是在 H_0 成立的条件下,利用样本信息得到 H_0 这一结果出现的概率,如果 P 值很小,如小于 0.05 或 0.01,表明 H_0 发生的概率很小,是一个小概率事件,就会拒绝 H_0;反之则不能拒绝。

从表 2-5 提供的数据看,夏季和冬季出生的人身体发育差异较大,可以考虑仅就夏季、冬季的资料分析,将 2×4 列联表变更为 2×2 表。表 2-7 是出生季节与身体发育的 2×2 表。

表 2-7 出生季节与身体发育

身体发育(Y)	出生季节(X)		合计
	夏季	冬季	
较低	29	12	41
很低	13	20	33
合计	42	32	74

研究出生季节与身体发育的相关程度,应先检验在这群身体发育不够健康的人中,出生季节与身体发育是否存在相关。若存在相关,再计算相关系数,度量相关的程度。

H_0:出生季节与身体发育无关

H_1:出生季节与身体发育相关

将表 2-7 的数据代入式(2.7)得到

$$Q=74\times(0.4884+0.1219+0.1098+0.3788-1)$$
$$=74\times(1.0989-1)$$
$$=7.3186$$

若以显著性水平 $\alpha=0.05$,$df=(r-1)(c-1)=1$ 查附表 A.1,得到 $\chi^2=3.84$。显然,$Q=7.3186>\chi^2=3.84$,在 5% 的显著性水平上拒绝 H_0。当 $\alpha=0.01$,$df=1$ 时,$\chi^2=6.64$,在 1% 的显著性水平上也拒绝 H_0,表明出生季节与身体发育之间存在着相关。这一结论有足够的说服力。

利用表 2-7 的数据计算 λ_{yx},得到

$$\lambda_{yx}=\frac{(29+20)-41}{74-41}$$
$$=0.2424$$

$\lambda_{yx}=0.2424$ 表明用出生季节解释身体发育的不同,可以减少 24.24% 的预测误差。这显然高于前面 4 个季节一起分析得到的结果。结合条件百分表可以得知,在这些身体发育不够健康的人当中,夏季出生的人身体发育优于冬季出生的人。也就是说,夏、冬季对身体发育的影响较大。

这在实际问题的研究中需要特别关注,不能照搬公式盲目计算,需要根据数据展示的特征,有针对性地分析,以揭示数据蕴藏的规律。

一般来说,假设检验关心的是总体是否存在相关,也就是以样本的资料推断变量在总体中是否相关,而相关测量法测度变量在样本中的相关程度和方向。假设检验要求样本必须是随机抽样获得,而相关测量法则既可用于随机抽样的样本,也可用于非随机抽样的样本。当样本是随机抽样获得时,一般应先进行假设检验,以判定变量在总体中是否存在相关,若存在相关,再测度相关的程度。

2. Goodman-Kruskal Tau 相关测量法

Goodman-Kruskal Tau 相关测量法是由古德曼和克鲁斯卡尔创造的,采用 Tau 系数测定两个定类变量间的相关程度。Tau 系数是对 λ 系数的改进。它不再用众数对 Y 进行预测,而是利用边缘次数提供的比例进行预测。

1) 非对称形式的 Tau 相关测量

若两个定类变量 X、Y 之间存在因果关系,自变量为 X,因变量为 Y,测量其相关程度,可以采用 Tau 系数,也记作 τ 系数。非对称关系的相关测量,记作 τ_y。Tau 相关测量法具有消减误差比例的意义。

当 X、Y 的关系未知时,如用表 2-4 中的边缘次数比例预测 Y 值。边缘次数比例 $f_1./n$ 是 Y_1 值的概率,若以 $f_1./n$ 预测 Y_1 值,误差将是 $f_1.(1-f_1./n)$。因为 $f_1./n$ 是 Y_1 值出现的概率,$1-f_1./n$ 是 Y_1 值不出现的概率。同理,预测 Y_2 值的误差是 $f_2.(1-f_2./n)$,预测 Y_3 值的误差为 $f_3.(1-f_3./n)$,等等。这样,X、Y 关系未知时,以边缘次数比例预测 Y 值的全部误差 E_1 定义为

$$E_1 = f_1.(1-f_1./n) + f_2.(1-f_2./n) + \cdots + f_r.(1-f_r./n)$$

$$= f_1. + f_2. + \cdots + f_r. - [(f_1.^2 + f_2.^2 + \cdots + f_r.^2)/n]$$

$$= n - \sum_{i=1}^{r} f_i.^2/n \tag{2.8}$$

当 X,Y 关系已知时,也可以根据表 2-4 中的条件次数比例预测 Y 值。条件次数比例 $f_{ij}/f._j$ 是 $Y_i.$ 值出现的概率,而 $1-f_{ij}/f._j$ 是 $Y_i.$ 值不出现的概率,所以用条件次数比例 $f_{ij}/f._j$ 预测 $Y_i.$ 值的误差为 $f_{ij}(1-f_{ij}/f._j)$。于是,当 X,Y 关系已知时,以条件次数比例预测 Y 的总误差可以定义为 E_2:

$$E_2 = f_{11}(1-f_{11}/f._1) + f_{12}(1-f_{12}/f._2) + \cdots + f_{rc}(1-f_{rc}/f._c)$$

$$= (f_{11} + f_{21} + \cdots + f_{r1}) - \sum_{i=1}^{r} f_{i1}^2/f._1 + (f_{21} + f_{22} + \cdots + f_{r2}) -$$

$$\sum_{i=1}^{r} f_{i2}/f._2 + \cdots + (f_{1c} + f_{2c} + \cdots + f_{rc}) - \sum_{j=1}^{c} f_{jc}^2/f._c = n - \sum_{j=1}^{c}\sum_{i=1}^{r} f_{ij}^2/f._j \tag{2.9}$$

将式(2.8)和式(2.9)代入式(2.3),得到 Tau 测量系数如式(2.10)。

$$\tau_y = \frac{E_1 - E_2}{E_1} = \frac{n - \sum_{i=1}^{r} f_{i.}^2/n - n + \sum_{j=1}^{c}\sum_{i=1}^{r} f_{ij}^2/f._j}{n - \sum_{i=1}^{r} f_{i.}^2/n}$$

$$= \frac{\sum_{j=1}^{c}\sum_{i=1}^{r} f_{ij}^2/f._j - \sum_{i=1}^{r} f_{i.}^2/n}{n - \sum_{i=1}^{r} f_{i.}^2/n} \tag{2.10}$$

随机从城镇、乡村两个地区抽取 10800 户家庭调查,结果如表 2-8 所示,讨论城乡地区与中医健康知识传播渠道的相关。表中提供的数据是两个定类变量的值,测定城乡地区与中医健康知识传播渠道的相关程度,是为考察城乡不同地区信息渠道是否不同,对两个不同地区是否应采用不同的宣传形式。所以,自变量是不同地区,因变量是不同的信息渠道。这是非对称的关系,可以采用 Tau 相关测量法。

表 2-8　城乡地区与健康信息渠道

传播渠道(Y)	城乡地区(X)		合计($f_{i.}$)
	城镇	乡村	
卫生机构宣传	3191	1120	4311
电视宣传	2370	1183	3553
商品推介	1286	528	1814
其他媒介	935	187	1122
合计($f._j$)	7782	3018	10800

利用表 2-8 中数据,运用式(2.10)计算得到

$$\tau_y = \frac{\left(\dfrac{3191^2}{7782} + \dfrac{2370^2}{7782} + \cdots + \dfrac{187^2}{3018}\right) - \dfrac{4311^2 + 3553^2 + \cdots + 1122^2}{10800}}{10800 - (4311^2 + 3553^2 + 1814^2 + 1122^2)/10800}$$

$$= 0.0037$$

$\tau_y = 0.0037$ 表明用城乡地区去解释中医健康知识传播渠道,只能消减 0.37% 的预测误差。因此,试图用城乡不同地区对采用的中医健康知识宣传形式做出决策是不大合适的。

2）Tau 相关测量法的特点

（1）τ_y 的取值范围。当 X、Y 之间完全无关时，$\tau_y = 0$；当 X、Y 完全相关时，$\tau_y = 1$。一般来说，τ_y 值越接近于 1，表明 X、Y 间的相关程度越高，以 X 去解释 Y 能够消减的预测误差比例越大。

（2）τ_y 值的非对称性。τ_y 值表明用 X 去解释 Y 时能够消减的误差比例。若以 Y 解释 X，即 Y 为自变量，X 为因变量，则应计算 τ_x。一般 $\tau_y \neq \tau_x$，所以是非对称的。但对于 2×2 表，$\tau_x = \tau_y$。

（3）利用表 2-9 计算 τ_x。τ_y 表明不同地区对中医健康知识传播渠道的影响，τ_x 表明中医健康知识传播渠道不同是否与不同地区有关。根据式（2.10）类似可以得到

$$\tau_x = \frac{\displaystyle\sum_{j=1}^{c}\sum_{i=1}^{r} f_{ij}^2 / f_{i\cdot} - \sum_{j=1}^{r} f_{\cdot j}^2 / n}{n - \displaystyle\sum_{j=1}^{c} f_{\cdot j}^2 / n}$$

$$\tau_x = \frac{\left(\dfrac{3191^2}{4311} + \dfrac{1120^2}{4311} + \cdots + \dfrac{187^2}{1122} \right) - \dfrac{7782^2 + 3018^2}{10800}}{10800 - (7782^2 + 3018^2)/10800}$$

$$= 0.0121$$

$\tau_x = 0.0121$ 大于 $\tau_y = 0.0037$，表明以 X 解释 Y 和以 Y 解释 X，能够消减的误差比例不同，这表明 X 变量中所包含的关于 Y 的信息与 Y 变量中包含的关于 X 的信息不是等量的。

（4）τ_y 与 λ_{yx} 的比较。τ_y 与 λ_{yx} 都测定非对称关系的定类变量间的相关程度，但其依据不同。λ_{yx} 以众数作为预测依据，τ_y 则利用列联表中的每一个条件次数。相对来说，τ_y 比 λ_{yx} 更精细，但 λ_{yx} 比 τ_y 计算简便。一般情况下，当列联表中众数频次比较突出时，宜采用系数 λ_{yx}；变量分类较多，众数频次与非众数频次差异不悬殊时，宜采用系数 τ_y。若列联表中，众数频次集中在同一横行，λ_{yx} 等于零，必须运用系数 τ_y 测度变量间的相关程度。

3）显著性检验

与 λ 相关测量法一样，在运用 Tau 相关测量法测定两个变量间的相关程度之前，应先进行显著性检验，以判定总体中两个变量是否存在相关。若确实存在相关，再计算 τ_y，测定相关程度。对于两个定类变量，检验其在总体中是否相关，亦采用 χ^2 检验。

从某地区随机抽取 620 位居民进行调查，调查结果如表 2-9 所示，欲进行是否定期体检与小病处理方式的相关分析。首先利用数据判定变量"是否定期体检"和变量"小病处理方式"是否相关，采用 χ^2 检验判定。

H_0：是否定期体检与小病处理方式无关

H_1：是否定期体检与小病处理方式有关

表 2-9　是否定期体检与小病处理方式　　　　　　　　单位：人

是否定期体检(X)	小病处理方式(Y)				检验结果
	去医院	自己买药	忍耐	合计	
定期体检	71	182	51	304	$\chi^2 = 31.28$
非定期体检	26	247	43	316	
合计	97	429	94	620	$p = 0.000$

根据表 2-9 的数据，计算得到 H_0 成立的概率 $P = 0.000$，远小于 0.001，拒绝 H_0。检验结果表明该地区居民是否定期体检与对小病的处理方式存在相关。

若以是否定期体检为自变量 X，小病处理方式为因变量 Y，考察是否定期体检对小病处理方式的影响程度，计算 τ_y 为

$$\tau_y = \frac{\dfrac{71^2 + 182^2 + 51^2}{304} + \dfrac{26^2 + 247^2 + 43^2}{316} - \dfrac{97^2 + 429^2 + 94^2}{620}}{620 - (97^2 + 429^2 + 94^2)/620}$$

$$= 0.0303$$

$\tau_y = 0.0303$ 表明用定期体检去解释小病处理方式可以消减 3.03% 的误差，二者相关程度不高。

若以小病处理方式解释是否定期体检，可以计算 τ_x，仿照式（2.10），τ_x 为

$$\tau_x = \frac{(71^2 + 26^2)/97 + (182^2 + 24^2)/429 + (51^2 + 43^2)/94 - (304^2 + 316^2)/620}{620 - (304^2 + 316^2)/620}$$

$$= 0.0503$$

$\tau_x = 0.0503$ 表明以小病处理方式去解释是否定期体检可以消减 5.03% 的误差，二者相关程度依然不高。τ_x 与 τ_y 不相等，表明两个变量的相互影响程度不同。

这在研究两个变量之间的关系，特别是要以一个变量去解释另一个变量时，应该注意。

3. γ 相关测量法

γ 相关测量法是通过计算系数 G（也记作 γ）测定变量间相关程度的方法。适用于两个定序变量间相关的测定。

1）同序对和异序对

运用 γ 相关测量法测定两个定序变量间的相关程度，其目的是考察根据一个变量的某一等级去预测另一变量的等级时，能消减的误差比例为多大。这需要利用两个变量等级之间的关系。序对是指高、低位次的两两配对。

同序对是 X 变量中的数值与 Y 变量中的数值变化方向一致的序对。表 2-10

是三个职工受教育程度与经济收入的列联表,由表 2-10 看,甲、乙、丙三人在受教育程度和经济收入方面的位次有如下的关系:

受教育程度:乙＞甲;乙＞丙;甲＞丙

经济收入:甲＞乙;乙＞丙;甲＞丙

表 2-10 三个职工的受教育程度和经济收入

经济收入	受教育程度		
	高	中	低
高		甲	
中	乙		
低			丙

从上述关系可以看出,乙和丙在受教育程度与经济收入上的位次是一致的,均为乙＞丙,这是一个同序对。甲和丙也存在这样的一致位次关系,所以也是一个同序对。表 2-10 有两个同序对,记作 $n_s = 2$。

异序对是两个变量数值变化方向不一致的序对,也就是位次相反的序对。表 2-10 中,甲和乙在受教育程度、经济收入方面的位次不同,受教育程度上乙高,经济收入上却是甲高,这是一个异序对,记作 $n_d = 1$。

同分对是变量的数值等级相同的序对。同分对可以出现在变量 X 中,也可以出现在变量 Y 中,还可以出现在两个变量之间。变量 X 中的同分对记作 T_x,变量 Y 中的同分对记作 T_y,变量 X、Y 之间的同分对记作 T_{xy}。

2) 对称关系的 γ 相关测量

γ 相关测量法具有消减误差比例的意义,它利用同序对和异序对定义系数 G。

若变量 X、Y 间的关系未知时,以 X 的等级去预测 Y 的等级纯属随机,这时预测正确和错误的概率各为 $1/2$。若总的序对数为 $n_d + n_s$(不计同分对),预测 Y 的全部误差记为 E_1,则有式(2.11):

$$E_1 = 1/2(n_s + n_d) \qquad (2.11)$$

当 X、Y 之间的等级关系已知时,以同序进行预测,即对于序对 (x_i, y_i),(x_j, y_j),当 $x_i > x_j$ 时,预测 $y_i > y_j$,当 $x_i < x_j$ 时,预测 $y_i < y_j$。这样预测的结果是,可能错误的数目为异序对数目。可以定义 E_2,如式(2.12):

$$E_2 = n_d \qquad (2.12)$$

将式(2.11)和式(2.12)代入式(2.3)可以得到 γ 相关测量的系数 G,如式(2.13):

$$G = \frac{E_1 - E_2}{E_1} = \frac{(n_s + n_d)/2 - n_d}{(n_s + n_d)/2}$$

$$= \frac{n_s - n_d}{n_s + n_d} \qquad (2.13)$$

式(2.13)没有考虑是 Y 对 X 的影响,还是 X 对 Y 的影响,因而是对称关系的相关测量。

3) 列联表中 n_s 和 n_d 的计算

列联表中的调查总数 n 一般都很大,为计算 n_s 和 n_d,应将数据在列联表中按等级顺序排列,如表 2-11 所示。以 f_{11} 为基础分析。f_{11} 是处在最高位次,无论对 X 还是 Y,取 f_{22} 与其配对,则在 X 变量上的等级与 Y 变量上的等级方向一致,构成同序对;同样地,f_{11} 与 f_{33},f_{11} 与 f_{32},f_{11} 与 f_{23} 配对,都构成同序对。对 f_{11} 来说,可得到同序对为

$$f_{11}(f_{22} + f_{33} + f_{32} + f_{23})$$

表 2-11　两个定序变量的 3×3 列联表

Y	X		
	高	中	低
高	f_{11}	f_{12}	f_{13}
中	f_{21}	f_{22}	f_{23}
低	f_{31}	f_{32}	f_{33}

从上述分析中可以看出,对 f_{11} 来说,同行、同列的均形成同分对,只有其右下方非同行非同列的才能形成同序对。这一规律对其他位置上的频数都适用。

以 f_{12} 为基础分析,按上面所述的规律,与其同行同列的为同分对,在其左下侧的构不成同序对。因此,对 f_{12} 来说,同序对为

$$f_{12}(f_{23} + f_{33})$$

f_{13} 不可能与其他频数构成同序对。依据上面的规律,f_{21} 的同序对为

$$f_{21}(f_{32} + f_{33})$$

同理,f_{22} 的同序对为 $f_{22}(f_{33})$。第三行不可能与任何一个频数构成同序对,所以同序对的总数为上面 4 类之和,即

$$n_s = f_{11}(f_{22} + f_{33} + f_{23} + f_{32}) + f_{12}(f_{23} + f_{33}) + f_{21}(f_{32} + f_{33}) + f_{22}(f_{33})$$

异序对可以采用类似的方法得到,即将同行同列的同分对舍去,再舍去某一频数右下方的同序对,在某一频数左下方的都可以构成异序对。如表 2-12 中的异序对总数为

$$n_d = f_{13}(f_{21} + f_{31} + f_{22} + f_{32}) + f_{12}(f_{21} + f_{31}) + f_{23}(f_{31} + f_{32}) + f_{22}(f_{31})$$

列联表中的同序对、异序对依据上面的准则计算得到,将 n_s、n_d 代入式(2.13)即能求出系数 G。

从医院某病患者随机抽取 55 名通过评分测得头晕和头重的不同等级状况如表 2-12 所示,是否能够测量头晕和头重的相关性。

表 2-12　患者头晕和头重的 3×3 列联表

头重	头晕		
	轻	中	重
轻	17	14	0
中	6	15	1
重	0	0	2

表 2-12 是两个定序变量按从低到高的顺序排列的 3×3 列联表。研究变量"头晕"和"头重"之间的相关程度,可以采用 γ 测量法。

计算同序对数

$$n_s = 17 \times (15+2+1) + 14 \times (1+2) + 6 \times (0+2) + 15 \times 2$$
$$= 306 + 42 + 12 + 30 = 390$$

计算异序对数

$$n_d = 0 \times (6+15) + 14 \times (6+0) + 1 \times (0+0) + 15 \times 0$$
$$= 84$$

将 n_s,n_d 代入式(2.13)得到

$$G = \frac{n_s - n_d}{n_s + n_d} = \frac{390 - 84}{390 + 84} = \frac{306}{474}$$
$$= 0.6456$$

$G = 0.6456$ 表明两个变量间存在正相关,相关程度不算太高。由于 G 系数具有消减误差比例的性质,因此 $G = 0.6456$ 意味着,以头晕的相对等级解释头重的相对等级可以消减 64.56% 的误差。由于 G 系数是对称关系的相关测量,因而也可以说,以头重的相对等级解释头晕的相对等级可以消减 64.56% 的误差。头重与头晕呈正相关,表明一个变量等级越高,另一变量等级也越高。

4) γ 相关测量法的特点

(1) G 系数的取值范围。当不考虑同分对时,若 $n_d = 0$,即数据都是同序对,则 $G = 1$;若 $n_s = 0$,即数据都是异序对,则 $G = -1$。所以,G 系数的取值在 $[-1, 1]$ 区间上。若数据中以同序对为主,即 $n_s > n_d$,则 $G > 0$,表明两个变量呈正相关;若数据以异序对为主,即 $n_s < n_d$,则 $G < 0$,表明两个变量呈负相关。$|G|$ 越接近于 1,两个变量间的相关程度越高。

(2) G 系数测量对称关系的相关程度。从式(2.13)可以看出,G 系数只考虑同序和异序的关系,因此,无论用 X 预测 Y,还是 Y 预测 X,计算的 G 值都是一

样的。

当定序变量只有两个等级,如表 2-13 中的 2×2 列联表,G 系数如式(2.14):

$$G = \frac{ad - bc}{ad + bc} \quad\quad (2.14)$$

表 2-13   2×2 列联表

Y	X	
	x_1	x_2
y_1	a	b
y_2	c	d

这时的 G 系数与 2×2 表中常用的 Q 系数相同。Q 系数与基于 χ^2 值的 2×2 列联表中 φ 系数类似,都是以 $ad - bc$ 为基础测定相关程度。从式(2.14)可以看出,a、b、c、d 中只要有一个为零,$|G| = 1$。当研究所关心的仅是自变量的某一取值对因变量的影响时,宜采用 Q 系数测定相关程度;若关心的是自变量的不同取值对因变量的影响时,则应采用 φ 系数。

采用配对样本对新药是否能预防肝炎进行研究,抽取 60 对,每对中随机指定一人服用新药,另一人服用原有药,经过一段时期观察,结果如表 2-14 所示。

表 2-14   服药调查结果

Y	X	
	服用新药	服用原有药
未患肝炎	60	48
患肝炎	0	12

表 2-14 是 2×2 表,研究用药情况对预防肝炎的作用,即测定 X 与 Y 的相关程度。计算 φ 系数为

$$\begin{aligned}
\varphi &= \frac{ad - bc}{\sqrt{(a+b)(c+d)(a+c)(b+d)}} \\
&= \frac{60 \times 12 - 48 \times 0}{\sqrt{(60+48) \times (0+12) \times (60+0) \times (48+12)}} \\
&= 0.33
\end{aligned}$$

由于在这一研究中,关心的是服用新药能否不患肝炎,而对服用原有药是否能不患肝炎不感兴趣,因此,采用 Q 系数更适宜,也就是说用 Q 系数反映新药与肝炎的关系更合理。

$$Q = \frac{ad - bc}{ad + bc} = \frac{60 \times 12 - 48 \times 0}{60 \times 12 + 48 \times 0} = 1$$

2×2 表中的 Q 系数可以看作 G 系数的特例。

5）γ 系数的检验

利用随机样本数据计算的 G 系数,是否能用以推断总体,必须进行统计检验。建立的假设组为

$$H_0:总体中 \ G = 0$$

$$H_1:总体中 \ G \neq 0$$

若需检验 $G > 0$ 或 $G < 0$,也可以建立单侧备择,即

$$或 \quad H_0:G = 0, \quad H_+:G > 0$$

$$H_0:G = 0, \quad H_-:G < 0$$

为判定假设,需要采用随机抽样获得数据,数据至少是定序尺度测量。定义的检验统计量为

$$Z = G \sqrt{\frac{n_s + n_d}{n(1 - G^2)}} \tag{2.15}$$

其中,G 是利用样本数据计算的 G 系数,n_s、n_d 分别是列联表中的同序对、异序对数,n 为样本的数目。统计量 Z 是 G 系数标准化的结果,当 $n \geqslant 10$ 时,它近似为标准正态分布。因而可以在附表 A.3 中查找到 H_0 成立时 Z 为某数值的概率 P。将 P 与给定的显著性水平 α 比较,若 P 足够小,则拒绝 H_0,否则不能拒绝 H_0。利用统计量 Z 做出判定,也可以在附表 A.3 中根据给定的显著性水平查找临界值 Z,即确定单侧检验的否定域 $|Z| \geqslant Z$,若统计量 Z 的值落入否定域,则拒绝 H_0,否则不能拒绝 H_0。若检验为双侧的,应以 $\alpha/2$ 查找附表 A.3 中相应的临界值 $Z_{\alpha/2}$。

表 2-12 中从医院随机抽取 55 名患者,通过评分测得头晕和头重的不同等级状况,得到 $G = 0.6456$,能否将这一结论推断到所有该病的患者,也就是该系数是否能够说明总体具有的性质,需要进行检验。

如果研究的是患者头越晕就感觉头越重,建立单侧备择,建立的假设为

$$H_0:G = 0$$

$$H_+:G > 0$$

由表 2-12 计算 $n_s = 390$,$n_d = 84$,$n = 55$,$G = 0.6456$,代入式(2.15),得到

$$Z = G \sqrt{\frac{n_s + n_d}{n(1 - G^2)}} = 0.6456 \times \sqrt{\frac{390 + 84}{55 \times (1 - 0.6456^2)}}$$

$$= 1.4474$$

若显著性水平 $\alpha = 0.01$,在附表 A.3 中可以查到单侧检验的临界值 $Z = 2.326$,即拒绝域为 $|Z| \geqslant 2.326$。显然统计量 $|Z| = 1.4474$,未落入拒绝域,不能拒绝 H_0。若以 $|Z| = 1.4474$ 在附表 A.3 中查找 H_0 成立时的概率,可得到 $P = 0.0735$。这是一个相对于 $\alpha = 0.01$ 足够大的概率,无法拒绝 H_0。

研究的结论是：无法用 55 名患者头晕与头重的数据推断得出患者头越晕则头越重的结论。

在实际中，计算得到的相关系数是否能够推断到总体得出某个结论，需要进行显著性检验。通过系数显著性检验，说明计算得到的系数与 0 是否有显著差异，只有系数与 0 具有显著性差异时，才可以用其数值大小推断总体的相关程度，其相关程度大小可以用计算的数值大小做出解释。

4. Somer's d 相关测量法

Somer's d 相关测量法亦称 d 相关测量法，是通过计算 d 系数测定变量相关程度的方法，适用于两个定序变量间相关的测量。

1) 非对称关系的 d 系数

G 系数测定具有对称关系的两个定序变量间的相关程度，而当两个变量 X、Y 为非对称关系，即考察 X 对 Y 的影响，或 Y 对 X 的影响时，采用 G 系数不够严谨，而宜采用 d 系数。d 的计算公式如式（2.16）和式（2.17）。

$$d_{yx} = \frac{n_s - n_d}{n_s + n_d + T_y} \tag{2.16}$$

$$d_{xy} = \frac{n_s - n_d}{n_s + n_d + T_x} \tag{2.17}$$

式中，n_s 为同序对数目；n_d 为异序对数目；T_y 为仅在 Y 变量上的同分对数目；T_x 为仅在 X 变量上的同分对数目；d_{yx} 系数大小是以 X 变量预测 Y 变量时所能消减的误差；d_{xy} 相反，表明以 Y 预测 X 所能消减的误差。

d_{yx} 系数具有消减误差比例的意义。当 X 与 Y 之间的等级关系未知时，将 x_i 与 y_j 的等级进行比较，无助于以 x_j 的等级预测 y_i 的等级。这时预测 Y 的等级是纯随机的，正确与错误的概率各为 1/2。这样，总对数为 $n_s + n_d + T_y$（只计 Y 变量上的同分对）时，预测 Y 的总误差 E_1 为

$$E_1 = \frac{1}{2}(n_s + n_d + T_y)$$

当 X 与 Y 间存在的等级关系已知时，以 $x_i > x_j$ 预测 $y_i > y_j$，以 $x_i < x_j$ 预测 $y_i < y_j$，预测错误的数目为异序对数 n_d，同时犯的错误还有同分对，即 $1/2 T_y$。因此，可以记 E_2 为

$$E_2 = n_d + \frac{1}{2} T_y$$

于是

$$d_{yx} = \frac{E_1 - E_2}{E_1} = \frac{\frac{1}{2}(n_s + n_d + T_y) - \left(n_d + \frac{1}{2} T_y\right)}{\frac{1}{2}(n_s + n_d + T_y)} = \frac{n_s - n_d}{n_s + n_d + T_y}$$

这就是式(2.16)的 d_{yx} 系数。同理，d_{yx} 也具有消减误差比例的意义。

2) 列联表中同分对计算

(1) 同序对、异序对的计算同 γ 相关测量法。如表 2-15 所示，将两个变量按等级顺序分别排列，在 Y 变量上的同分对数目是表中同一横行每两格次数乘积的和，即

$$T_y = f_{11}(f_{12} + f_{13}) + f_{12}(f_{13}) + f_{21}(f_{22} + f_{23}) +$$
$$f_{22}(f_{23}) + f_{31}(f_{32} + f_{33}) + f_{32}(f_{33})$$

在 X 变量上的同分对数目是表中同一纵列每两格次数乘积的和，即

$$T_x = f_{11}(f_{21} + f_{31}) + f_{21}(f_{31}) + f_{12}(f_{22} + f_{32}) +$$
$$f_{22}(f_{32}) + f_{13}(f_{23} + f_{33}) + f_{23}(f_{33})$$

(2) 患者心悸是否会影响其头晕。随机抽取 60 名冠心病患者进行调查，得到心悸和头晕的询问结果如表 2-15 所示。由于目的是考察患者心悸是否对其头晕影响很大，因而是非对称关系的相关测量。两个变量均是定序尺度测量，可以采用 d_{yx} 系数。

表 2-15　患者心悸和头晕

头晕(Y)	心悸(X)		
	轻	中	重
轻	0	2	0
中	8	11	5
重	12	8	14

由表 2-15 中数据可得到

$n_s = 0 \times (11 + 5 + 8 + 14) + 2 \times (5 + 14) + 8 \times (8 + 14) + 11 \times 14$
　　$= 368$

$n_d = 0 \times (8 + 11 + 12 + 8) + 2 \times (8 + 12) + 5 \times (12 + 8) + 11 \times 12$
　　$= 272$

$T_y = 0 \times (2 + 0) + 2 \times 0 + 8 \times (11 + 5) + 11 \times 5 + 12 \times (8 + 14) + 8 \times 14$
　　$= 559$

根据式(2.16)可以得到

$$d_{yx} = \frac{n_s - n_d}{n_s + n_d + T_y} = \frac{368 - 272}{368 + 272 + 559} = 0.080067$$

$d_{yx} = 0.080067$ 表明冠心病患者心悸与头晕成正比，即患者心悸越严重，相对来说，头晕越厉害，但其影响甚微，以患者心悸预测头晕只能消减近 8.0067% 的误差。

d_{yx} 系数与 G 系数都应用了同序对数 n_s 和异序对数 n_d，但 G 系数未考虑同分对，而 d_{yx} 系数则加以考虑。一般情况下，研究的两个变量是对称关系，即不研究哪一个变量为自变量，哪一个为因变量，采用 G 系数测定相关程度；若研究的两个

变量需要区分自变量、因变量时,应采用 d_{yx} 系数或 d_{xy} 系数测定相关程度。在社会现象的研究中,往往在区分自变量、因变量的情况下,也采用 G 系数,虽这样不够严谨,但也大致可以接受,因为有时很难严格区分。

3) d 系数的检验

若样本是随机抽样选取的,能否用样本资料推断两个变量在总体中是否相关需要进行统计检验。在 d 系数的计算中,分子是同序对数与异序对数的差值,即有

$$S = n_s - n_d$$

若 $S = 0$,则 X 与 Y 之间不存在等级相关;若 $S \neq 0$,则存在等级相关,也就是说,S 与总体是否存在等级相关有关。可以利用 S 对总体是否存在等级相关进行检验。

根据研究问题的需要,可以建立双侧或者单侧假设。双侧为

$$H_0:\text{总体中 } S = 0$$
$$H_1:\text{总体中 } S \neq 0$$

单侧为

$$\text{或} \quad H_0: S = 0, \quad H_+: S > 0$$
$$H_0: S = 0, \quad H_-: S < 0$$

为对假设做出判定,需要计算检验统计量 Z。Z 的计算公式如式(2.18)。

$$Z = \frac{S'}{S_e} \tag{2.18}$$

式中,S' 是 S 的修正值

$$S' = |S| - \frac{n}{2(r-1)(c-1)}$$

这里,r、c 分别是列联表的行数、列数,n 为样本数据的个数。式(2.18)中的 S_e 是 S' 的标准误差,其计算公式为

$$S_e = \sqrt{\frac{A_2 B_2}{n-1} - \frac{A_2 B_3 + A_3 B_2}{n(n-1)} + \frac{A_3 B_3}{n(n-1)(n-2)}}$$

这里,A_2 是 X 变量边缘次数中,每 2 个频次乘积之和;A_3 是每 3 个频次乘积之和;B_2 是 Y 变量边缘次数中,每 2 个频次乘积之和;B_3 是每 3 个频次乘积之和。

检验统计量 Z 近似服从正态分布,可以在附表 A.2 中查得与给定的显著性水平相对应的临界值 Z_α,将 Z 与 Z_α 比较,若 $|Z| > Z_\alpha$,则拒绝 H_0,否则不能拒绝 H_0。若检验为双侧的,查附表 A.2 时,应以 $\alpha/2$ 查找相应的临界值 $Z_{\alpha/2}$。

表 2-15 的数据是否表明患者的头晕随心悸程度而变化。该数据是在患者中随机抽样得到,以样本数据计算的 $d_{yx} = 0.080067$,这一结论是否能用来推断总体,要进行检验。利用 Z 检验法,建立假设组为

$$H_0:\text{总体中 } S = 0$$
$$H_1:\text{总体中 } S > 0$$

由表 2-15 可知 $n=60, r=3, c=3$，所以

$$S' = |\ 368 - 272\ | - \frac{60}{2 \times (3-1) \times (3-1)} = 88.5$$

将表 2-15 中 X、Y 的边缘次数计算出来列入表 2-16 中，可以得到

$$A_2 = 20 \times (21 + 19) + 21 \times 19 = 1199$$
$$A_3 = 20 \times 21 \times 19 = 7980$$
$$B_2 = 2 \times 24 + 2 \times 34 + 24 \times 34 = 932$$
$$B_3 = 2 \times 24 \times 34 = 1632$$

表 2-16　患者心悸和头晕

头晕(Y)	心悸(X)			合计
	轻	中	重	
轻	0	2	0	2
中	8	11	5	24
重	12	8	14	34
合计	20	21	19	60

于是

$$S_e = \sqrt{\frac{1199 \times 932}{60-1} - \frac{1199 \times 1632 + 7980 \times 932}{60 \times (60-1)} + \frac{7980 \times 1632}{60 \times (60-1) \times (60-2)}}$$
$$= 127.8666$$

根据式（2.18）可得

$$Z = \frac{S'}{S_e} = \frac{88.5}{7990.901} = 0.011075$$

给定显著性水平 $\alpha = 0.001$，在附表 A.2 中可查得临界值为 $Z_a = 3.09$。拒绝域为 $|Z| \geqslant 3.09$。显然，$Z = 0.011075$ 落入无法拒绝的区域，不能拒绝 H_0。结论是：患者的心悸与头晕成正比，但是几乎没有什么相关。

在列联表的 PRE 测量法中，上述几种较为常用，还有很多测量方法，包括定类变量和定距变量之间、定序变量和定距变量之间的相关等，在选择时，应首先考虑变量的测量层次，其次才是关系的对称与否。当列联表的数据是从某一总体随机抽样获得时，若以样本推断两个变量在总体中是否相关，需要采用有关检验进行判定。

2.1.3　列联分析使用的条件

某些症状诊断结果具有医学理论的分析价值，但是由于病例较少，其不具有统计分析的价值。如果将这些非零值频数很少（即有该症状的人数很少）的变量参与

logistic 回归,将造成自变量之间的高度共线性,以及由于过多的案例的反应值相同而造成因变量的变化太小,从而影响 logistic 模型建立的效果。

1) 进行相关程度高的变量筛选

由于后面将讨论的对数线性模型在对四维以下列联表的频数建模时模型比较易于解释,因而需要使用列联表选择重要变量,为对数线性模型进行前期的变量筛选工作。以证型分析为例,如果使用全部症状变量对气阴两虚证型建立对数线性模型,并考虑两种或三种症状之间的交互作用,将造成对高维自变量进行分析,不容易发现其中的有价值信息。如果首先使用列联表筛选和"气阴两虚"显著相关的变量,并使用显著相关的变量建立对数线性模型,将大大提高分析的速度和质量。

2) 对不同类型变量使用相应的独立性检验方法

通过列联表进行证型变量和症状变量的独立性检验中,对于不同类型的症状变量,应选择不同的检验方法:

(1) 如果参与列联的两个变量均为名义变量,且频数表 75% 以上单元格的期望大于 5,则使用 χ^2 检验。

以"气阴两虚"和"TNB-现病史-刻下症:健忘"的变量为例进行 χ^2 检验。根据检验结果(附表 A.1)的列联表可以看出:"TNB-现病史-刻下症:健忘"为名义变量,且频数表全部单元格的期望大于 5。根据检验结果可知,χ^2 检验统计量值为 5.4032,自由度为 1,相应的 $P=0.0201<0.05$。因此不能拒绝原假设 H_0:"TNB-现病史-刻下症:健忘"变量和"气阴两虚"相互独立。因而结论为:病人的证型是否属于"气阴两虚"和病人的"TNB-现病史-刻下症:健忘"相互独立。

(2) 如果参与列联的两个变量中至少有一个为有序变量,且频数表 75% 以上单元格的期望大于 5,则使用 Mentel-Haenszel 检验。

以"气阴两虚"和"TNB-现病史-刻下症:乏力程度"的变量为例进行 Mentel-Haenszel 检验。(检验结果见附表 A.2)"TNB-现病史-刻下症:乏力程度"为有序变量,且频数表全部单元格的期望大于 5。根据检验结果可知,Mentel-Haenszel 检验统计量值为 1.4556,自由度为 1,相应的 $P=0.2276>0.05$。因此可以拒绝原假设 H_0:"气阴两虚"和"TNB-现病史-刻下症:乏力程度"相互独立。因而结论为:病人的证型是否属于"气阴两虚"和病人的"TNB-现病史-刻下症:乏力程度"程度高低之间的有序关联是显著的。

(3) 如果参与列联的变量为属性变量,但频数表 25% 以上的单元格的期望小于 5,则使用 Fisher 精确检验。

以"气阴两虚"和"TNB_现病史_刻下症:瘙痒"的变量为例进行 Fisher 精确检验。(检验结果见附表 A.1)根据检验结果的列联表可以看出:"TNB_现病史_刻下症：瘙痒"为有序变量，且频数表 38% 的单元格期望的是比 5 小。根据检验结果可知，Fisher 精确检验相应的 $P = 0.0133 < 0.05$。因此不能拒绝原假设 H_0：
"TNB_现病史_刻下症：瘙痒"变量和"气阴两虚"相互独立。因而结论为：病人的证型是否属于"气阴两虚"和病人的"TNB_现病史_刻下症：瘙痒"相互独立。

3）使用列联表筛选重要变量的结果

通过列联分析，剔除了与"气阴两虚"变量相互独立的变量，同时根据医学专家建议剔除了非零值频数小于 30（即患有该种症状的人数少于 30）的变量。经过列联分析的筛选，1148 个变量中有 77 个变量和"气阴两虚"变量显著相关，且非零值频数大于 30。

可据此分析结果进行 logistic 回归及建立对数线性模型。

4）使用列联分析的局限性

（1）只能将因素分成 2 个或几个水平，对定量资料需先分组后再进行分析，这样就损失了部分信息。

（2）只能控制 2～3 个混杂因素的干扰，且各因素各水平的组合均需足够的观察人数。

（3）只能判断因素对发病的影响是否存在，不能对危险因素的作用大小进行定量分析，难以对几个危险因素的作用大小及交互作用进行比较和分析。

因此，应根据列联表筛选出的重要变量进行 logistic 回归和建立对数线性模型，以更进一步地挖掘数据中的信息。

2.2　对数线性模型

2.2.1　使用对数线性模型分析中医数据的原因

列联表能够反映定类变量间较为复杂的关系，可以进行统计检验和相关测量，以研究变量间真实相关性和程度。但无法建立定距变量那样的回归模型、方差分析模型。对数线性模型是解决这一问题的有效方法，适用于分析属性数据，特别是高维列联表的分析（张尧庭，1991）。维是指变量，若涉及三个变量为三维，涉及四个变量是四维，以此类推可以得到更高维的列联表。对数线性模型具有与 logistic 回归模型相同的特点，可以使用与 logistic 中最大似然估计类似的方法：likelihood-ratio Chi-square 对模型中变量间的独立型进行检验，并通过卡方似然比检验选择最优模型。同时，对数线性模型可分析未纳入 logistic 模型但在医学理论上重要的变量。

2.2.2　模型的基本形式

对数线性模型是将列联表上每单元的期望频数作为因变量，表上所有变量作为自变量,建立各个自变量的效应与每单元期望频数的对数之间的函数关系,用以分析表上各个变量间关系的模型。对数线性模型有很多形式,最基本的形式有饱和模型、非饱和模型和谱系模型。

1. 饱和模型

当变量间相互不独立时,对数线性模型称为饱和模型。此时,模型中不仅有各个变量的主效应,还有变量间的交互效应。以三个变量为例的模型形式如式(2.19),其他维模型可以类推。

$$\ln e_{ijk} = \lambda + \lambda_i^1 + \lambda_j^2 + \lambda_k^3 + \lambda_{ij}^{12} + \lambda_{jk}^{23} + \lambda_{ik}^{13} + \lambda_{ijk}^{123} \tag{2.19}$$

其中,e_{ijk} 是列联表中第 ijk 格的期望频数;λ 是总平均效应;λ_i^1、λ_j^2、λ_k^3 分别是三个变量的主效应;λ_{ij}^{12}、λ_{jk}^{23}、λ_{ik}^{13} 分别是每对变量的一次交互效应;λ_{ijk}^{123} 是三个变量的二次交互效应。

可以看出,饱和模型包含了各个变量全部可能的主效应和交互效应。这类模型能够完全拟合数据,因而误差是 0。

2. 非饱和模型

非饱和模型即独立模型,模型中没有变量间的交互效应。仍以三个变量为例,模型形式如式(2.20),其他维模型可以类推。

$$\ln e_{ijk} = \lambda + \lambda_i^1 + \lambda_j^2 + \lambda_k^3 \tag{2.20}$$

式中各个符号的意义同式(2.19)。从模型形式可以看出,非饱和模型是仅包含各个变量主效应和平均效应的模型。对三个变量是否独立,等价于检验三个变量交互作用是否为 0,即

$$H_0: \lambda_{ij}^{12} = 0, \quad \lambda_{jk}^{23} = 0, \quad \lambda_{ik}^{13} = 0, \quad \lambda_{ijk}^{123} = 0$$

由于模型待估计参数的个数少于列联表中单元的数目,模型不能对数据完全拟合,需要对模型进行检验、对残差进行分析。

3. 谱系模型

谱系模型(hierarchical models)又称分层模型,它的特点是:只要模型中包含一高阶效应,产生该高阶效应的各变量所能构成的低阶效应均被包含;低阶效应为零时,相应的高阶效应一定为零。如模型包含 λ_{ijk}^{123},则 λ_{ij}^{12}、λ_{jk}^{23}、λ_{ik}^{13} 以及 λ_i^1、λ_j^2、λ_k^3 均都必然被包含;而 $\lambda_{ij}^{12} = 0$,则 $\lambda_{ijk}^{123} = 0$,但不一定 $\lambda_i^1 = 0$。

由于三个变量间的关系较为复杂,可以建立不同形式的谱系模型以反映不同的关系,将其归纳为表 2-17。

模型Ⅰ和Ⅳ分别是三个变量相互不独立、相互独立时的模型,即饱和模型和非饱和模型,模型Ⅱ、Ⅲ类是介于二者之间的各种情况。模型Ⅱ是三个变量局部独立的情况,如 (Z, XY) 表示 Z 与 X、Y 独立,模型中没有 λ_{ik}^{13}、λ_{jk}^{23},也就没有 λ_{ijk}^{123},但是 X、Y 之间不独立,因而 λ_{ij}^{12} 不为 0。模型Ⅲ是三个变量条件独立的情况,如 (XZ, YZ)

表 2-17　三个变量的模型形式

类　　型	记　　号	相　应　模　型
I	(XYZ)	式(2.19)
II	(Z,XY)	$\lambda+\lambda_i^1+\lambda_j^2+\lambda_k^3+\lambda_{ij}^{12}$
	(Y,XZ)	$\lambda+\lambda_i^1+\lambda_j^2+\lambda_k^3+\lambda_{ik}^{13}$
	(X,YZ)	$\lambda+\lambda_i^1+\lambda_j^2+\lambda_k^3+\lambda_{jk}^{23}$
III	(XZ,YZ)	式(2.19)中 $\lambda_{ij}^{12}=0$　$\lambda_{ijk}^{123}=0$
	(XY,YZ)	式(2.19)中 $\lambda_{ik}^{13}=0$　$\lambda_{ijk}^{123}=0$
	(XY,XZ)	式(2.19)中 $\lambda_{jk}^{23}=0$　$\lambda_{ijk}^{123}=0$
IV	(X,Y,Z)	$\lambda_i^1+\lambda_j^2+\lambda_k^3$

表示给定 Z 时，X 与 Y 独立，这时模型中没有 λ_{ij}^{12}，也就没有 λ_{ijk}^{123}。根据谱系模型的规则，诸如模型 $\ln e_{ijk}=\lambda+\lambda_i^1+\lambda_j^2+\lambda_k^3+\lambda_{ijk}^{123}$ 是不允许的，构建模型时需要注意。

2.2.3　模型参数估计与检验

对数线性模型的各个参数是可以估计的，这些估计值使得各个变量的效应以及交互效应得以量化。饱和模型的参数估计可以利用列联表边缘次数直接计算，非饱和模型和谱系模型可以根据最大似然准则估计。现有的很多软件都有该项功能。

饱和模型待估计的参数个数与列联表上单元数目相等，模型对数据完全拟合，没有随机误差产生，不需要进行检验，非饱和模型和谱系模型都必须进行检验，考察模型对数据的拟合效果。

如考察呼吸情况与年龄、吸烟状况的关系，在某地区随机抽取 97 人进行调查，结果如表 2-18 所示。

表 2-18　呼吸情况与年龄、吸烟状况调查结果

年龄(i)	吸烟状况(j)	呼吸情况(k)			
		正常	尚可	异常	合计
小于 40 岁	从不吸烟	16	15	5	36
	吸烟	7	34	3	44
40～59 岁	从不吸烟	1	3	1	5
	吸烟	1	8	3	12
合计		25	60	12	97

三个变量之间的关系是表 2-17 中的哪个类型，可以通过检验判断，这将决定建立什么样的模型。

H_0：呼吸情况、年龄、吸烟状况相互独立；

H_1：呼吸情况、年龄、吸烟状况不相互独立。

对上面的假设做出判定，可以计算如式(2.21)所示的 Q 统计量，其服从 χ^2 分布，可以采用 χ^2 检验完成。Q 统计量自由度 df=（表的格数－1）－（为检验特定假设需估计的参数数目）。

$$Q = n^2 \sum_{i=1}^{r} \sum_{j=1}^{c} \sum_{k=1}^{l} \frac{f_{ijk}^2}{f_{i\cdot\cdot}\, f_{\cdot j\cdot}\, f_{\cdot\cdot k}} - \frac{1}{n} \tag{2.21}$$

其中，$f_{i\cdot\cdot}$、$f_{\cdot j\cdot}$、$f_{\cdot\cdot k}$ 分别是单个变量边缘次数；r、c 分别是行数和列数，由于三维列联表需要增加"层"（layer），用 l 表示；表中每单元的观测次数用 f_{ijk}（$i=1$,$2,\cdots,r$；$j=1,2,\cdots,c$；$k=1,2,\cdots,l$）表示，n 是观测的总次数。

由表 2-18 可以得到

$$f_{1\cdot\cdot} = (16+15+5)+(7+34+3) = 80$$
$$f_{2\cdot\cdot} = (1+3+1)+(1+8+1) = 17$$
$$f_{\cdot 1\cdot} = (16+15+5)+(1+3+1) = 41$$
$$f_{\cdot 2\cdot} = (7+34+3)+(1+8+3) = 56$$
$$f_{\cdot\cdot 1} = 16+7+1+1 = 25$$
$$f_{\cdot\cdot 2} = 15+34+3+8 = 60$$
$$f_{\cdot\cdot 3} = 5+3+1+3 = 12$$

于是有

$$Q = n^2 \sum_{i=1}^{r} \sum_{j=1}^{c} \sum_{k=1}^{l} \frac{f_{ijk}^2}{f_{i\cdot\cdot}\, f_{\cdot j\cdot}\, f_{\cdot\cdot k}} - \frac{1}{n} = 15.908$$

在 χ^2 分布表中，以 $\alpha=0.05$，自由度 df$=7$，查得临界值 $\chi^2_{0.05}=14.07$，因为 $Q=15.908 > \chi^2_{0.05}=14.07$，所以在 5% 显著性水平上拒绝 H_0，表明三个变量不是相互独立的，不能选择非饱和模型。同样可以利用计算得到的 P 值做出判定。

虽然三个变量不是相互独立，但不一定说明三个变量间都有显著的关系，因为可能存在局部独立。如考虑年龄是否独立于吸烟状况和呼吸情况，可以建立假设：

H_0：年龄与呼吸情况和吸烟状况无关

H_1：年龄与呼吸情况和吸烟状况有关

对上面的假设做出判定，可以计算如式(2.22)的 Q 统计量，其服从 χ^2 分布，可以采用 χ^2 检验完成。Q 统计量自由度与上面类似。

$$df = (rcl-1)-(r-1)-(cl-1) = rcl-r-cl+1$$

$$Q = \sum_{i=1}^{r} \sum_{j=1}^{c} \sum_{k=1}^{l} \frac{(f_{ijk}-e_{ijk})^2}{e_{ijk}} \tag{2.22}$$

其中，e_{ijk} 是第 ijk 格的期望频数。式(2.22)用实际频数与期望频数的差值判定变量间相互独立的可能性。一般来说,差值越小,相互独立的可能性越大;差值越大,相互独立的可能性越小。

为对上面的假设做出判定,需要先计算得到各个单元格的期望频数 e_{ijk}。由于概率的最好估计值是频率,H_0 为真时,e_{ijk} 可以由式(2.23)计算得到。

$$e_{ijk} = np_{i\cdot\cdot}\, p_{\cdot jk} = n\,\frac{f_{i\cdot\cdot}}{n}\,\frac{f_{\cdot jk}}{n} = \frac{f_{i\cdot\cdot}\, f_{\cdot jk}}{n} \qquad (2.23)$$

根据表 2-19 可以得到

$$f_{\cdot 11} = 16 + 1 = 17, \quad f_{\cdot 12} = 15 + 3 = 18$$
$$f_{\cdot 21} = 7 + 1 = 8, \quad f_{\cdot 22} = 34 + 8 = 42$$
$$f_{\cdot 13} = 5 + 1 = 6, \quad f_{\cdot 23} = 3 + 3 = 6$$

前面已经计算出 $f_{i\cdot\cdot}$ 和上面计算的 $f_{\cdot jk}$,依据式(2.23)有

$$e_{111} = (f_{1\cdot\cdot}\, f_{\cdot 11})/n = 80 \times 17/97 = 14.02$$
$$e_{112} = (f_{1\cdot\cdot}\, f_{\cdot 12})/n = 80 \times 18/97 = 14.84$$

类似地,可以计算各个期望频数,如表 2-20 所示。根据式(2.22)可以得到

$$Q = \sum_{i=1}^{r}\sum_{j=1}^{c}\sum_{k=1}^{l}\frac{(f_{ijk}-e_{ijk})^2}{e_{ijk}} = \frac{(16-14.01)^2}{14.02} + \cdots + \frac{(3-1.05)^2}{1.05} = 6.2035$$

根据给定的显著性水平 $\alpha = 0.05$,自由度

$$\mathrm{df} = (rcl-1)-(r-1)-(cl-1) = rcl - r - cl + 1 = 5$$

查 χ^2 分布表,得到临界值 11.07。由于 $Q = 6.2035 < \chi_{0.05}^2 = 11.07$,在 5% 显著性水平上不能拒绝 H_0,表明年龄独立于其他两个变量,吸烟状况和呼吸情况有关。这一结论还可以通过下面的方法进一步验证。

表 2-19　年龄和其他两个变量无关假设下的期望频数

年龄(i)	吸烟状况(j)	呼吸情况(k)			
		正常	尚可	异常	合计
小于 40 岁	从不吸烟	14.02	14.84	4.95	33.81
	吸烟	6.6	34.64	4.95	46.19
40～59 岁	从不吸烟	2.98	3.16	1.05	7.19
	吸烟	1.4	7.36	1.05	9.81
合计		25	60	12	97

因为年龄独立于其他两个变量,可以考虑将表 2-19 中的数据在年龄变量上求和,即对 i 求和,使 $2\times2\times3$ 列联表折叠成 2×3 列联表,如表 2-20 所示。表中,每个单元格是频数,括号内是吸烟状况和呼吸情况独立假设下的期望频数。检验假设:

$$H_0: 呼吸情况和吸烟状况无关$$
$$H_1: 呼吸情况和吸烟状况相关$$

表 2-20　表 2-18 对年龄变量求和的 2×3 列联表

吸烟状况	呼吸情况			合计
	正常	尚可	异常	
从不吸烟	17(1057)	18(25.36)	6(5.07)	41
吸烟	8(14.43)	42(34.64)	6(6.93)	56
合计	25	60	12	97

根据表 2-20 的数据,利用式(2.7)计算 Q 统计量得到

$$Q = 97\left[\frac{17^2}{25 \times 41} + \cdots + \frac{6^2}{12 \times 56} - 1\right] = 10.7864$$

根据自由度 $df = (r-1)(c-1) = 2$,显著性水平 $\alpha = 0.01$,查 χ^2 分布表,得到临界值 $\chi^2_{0.01} = 9.21$。$Q = 10.7864 > \chi^2_{0.01} = 9.21$,在 1% 显著性水平上拒绝 H_0,表明呼吸情况和吸烟状况确实相关。依据表 2-17 变量间的关系,三个变量间有 Ⅱ 类的模型关系,即有 $\ln e_{ijk} = \lambda + \lambda^1_i + \lambda^2_j + \lambda^3_k + \lambda^{23}_{jk}$。

假定各个效应参数满足下列关系:

$$\sum_{i=1}^{r}\lambda^1_i = 0, \quad \sum_{j=1}^{c}\lambda^2_j = 0, \quad \sum_{k=1}^{l}\lambda^3_k = 0$$

且

$$\sum_{k=1}^{l}\lambda^{23}_{\cdot k} = 0, \quad \sum_{j=1}^{c}\lambda^{23}_{j\cdot} = 0$$

可以利用列联表频数对数的行、列、层边缘值直接计算各效应参数。将表 2-18 的数据取自然对数得到表 2-21。

表 2-21　与表 2-18 相对应的各频数的自然对数

年龄(i)	吸烟状况(j)	呼吸情况(k)		
		正常	尚可	异常
小于 40 岁	从不吸烟	2.7726	2.7081	1.6094
	吸烟	1.9459	3.5264	1.0986
40～59 岁	从不吸烟	0	1.0986	0
	吸烟	0	2.0794	1.0986

总平均效应参数 λ 是总平均值,有

$$\lambda = \mu\ldots = \left(\sum_{i=1}^{r}\sum_{j=1}^{c}\sum_{k=1}^{l}\ln f_{ijk}\right)/rcl = 1.4948$$

λ^1_i 是变量 1 的主效应,反映变量 1 的平均效应与总平均效应的偏差,有

$$\lambda^1_i = \mu_{i\cdot\cdot} - \mu\ldots$$

于是

$$\lambda_1^1 = \mu_1.. - \mu... = 2.2768 - 1.4948 = 0.7820$$

由于 $\sum_{i=1}^{r} \lambda_i^1 = 0$，所以，$\lambda_2^1 = -0.7820$。类似地，有

$$\lambda_j^2 = \mu._{\cdot j \cdot} - \mu...$$

$$\lambda_k^3 = \mu.._{k} - \mu...$$

$$\lambda_{jk}^{23} = \mu._{jk} - \mu... - \lambda_j^2 - \lambda_k^3 = \mu._{jk} - \mu._{\cdot j \cdot} - \mu.._{k} + \mu...$$

根据这些公式以及假定，可以得到主效应估计值如表 2-22 所示，交互效应估计值如表 2-23 所示。

表 2-22 主效应估计值

		变量 1	变量 2	变量 3
类	1	$\lambda_1^1 = 0.7820$	$\lambda_1^2 = -0.13$	$\lambda_1^3 = -0.3152$
	2	$\lambda_2^1 = -0.7820$	$\lambda_2^2 = 0.13$	$\lambda_2^3 = 0.8583$
	3			$\lambda_3^3 = -0.5431$

表 2-23 吸烟状况和呼吸情况交互效应估计值

$\lambda_{11}^{23} = 0.3367$	$\lambda_{21}^{23} = -0.3367$
$\lambda_{12}^{23} = -0.3198$	$\lambda_{22}^{23} = 0.3198$
$\lambda_{13}^{23} = -0.0169$	$\lambda_{23}^{23} = 0.0169$

主效应大于 0，表明效应为正，如 $\lambda_1^1 = 0.7820 > 0$，因为年龄在 40 岁以下的人比 40 岁以上的人多；主效应小于 0，表明效应为负，如 $\lambda_1^2 = -0.13$，因为从不吸烟的人少于吸烟的人；交互效应大于 0，表明交互作用为正向，如 $\lambda_{11}^{23} = 0.3367 > 0$，表明从不吸烟类与呼吸正常类之间存在正相关；交互效应小于 0，表明交互作用为负向，如 $\lambda_{21}^{23} = -0.3367$，表明吸烟类与呼吸正常类存在负相关。

对数线性模型的各个效应系数是否显著不为 0，需要进行检验。在现有软件中都会给出相应的检验结果。需要注意，只有通过显著性检验的效应系数，才能用于解释。

对数线性模型分析高维列联表，需要的样本数目较大，当实际应用时，如果样本数目不够大，可以考虑将高维列联表就某一个变量进行折叠，转换成低维列联表。

对于除饱和模型以外的其他选择的模型是否能够很好地拟合数据，需要进行检验，主要是 χ^2 似然比检验。似然比是列联表中变量间相互独立时相应的似然函数最大值与不独立时相应似然函数最大值之比。样本量趋于无穷时，似然比统计量的极限分布是 χ^2 分布，所以也常称作 χ^2 似然比。对数线性模型的拟合程度通

过似然比统计量进行判断,也称作 χ^2 似然比检验。这一计算比较麻烦,好在现有的软件 SPSS、SAS、R 等都有该功能,能够直接运用。

2.2.4 应用示例

根据中医理论,证型为"气阴两虚"的病人通常表现出"失眠""头晕"等症状。如果只使用列联表寻找"气阴两虚""失眠""头晕"之间的关系,可通过 χ^2 检验判断这三个因素相关的显著性,但是列联表无法系统地评价变量间的联系,也无法估计变量间相互作用的大小,对数线性模型是处理这些问题的最佳方法。

可以按照前面的方法对三个变量之间的关系进行检验,确定适用的模型类型,也可以利用卡方似然比统计量检验三个变量"气阴两虚""失眠""头晕"所建立的对数线性模型拟合效果。不同模型拟合效果见表 2-24。

表 2-24 "气阴两虚—失眠—头晕"不同模型拟合效果

模　　型	卡方值	df	P
(气阴两虚,头晕,失眠)	8.897	4	0.064
(气阴两虚,头晕和失眠)	2.747	3	0.432
(气阴两虚和头晕,失眠)	8.897	3	0.031
(气阴两虚和头晕,气阴两虚和失眠)	7.484	2	0.024
(气阴两虚和头晕,失眠和头晕)	2.757	2	0.252
(气阴两虚和失眠,头晕和失眠)	1.334	2	0.513
(气阴两虚和失眠,头晕)	7.484	3	0.058
(气阴两虚和头晕和失眠)	0	0	0

表 2-24 中列出了对"气阴两虚—失眠—头晕"模型去除不同交互效应后的卡方似然比统计量以及相应的 P 值。P 值越大,表明独立模型越应该拒绝,而该模型拟合效果越好。从表 2-24 可以看出,(气阴两虚和失眠,头晕和失眠)模型拟合最好。同时根据其他模型的拟合效果也可以看出:凡忽略"头晕"和"失眠"交互作用的模型 P 值均低于 0.1,表明"头晕"和"失眠"的交互效应不可忽略。最终确定"气阴两虚—失眠—头晕"模型中包含"气阴两虚和失眠""头晕和失眠"交互项。该模型表明,"气阴两虚"证型和"失眠"症状具有相关性,"气阴两虚"和"头晕"症状具有相关性。

建立对数线性模型除了拟合检验还要对模型残差进行分析。一般标准化残差在 ±1.96 范围内表明残差不大,模型选择合适,拟合效果好。图 2-1 是模型的标准化残差和频数的散点图。图中 y 轴为标准化残差,x 轴为各单元频数。可以看出,标准化残差全部落在正负 0.6 之间,表明残差很小,模型的拟合效果确实很好。图 2-2 是标准化残差和期望频数的散点图。图中 y 轴为标准化残差,x 轴为各单元期望频数。由图 2-1 和图 2-2 的对比可以看出,点分布的差异不大,表明模型适于拟合该数据。

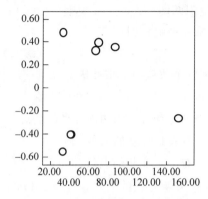

图 2-1　标准化残差和频数的散点图

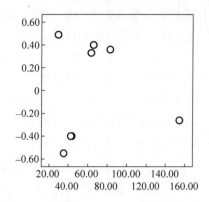

图 2-2　标准化残差和期望频数的散点图

建立对数线性模型后,对各个效应的估计值是否显著也应进行检验。通过对效应系数的显著性检验可以判断该效应项包含在模型中是否合理。对数线性模型系数的检验通常用 Z 检验法。模型参数的估计结果如表 2-25 所示。

表 2-25　模型参数的估计结果

参　　数	估计值	标准差	Z 统计量	P
截距	3.776	0.132	28.579	0.000
[气阴两虚＝0.00]	−0.396	0.152	−2.599	0.009
[气阴两虚＝1.00]	0ᵃ	—	—	—
[失眠＝0.00]	0.511	0.166	3.067	0.002
[失眠＝1.00]	0ᵃ	—	—	—
[头晕＝0.00]	0.373	0.152	2.452	0.014
[头晕＝1.00]	0ᵃ	—	—	—
[气阴两虚＝0.00]＊[失眠＝0.00]	−0.100	0.188	−0.531	0.596
[气阴两虚＝0.00]＊[失眠＝1.00]	0ᵃ	—	—	—
[气阴两虚＝1.00]＊[失眠＝1.00]	0ᵃ	—	—	—
[气阴两虚＝1.00]＊[失眠＝1.00]	0ᵃ	—	—	—
[头晕＝0.00]＊[失眠＝0.00]	0.333	0.189	1.757	0.079
[头晕＝0.00]＊[失眠＝1.00]	0ᵃ	—	—	—
[头晕＝1.00]＊[失眠＝0.00]	0ᵃ	—	—	—
[头晕＝1.00]＊[失眠＝1.00]	0ᵃ	—	—	—

a. 这个参数被设置为 0,因为是多余的。

从表 2-25 可以看出只有[气阴两虚＝0.00] ＊ [失眠＝0.00]的交互项的 Z 检验值＝$|-0.531|<1.96$，同时 $P=0.596$，表明该效应项不显著，其为 0 的可能性极大，因而将其包含在模型中不合适。需要去掉[气阴两虚＝0.00] ＊ [失眠＝0.00]的交互项。建立的最终模型(气阴两虚 ＊ 失眠，头晕 ＊ 失眠)，即

$$\ln e_{ijk} = \lambda + \lambda_i^0 + \lambda_j^0 + \lambda_k^0 + \lambda_{jk}^{00} \tag{2.24}$$

其中，i 为"气阴两虚"，j 为"失眠"，k 为"头晕"；各个效应项的估计值为

$$\lambda = 3.776, \quad \lambda_i^0 = -0.396, \quad \lambda_j^0 = 0.511, \quad \lambda_k^0 = 0.373, \quad \lambda_{jk}^{00} = 0.333$$

$\lambda_i^0 = -0.396$，表明不具有气阴两虚证型的病患要少于具有气阴两虚证型的病患。

$\lambda_j^0 = 0.511$，表明不具有失眠症状的人数要多于具有失眠症状的人数。

$\lambda_k^0 = 0.373$，表明不具有头晕症状的人数要多于具有头晕症状的人数。

$\lambda_{jk}^{00} = 0.333$，表明不具有失眠症状的病患中不具有头晕症状的人数，多于仅由从不具有失眠症状的人数或不具有头晕症状的人数为基础估计的人数，也就是表明不具有失眠症状与不具有头晕症状之间存在着正相关，因此这类人数比假定"失眠"与"头晕"无关时所期望的人数多。

2.2.5　使用对数线性模型分析的局限性

（1）使用对数线性模型分析 4 个或 4 个以上变量之间的关系时，需要建立高维列联表，因而需要样本的数目很大。因此需要采取"压缩"的方法，将高维列联表就变量中的某一个折叠，成为一个低维列联表。但在折叠的过程中，将损失部分信息量。因而在使用对数线性模型时，尽量使用 3 个变量建立模型。

（2）对数线性模型可以量化变量之间的复杂关系，但是不能反映出其双向的相关性。如研究"气阴两虚"证型和症状之间的关系，从医学理论上而言，医生根据病人不同的症状表现判断病人是否属于"气阴两虚"证型，从而决定相应的治疗方法。可见，不同症状和"气阴两虚"证型之间具有因果关系。但在使用对数线性模型进行分析时并不能体现出这样一种区别：已经诊断为具有"气阴两虚"证型的病人具有某一症状的可能性，以及具有某一症状的病人被诊断为具有"气阴两虚"证型的可能性。可以使用关联规则寻找具有一定关系的变量双向不同的相关性。

2.3　Logistic 回归模型

Logistic 回归模型寻找属性数据因变量和自变量之间的非线性关系，如研究患者是否"气阴两虚"，因变量为"是""否"的二分类变量。如果因变量为二分类变量，其误差分布不再是正态分布，而是二项分布，且所有的分布均建立在二项分布

的基础上。多元线性回归无法在非正态分布的数据基础上建立模型。以二分类变量作为因变量的模型在自变量与事件发生概率之间存在非线性关系,而线性概率模型(LPM)不能拟合这种非线性关系。由于二分类因变量的特殊性质以及线性概率模型中残差的非齐性,因此很多假设检验,比如 t 检验和 F 检验,都是无效的,即使样本很大也是如此。(易丹辉,2003)

Logistic 回归模型作为一种特殊的多元回归模型,既保留了多元线性回归模型的优点,又能恰当地反映影响因素和因变量之间的关系。

2.3.1 二维响应变量的 logistic 模型

1. 模型形式

假定响应变量 y 服从取值为 0,1 的二项分布,即 $y \sim B(1,\pi)$。对不同观测中的 y_i,有:$p(y_i=1)=\pi_i$,$p(y_i=0)=1-\pi_i$。y_i 的期望和方差形式为

$$E(y_i)=\mu_i=\pi_i, \quad \mathrm{var}(y_i)=\sigma_2(\mu_i)=\sigma_2(\pi_i)=\pi_i * (1-\pi_i)$$

η_i 和 μ_i 之间的联系函数及响应函数定义为

$$\eta_i=\log(\mu_i/(1-\mu_i)) \quad 与 \quad \mu_i=\exp(\eta_i)/(1+\exp(\eta_i))$$

联系函数或者响应函数一般根据研究的需要以及计算的简便来选取。定义 logit 函数为

$$\mathrm{logit}(x)=\log(x/(1-x))$$

所以,上面的联系函数就是 logit 函数形式。对服从二项分布的二维响应变量建立广义线性模型,logit 函数是最常用的联系函数形式,因为它具有很多优良的统计性质,比如它能适用于回顾性数据(retrospective data)和观测控制数据(case-control data),能估计出优势比率(odds ratio),而且计算简便。其他的联系函数形式均不具有上述优点。以 logit 函数为联系函数,对二项分布的响应变量建立的广义线性模型就叫 logistic 模型。logistic 模型是在二维响应变量建模中使用最广泛的模型。二分类响应变量的 logistic 模型形式如式(2.25)。

$$\log\left(\frac{\pi_i}{1-\pi_i}\right)=\beta_0+\beta_1 x_{i1}+\cdots+\beta_p x_{ip} \tag{2.25}$$

2. 模型的解释

由式(2.25)可以得到

$$\frac{\pi_i}{1-\pi_i}=\exp(\beta_0+\beta_1 x_{i1}+\cdots+\beta_p x_{ip}) \tag{2.26}$$

$$\pi_i=\frac{\exp(\beta_0+\beta_1 x_{i1}+\cdots+\beta_p x_{ip})}{1+\exp(\beta_0+\beta_1 x_{i1}+\cdots+\beta_p x_{ip})} \tag{2.27}$$

式(2.26)中的 $\frac{\pi_i}{1-\pi_i}$ 即为优势(odds),是因变量 y 取值为 1 的概率与取值为 0

的概率之比。由式(2.26)可以看出,在其他自变量不变的条件下,x_{im} 变动 1 单位,则 odds 是原来的 $\exp(\beta_m)$ 倍。β_m 的正负大小影响 odds 的增减变动方向和大小。从式(2.26)可以解出 π_i,如式(2.27)所示。在实际运用中,还关注优势比率。由优势比率的定义和式(2.26)得到

$$
\text{odds ratio} = \frac{\pi_i/(1-\pi_i)}{\pi_j/(1-\pi_j)}
$$

$$
= \exp(\beta_1(x_{i1}-x_{j1}) + \beta_2(x_{i2}-x_{j2}) + \cdots + \beta_p(x_{ip}-x_{jp}))
$$

$$(2.28)$$

式(2.28)是当自变量取不同值时,所对应的因变量的 odds 的比率。通常应用 odds ratio 研究某个自变量的影响。例如当 x_k 分别取值 x_{ik} 和 x_{jk},其余自变量 $x_{im}(m=1,2,\cdots,p\,;\,m\neq k)$ 的值不变时,则 odds ratio 简化为

$$
\text{odds ratio} = \frac{\pi_i/(1-\pi_i)}{\pi_j/(1-\pi_j)} = \exp(\beta_k(x_{ik}-x_{jk})) \tag{2.29}
$$

odds ratio 只与 β_k 以及 x_{ik} 和 x_{jk} 的差有关。在控制其他自变量水平不变的条件下,式(2.29)可以较好地刻画变量 x_k 对因变量 y 的影响程度,并且因其简洁的形式和明确的解释在实际中获得广泛的运用。

3. 模型的参数估计及检验

Logistic 模型的参数通常采用最大似然估计。由 y 的特定的指数族分布形式(二项分布)得到似然函数,通过最大化似然函数得到参数 $\beta_m(m=1,2,\cdots,p)$ 的估计。关于估计的具体问题有兴趣者,可以参考有关广义线性模型或 logistic 模型的文献。

参数估计后,需要对模型进行检验,以确定模型是否合适。主要有两类检验:一是模型显著性检验;二是模型的拟合优度检验。

1) 模型显著性检验

模型显著性检验可以分为两类:一是检验参数整体是否显著不为 0,即因变量和自变量之间的线性关系在整体上是否成立;二是检验单个参数是否显著不为 0,即该参数对应的自变量与因变量之间的线性关系是否显著。一个好的模型应该是整体显著的,其包含的每个参数也应是显著的。

(1) 整体显著性检验

整体显著性检验的假设为

$$H_0: \beta_1 = \beta_2 = \cdots = \beta_p = 0$$

$$H_1: 至少有一个 \beta_m 不为 0(m=1,2,\cdots,p)$$

所用的检验统计量主要有三个:似然比(likelihood ratio,LR)统计量、Wald 统计量和得分(score)统计量。这三个统计量都是基于最大似然估计构造的。似然比统计量需要用到无限制条件下的参数最大似然估计和 H_0 成立条件下的参数最大似然估计;Wald 统计量只用到无限制条件下的参数最大似然估计;得分统计量只用到 H_0 成立条件下的参数最大似然估计。在计算上,Wald 和得分统计量较似

然比统计量简便。在 H_0 成立的条件下,三个统计量是渐近相等的,并且当样本量 n 很大(趋于无穷)时,三者均渐近收敛于自由度为 $p+1$ 的卡方分布。三个统计量的值越大,说明模型的整体显著性越高。在给定显著性水平 α 的条件下,检验的准则为:统计量的值大于 $\chi^2(p+1)$ 的 α 上分位数时,或者服从 $\chi^2(p+1)$ 分布的随机变量大于统计量值的概率(相伴概率)小于 α 时,拒绝 H_0,即认为至少有一个 β_m 不为 0,从整体上而言,线性关系是可以成立的。

(2) 单个参数的显著性检验

单个参数的显著性检验的假设为

$$H_0: \beta_m = 0$$
$$H_1: \beta_m \neq 0, \quad m = 1, 2, \cdots, p$$

所用的检验统计量如式(2.30)。

$$Z = \frac{\hat{\beta}_m}{\sqrt{\operatorname{var}(\hat{\beta}_m)}} \tag{2.30}$$

其中,$\hat{\beta}_m$ 表示 β_m 的估计值,$\operatorname{var}(\hat{\beta}_m)$ 是 $\hat{\beta}_m$ 估计时的方差。Z 统计量渐近服从标准正态分布。Z 的绝对值越大,表明参数的显著性越高。在给定显著性水平 α 的条件下,检验的准则为:Z 的绝对值大于标准正态分布的 $\alpha/2$ 上分位数时,或者服从标准正态分布的随机变量大于 z 的绝对值的概率(相伴概率)小于 α 时,拒绝原假设 H_0,认为 β_m 显著不为 0,即认为该参数对应的自变量与因变量间的线性关系是显著的。

2) 模型的拟合优度检验

模型的拟合优度检验用来判断模型的估计值与原始数据的拟合程度,是判定模型适用性的重要标准。有时,模型通过了显著性检验,但无法通过拟合优度检验,说明其对原始数据的拟合程度差。这样的模型仍然是不可取的。

拟合优度检验的原假设为:

H_0:模型的拟合程度高,即模型的估计值与原始数据值充分接近。

检验统计量有 Pearson 统计量和 Deviance 统计量等。值得注意的是,拟合优度检验一般仅适用于分类数据。如果自变量中含有连续变化的定量变量,或者每一类下的样本量太小(如小于 5),拟合优度检验通常是失效的。如果数据是经过分类的,并且每类的样本量都足够大,则 Pearson 统计量和 Deviance 统计量都近似服从 $\chi^2(g-(p+1))$ 分布(g 为分类数,$p+1$ 为包括常数项在内的参数个数)。Pearson 统计量或 Deviance 统计量的值越小,说明模型的拟合程度越高。在给定显著性水平 α 的条件下,检验的准则为:统计量的值大于 $\chi^2(g-(p+1))$ 的 α 上分位数时,或者服从 $\chi^2(g-(p+1))$ 分布的随机变量大于统计量值的概率(相伴概率)小于 α 时,拒绝原假设 H_0,认为模型的拟合程度低;反之,无法拒绝 H_0,即无法拒绝模型能较好地拟合原始数据的假设。

当一个模型既通过了显著性检验,又通过了拟合优度检验,才是可以接受的。才可以运用该模型对实际问题做出分析。

如参加定期体检可以看作一种医疗消费行为。被调查者中参加定期体检的概率是感兴趣的问题。是否参加定期体检作为响应变量,以 Y 表示,其取值如下:

$$Y = \begin{cases} 1, & \text{参加定期体检} \\ 2, & \text{不参加定期体检} \end{cases}$$

被调查者的身体状况作为解释变量,以 X 表示,取值如下:

$$X = \begin{cases} 1, & \text{身体很健康} \\ 2, & \text{身体比较健康} \\ 3, & \text{身体状况一般} \\ 4, & \text{身体不太健康} \end{cases}$$

以 Y 为响应变量,X 为解释变量,建立二维 logistic 模型。其中 X 作为定序变量,假定其不同等级之间是线性变化,将其赋值为 $1,2,3,4$。模型的形式为

$$\log\left(\frac{P(Y=1)}{P(Y=2)}\right) = \beta_0 + \beta_1 X$$

建立的 logistic 模型的显著性检验和拟合优度检验结果如表 2-26 和表 2-27 所示。

表 2-26　模型整体显著性检验

检　　验	χ^2	自　由　度	P
LR	7.9772	1	0.0047
得分	7.9363	1	0.0048
Wald	7.8597	1	0.0051

表 2-27　模型的拟合优度检验

依　　据	自　由　度	统计量的值	统计量的值除以自由度	P
Deviance	2	0.1944	0.0972	0.9074
Pearson	2	0.1947	0.0974	0.9072

在显著性水平 $\alpha = 0.05$ 下,模型的各种检验均通过。这说明用 logistic 模型可以较好地刻画解释变量和响应变量间的关系。表 2-28 给出了模型中的参数估计值及检验。

表 2-28　模型的参数估计值及检验

参　　数	自由度	估计值	标准差	χ^2	P
β_0	1	0.4854	0.1974	6.0459	0.0139
β_1	1	-0.2441	0.0871	7.8597	0.0051

从表 2-28 可以看出,在显著性水平 $\alpha = 0.05$ 下,各参数均通过了检验。注意到 β_1 的符号为负,说明 X 取值每增大 1 单位,对数优势即 $\log\left(\dfrac{P(Y=1)}{P(Y=2)}\right)$ 减少 0.2441。这进一步表示,随着 X 取值的增大,优势减小,也就是身体健康状况越差,参加定期体检的概率越小。优势比率的点估计及置信区间如表 2-29 所示。

表 2-29　优势比率估计

效　应	点　估　计	置信区间	
		下限	上限
X	0.783	0.661	0.929

该优势比率实际上表示 X 增加 1 单位时的优势与原优势的比值,以式(2.31)表示为

$$\frac{P(Y=1 \mid X=j+1)/P(Y=2 \mid X=j+1)}{P(Y=1 \mid X=j)/P(Y=2 \mid X=j)} = 0.783, \quad j = 1,2,3 \quad (2.31)$$

从点估计和置信上限看,优势比率显著地小于 1。从式(2.31)可以清楚地看到,X 取值增加 1,即健康状况下降一个层次时的优势是原来健康状况优势的 0.783,最多是原来的 0.9 倍左右(置信上限 0.929)。这表明健康状况较差的人参加定期体检的概率较小,随着健康状况的下降,定期体检的概率继续减少。这里可能涉及孰因孰果的问题。因为这里仅关注医疗消费行为,所建立的模型只是比较准确地刻画了被调查者的定期体检这种医疗消费行为与其身体健康状况之间的关系,并不探讨以身体健康状况为被解释变量的模型。(易丹辉,2004)

2.3.2　多分类无序的 logistic 模型

多分类无序是指响应变量 Y 的多个响应水平间地位平等,无法按大小、高低、重要程度等排序。如某证型下的多个症状,讨论导致患者具有某种症状的因素。在二维响应变量的情形下,选用一个联系函数来刻画因变量的期望与自变量间的关系。在 k 维响应变量的情形下,一般需选用 $k-1$ 个联系函数来描述因变量期望与自变量间的关系。最常用的做法是选择一个参照水平,将其他水平与参照水平相比较来构造联系函数。这就是基准类 logit 模型(baseline-category logits)。以第 k 个水平为参照水平,其联系函数形式如式(2.32)。

$$\log\left(\frac{\pi_i}{\pi_k}\right) = \beta_{i0} + \beta_{i1}x_1 + \cdots + \beta_{ip}x_p, \quad i = 1,2,\cdots,k-1 \quad (2.32)$$

该模型含有 $k-1$ 个 logit 方程,每个方程含有不同的参数,这表明对不同的响应水平,自变量的影响效果是不同的。式(2.33)是响应概率的表达式。

$$\pi_i = \frac{\exp(\beta_{i0} + \beta_{i1}x_1 + \cdots + \beta_{ip}x_p)}{\Sigma_h \exp(\beta_{h0} + \beta_{h1}x_1 + \cdots + \beta_{hp}x_p)}, \quad i = 1, 2, \cdots, k-1 \quad (2.33)$$

2.3.3 多分类有序的 logistic 模型

多分类有序是指响应变量 Y 的多个水平间可以按照一定的标准排序。对具有有序响应水平的变量建模,联系函数应当反映这种有序性。不同的联系函数产生出不同的 logistic 模型。最常用的 logistic 模型为累积 logit 模型。

1. 累积 logit 模型

累积 logit 模型是指用累积概率构造 logit 函数。对于响应变量 Y,累计概率为

$$P(Y \leqslant j) = \pi_1 + \pi_2 + \cdots + \pi_j, \quad j = 1, 2, \cdots, k$$

因为 $P(Y \leqslant 1) \leqslant P(Y \leqslant 2) \leqslant \cdots \leqslant P(Y \leqslant k) = 1$,所以累积概率能够反映响应变量的有序性。因为 $P(Y \leqslant k)$ 为 1,所以利用累积概率构造 logit 函数,只用到前面 $k-1$ 个累积概率。累积 logit 模型形式如式(2.34)。

$$\mathrm{logit}(P(Y \leqslant j)) = \log\left(\frac{P(Y \leqslant j)}{1 - P(Y \leqslant j)}\right) = \beta_{j0} + \beta_{j1}x_1 + \cdots + \beta_{jp}x_p, \quad j = 1, 2, \cdots, k$$

$$(2.34)$$

2. 比例优势模型

比例优势模型(proportional odds model)实际上是累积 logit 模型的一种简化形式。其模型形式如式(2.35):

$$\mathrm{logit}(P(Y \leqslant j)) = \beta_{j0} + \beta_1 x_1 + \cdots + \beta_p x_p, \quad j = 1, 2, \cdots, k \quad (2.35)$$

对比式(2.34)和式(2.35),可以看出比例优势模型和一般的累积 logit 模型在对自变量的参数设置上不同。比例优势模型假定自变量的影响程度与不同的响应变量水平无关,即 $\beta_1, \beta_2, \cdots, \beta_p$ 的值不随 j 的变动而变动,只有常数项 β_{j0} 可以与 j 有关。而一般的累积 logit 模型则允许自变量的影响程度与响应水平有关。假定在其他自变量不变的条件下,某一自变量 x_m 取不同值 x_{m1} 和 x_{m2} 时,对应的 logit 之差为

$$\mathrm{logit}(P(Y \leqslant j) \mid x_m = x_{m1}) - \mathrm{logit}(P(y \leqslant j) \mid x_m = x_{m2}) = \beta_m(x_{m1} - x_{m2})$$

而优势比率(odds ratio)如式(2.36):

$$\frac{P(Y \leqslant j \mid x_m = x_{m1})/P(Y > j \mid x_m = x_{m1})}{P(Y \leqslant j \mid x_m = x_{m2})/P(Y > j \mid x_m = x_{m2})} = \exp(\beta_m(x_{m1} - x_{m2}))$$

$$(2.36)$$

从式(2.36)可以看出,比例优势模型下的优势比率只与 x_{m1} 和 x_{m2} 的差以及 β_m 有关,形式非常简洁且易于解释。所以比例优势模型在对有序响应变量的建模中应用非常广泛。

3. 其他的 logistic 模型

除了选用累积 logit 做联系函数之外,有序响应变量还可以选用其他形式的联

系函数。比如相邻类 logit(adjacent categories logits),其定义为

$$\log\left(\frac{\pi_{j+1}}{\pi_j}\right), \quad j=1,2,\cdots,k-1 \tag{2.37}$$

相邻类 logit 模型形式为

$$\log\left(\frac{\pi_{j+1}}{\pi_j}\right)=\beta_{j0}+\beta_{j1}x_1+\cdots+\beta_{jp}x_p, \quad j=1,2,\cdots,k-1 \tag{2.38}$$

连比 logit(continuation-ratio logits)模型。连比 logit 的定义为

$$\log\left(\frac{\pi_1+\pi_2+\cdots+\pi_{j-1}}{\pi_j}\right), \quad j=1,2,\cdots,k-1 \tag{2.39}$$

其模型形式为

$$\log\left(\frac{\pi_1+\pi_2+\cdots+\pi_{j-1}}{\pi_j}\right)=\beta_{j0}+\beta_{j1}x_1+\cdots+\beta_{jp}x_p, \quad j=1,2,\cdots,k-1$$

$$\tag{2.40}$$

其他形式的 logit 模型不再赘述。

考虑居民对医疗改革的态度作为响应变量,以 Y 表示。Y 的取值如下:

$$Y=\begin{cases}1, & \text{医疗改革减轻了个人负担}\\2, & \text{医疗改革没有影响个人负担}\\3, & \text{医疗改革略微增加了个人负担}\\4, & \text{医疗改革大大增加了个人负担}\end{cases}$$

从 Y 的取值可以看出,Y 的响应水平是有序的。因此,可利用针对有序响应变量的多维 logistic 模型,以比例优势模型分析被调查者的不同背景对医疗改革态度的影响。

以被调查者的背景资料作为解释变量,用 x_i 来表示,以 Y 作为响应变量建立比例优势模型。经过模型选择、比较和检验,确定被调查者的身体状况和文化程度有较为重要的影响,x_1,x_2 的取值如下:

$$x_1=\begin{cases}1, & \text{身体健康}\\2, & \text{身体一般或不太健康}\end{cases}$$

$$x_2=\begin{cases}1, & \text{文化程度为初中及以下}\\2, & \text{文化程度为高中或中专}\\3, & \text{文化程度为大专及以上}\end{cases}$$

以 Y 作为响应变量,x_1,x_2 作为解释变量,利用 SAS 中的 logistic 模块建立比例优势模型。建模时,有效样本数为 481。模型的响应变量信息,以及解释变量的虚拟化情况如表 2-30 所示。

表 2-30　受访者态度分布

Y	人　数
1	19
2	156
3	115
4	191
合计	481

累积概率按照 Y 的值计算,即累积概率表示医疗改革对家庭的负担增加程度小于等于所选水平的概率。x_1、x_2 看作分类变量,赋值如表 2-31 所示。

表 2-31　自变量赋值

变量	赋值	分类变量			
		1		2	
x_1	1	$x_1 d_1$	1		
	2		-1		
x_2	1	$x_2 d_1$	1	$x_2 d_2$	0
	2		0		1
	3		-1		-1

表 2-31 的分类变量是针对 x_1、x_2 的不同赋值设置的虚拟变量。x_1 有两个水平,设置一个虚拟变量 $x_1 d_1$(取值如右所示);x_2 有三个水平,设置两个虚拟变量 $x_2 d_1$、$x_2 d_2$(取值如右所示)。虚拟变量是进入模型的实际变量,用于参数的估计及解释等。以 Y 为响应变量,$x_1 d_1$、$x_2 d_1$、$x_2 d_2$ 为解释变量建立比例优势模型(proportional odds models)。模型的形式如式(2.41):

$$\text{logit}(P(Y \leqslant j)) = \beta_{j0} + \beta_1 x_2 d_1 + \beta_2 x_2 d_2 + \beta_3 x_1 d_1, \quad j = 1, 2, 3 \quad (2.41)$$

比例优势模型的检验结果如表 2-32、表 2-33 和表 2-34 所示。

表 2-32　比例优势假设的得分检验

χ^2	自　由　度	P
7.7197	6	0.2594

表 2-33　模型整体显著性检验

检　验	χ^2 值	自　由　度	P
似然比	72.4190	3	<0.0001
得分	70.1874	3	<0.0001
Wald	64.5702	3	<0.0001

表 2-34　模型的拟合优度检验

依据	自由度	统计量的值	统计量的值除以自由度	P
偏差	12	20.7607	1.7301	0.0540
皮尔逊	12	17.4091	1.4508	0.1348

给定显著性水平 $\alpha = 5\%$（以下出现的 α 均取为 5%），按照检验准则，可以看出，模型的各个检验均通过。说明选用比例优势模型能较好地刻画响应变量和解释变量之间的关系。

模型的参数估计值及检验结果如表 2-35 所示。

表 2-35　模型的参数估计值及检验

参数	自由度	估计值	标准差	检验统计量	P
β_{10}	1	-3.5856	0.2426	218.3776	<0.0001
β_{20}	1	-0.8124	0.1085	56.0736	<0.0001
β_{30}	1	0.2910	0.1031	7.9704	0.0048
β_1	1	0.6786	0.0997	46.3105	<0.0001
β_2	1	-0.3216	0.1492	4.6487	0.0311
β_3	1	0.4171	0.1289	10.4738	0.0012

从表 2-35 可看出，在显著性水平 $\alpha = 0.05$ 下，各参数都通过了显著性检验，说明所引入的自变量对响应变量都有显著影响。为了具体分析解释变量对响应变量的影响程度，需要估计出不同响应变量水平下的优势比，即优势比率。结果如表 2-36 所示。

表 2-36　优势比率估计

效应		点估计	95%Wald 置信区间	
			下限	上限
x_1	1 v.s. 2	3.886	2.628	5.744
x_2	1 v.s. 3	0.798	0.497	1.279
x_2	2 v.s. 3	1.670	1.122	2.485

由表 2-36 可知，在文化程度相同的条件下，身体健康的人相对于身体一般或不太健康的人更倾向于认为目前的医疗改革对家庭的影响不大。公式表达如式（2.42）：

$$\frac{P(Y \leqslant j \mid x_1 = 1, x_2 = i)/P(Y > j \mid x_1 = 1, x_2 = i)}{P(Y \leqslant j \mid x_1 = 2, x_2 = i)/P(Y > j \mid x_1 = 2, x_2 = i)} = 3.886, \quad j = 1, 2, 3$$

$$(2.42)$$

比例优势模型的特点决定了不同的响应水平下,即 j 取不同值时,某一自变量变化所构成的优势比率与响应水平无关,而仅与该变量对应的参数值和变量的变化幅度有关。式(2.42)表示,在文化程度相同的条件下,身体健康的人认为医疗改革减轻了个人负担($j=1$)相对于没有减轻个人负担的比率(即 odds),是身体状况一般或不健康者的 3.9 倍左右。从优势比率的置信区间下限看来,这两类人的 odds,或者称为态度倾向,至少也相差 2.5 倍以上(下限 2.628)。由此看来这种差异是非常显著的。同时,这种差异对于认为医疗改革没增加个人负担($j=2$)时,或者认为医疗改革没有大幅增加个人负担($j=3$)时的优势比率同样成立。假设身体一般或不太健康的人中有 20% 认为医疗改革减轻了个人负担,则此类人群对此的态度倾向为 0.25((20%)/(80%)=0.25)。由式(2.42)可推知,身体健康的人群对此的态度倾向为 0.97($0.25\times3.886=0.9715$),或至少为 0.66($0.25\times2.628=0.657$)。身体健康者中至少有 40%($0.657/(1+0.657)=0.396$)的人认为医疗改革减轻了个人负担。同样的解释也可应用于其他两种态度倾向。

从表 2-36 还可看出,在身体健康状况相同的条件下,文化水平为初中及以下的人与文化程度为大专及以上的人相比,更倾向于认为目前的医疗改革对家庭的影响较大,即增加家庭负担。二者的优势比率从点估计看来为 0.798,即文化水平为初中及以下的人中认为医疗改革减轻了个人负担的比例小于文化水平为大专及以上的人中认为医疗改革减轻了个人负担的比例。从置信区间看来,置信上下限分别位于 1 的两边,难以确定优势比率是否小于 1。所以,这种差异性不能确定是显著的。文化水平为高中或中专的人与文化程度为大专及以上的人相比,更倾向于认为医疗改革对家庭的影响不大。优势比率的点估计为 1.67,置信下限为 1.122,可以认为该优势比率显著大于 1,即文化水平为高中或中专的人与文化程度为大专及以上的人的态度倾向确实存在显著差异。公式表示如式(2.43)。

$$\frac{P(Y\leqslant j\mid x_1=i,x_2=2)/P(Y>j\mid x_1=i,x_2=2)}{P(Y\leqslant j\mid x_1=i,x_2=3)/P(Y>j\mid x_1=i,x_2=3)}=1.670,\quad j=1,2,3$$

(2.43)

比较式(2.42)和式(2.43),可发现式(2.42)的优势比率明显大于式(2.43),对响应变量而言,身体状况的影响大于文化程度的影响。

2.3.4　建立 logistic 回归模型须注意的问题

使用中医数据建立 logistic 模型,应将统计方法与中医医学经验和常识相结合。在建模和对模型进行解释时,除了从统计学角度运用一些数量准则考察变量的重要性,更应结合中医专业知识运用一些非数量准则考察变量的重要性。

1. 多重共线性

多重共线性是通常回归模型所不允许的,logistic 回归模型同样有要求。如何保证所引入的自变量不存在共线性,是统计建模时必须考虑的。某些变量根据中医医学常识具有强相关性,应使用列联表或对数线性模型进行多因素分析,并在使用中医数据建立 logistic 回归模型时,尽量获得较大的样本量,以方便在模型建立中处理多重共线性的问题。同时需要考虑变量的交互作用,对于人体来说,严格意义上的相互独立很难,通常可以考虑条件独立,但是不同变量的交互作用往往不能忽略,例如导致中风的危险因素有高血压,可并不是有高血压的人一定中风,同时伴有高血脂、家族史的人患病的概率大大增加。"同时伴有"和"分别有"存在一定的差异,"分别有"在模型中是将这些因素分别纳入,"同时伴有"是在模型中考虑引入交互项,即两个或三个变量相乘作为一个变量引入模型。

2. 数据量

应根据中医专业知识探讨等级变量、数值变量纳入模型时的适宜尺度,及必要的自变量的转换。例如由于数据采集系统的问题,"现病史-腰膝酸软"和"现病史-腰酸"各自变量的非零值均未超过 30,但出于中医专业知识的考虑,这两个变量为重要变量,应参与"气阴两虚"证型的 logistic 建模。与中医专家商讨后,决定将这两个变量合并为"腰膝酸软"变量。合并后的变量非零值为 55,可纳入建模过程。

对医学专业认为重要但未纳入模型的变量,应查明原因。如果是由于样本量的原因,应该在后续研究中尽量扩大样本量。在必要的时候,可由专家事先挑选用于特定危险度分析的重要变量,以此变量建模。

3. 使用 logistic 回归模型的局限性

使用 logistic 回归模型分析中医数据,只能解释通过显著性检验进入模型的变量与响应变量的关系。而对于从医学角度而言非常重要,但是未进入模型的变量则无法进行分析。而使用列联分析这些重要但未进入模型的变量,也只能进行该变量与响应变量之间的独立性检验,无法将该变量对响应变量的效应量化表示。因而可以在 logistic 回归模型的基础上,使用对数线性模型解释这样的变量与反应变量之间的关系,以及两个及两个以上变量的交互效应。

参 考 文 献

易丹辉,董寒青,2009.非参数统计:方法与应用[M].北京:中国统计出版社.

易丹辉,2004.北京市居民医疗消费行为及意愿研究[M].北京:中国人民大学出版社.

易丹辉,何铮,2003.Logistic 模型及其应用[J].统计与决策(3):26-28.

易丹辉,何铮,2003.有序响应变量随机系数模型及其应用[J].消费经济(2).

易丹辉,王为,2006.对数线性模型在中医数据中的应用[J].统计与决策(8):119-120.

张尧庭,1991.定性资料的统计分析[M].桂林:广西师范大学出版社.

第3章　混杂因素的处理

3.1　混杂因素处理的基本问题

3.1.1　混杂因素与混杂偏倚

在实际的医学问题研究中,为了探讨某处理因素(如某种药物、治疗方法)与结果(如生存时间、智力恢复)的关系,需要设立处理组和对照组进行比较,比较的前提是二者具有可比性,也就是说二者除了具备所研究的因素之外,其他因素应该尽可能在两组间是一样的。如果被研究人群中存在一个或多个既与研究结果有关,又与处理因素有关的因素,可能会掩盖或夸大所研究的处理因素与结果之间的联系(Cochran,1973),这些因素称为混杂因素(confounding factors)。这种由混杂因素造成的偏差称为混杂偏倚(confounding bias)。

例如,在对非随机分组的观察性研究中,研究对象被分配到各组的机会往往取决于研究对象的基线特征(如年龄、性别、并发症、病情严重程度以及分级等),而这些基线特征又会对治疗的结果产生影响。这时,利用各种统计检验直接比较各组间的治疗结局(如治愈率)的差异是不恰当的,因为结果不同可能是由于基线特征不同而导致的,如病程、年龄等。

混杂偏倚的本质是既与所研究的处理因素有关,又与研究结局有关的混杂因素在处理组和对照组中分布不均或不平衡造成的(耿直,2004)。

3.1.2　混杂因素处理的常用方法

对混杂因素处理的目的就是要控制混杂偏倚,传统控制混杂偏倚的方法包括在研究设计阶段进行匹配,限制一定条件的研究对象进入;在数据分析阶段使用标准化法,或按照混杂因素分层,以及采用多因素数学模型进行调整等。但这些方法都有一定的局限性:如匹配设计、分层分析需要考虑的混杂因素都不能太多,否则由于匹配的混杂因素太多会导致找不到合适的匹配对象,分层因素太多会导致所分层数太多而使每个层内的分析样本量太少而无法分析,多因素数学模型较为常用,但往往需要注意数学模型的适用条件。

而倾向评分法则不受以上限制,它可以在分析和设计阶段有效平衡非随机对照研究中的混杂偏倚,使研究结果接近随机对照研究的结果。

相较于上述传统方法的局限性,2000 年后兴起的倾向评分法则具有以下优点:

(1) 适用于混杂因素很多,而结局变量发生率很低的情况;

(2) 通过倾向值调整组间的混杂因素,使临床观察性数据可以成为循证医学的诊疗证据,而这些数据获取成本低且量大,更能够反映医疗实践中实际存在的疾病谱；

（3）在无法实现随机化的药物临床试验以及医疗器械临床试验中，可以通过倾向评分方法，平衡组间的混杂因素；另外，在意向性治疗（intention to treat，ITT）分析中，综合考虑脱落病例的基线水平与结局发生情况，采用倾向评分方法对其完成临床试验的条件概率进行估计并纳入 ITT 分析，与传统分析中对于脱落病例只采用末次观察推进法（last observation carried forward）进行数据接转完成 ITT 分析相比，具有更强的外推性。

倾向评分法是一种可以在分析和设计阶段有效平衡非随机对照研究中的混杂偏倚，使研究结果接近随机对照研究结果的混杂因素控制方法。

3.1.3　混杂因素处理的倾向评分法

倾向评分（propensity score）是 Rosen-baum 和 Rubin 于 20 世纪 80 年代提出的一种方法。它将考虑到的混杂因素综合为一个变量（倾向评分或称倾向值），通过平衡两组的倾向评分有效地均衡各个混杂因素的分布，达到一种类似随机化的状态，实现控制混杂偏倚（Rosenbaum，1983）。它可以在分析和设计阶段有效平衡非随机对照研究中的混杂偏倚，使研究结果接近随机对照研究的效果（Paul，1984）。2000 年之后，倾向评分法日益受到人们的关注。国际上越来越多的研究者将倾向评分法应用到流行病学、健康服务研究、经济学以及社会科学等许多领域。

1. 倾向评分法的思路

倾向评分法是计算每个研究对象的倾向值，通过匹配或其他一些方法使得处理组和对照组的倾向值同质（严格相等实际上是很难做到的），最后基于匹配样本进行统计分析；也可以不匹配，使用倾向值作为权重进行多元分析，或者使用倾向评分进行回归调整分析（郭申阳，2012）。

倾向评分需要确定的内容：结局变量、混杂因素、处理变量的不同及其意义。混杂变量又可称为协变量，代表着与预测变量和结局变量均有关联的外来变量。混杂变量的存在往往混淆预测变量和结局变量的联系，而且混杂因素在暴露组与对照组的分布往往是不均衡的。对混杂因素的处理，是倾向评分的重点之一应尽可能将与预测变量和结局变量都有关的所有混杂因素均包括在模型中。

2. 倾向评分法适用的资料类型

倾向评分法适合于所有非随机化研究的资料，或者说存在混杂偏倚的研究资料的处理。主要包括下面一些资料类型。

1）观察性研究资料

观察性研究资料包括现况研究、病例对照研究以及队列研究等。在观察性研究中,处理变量不是人为给予的,而是自然存在的,每个个体暴露于处理变量的机会往往不是随机的,因此,不可避免地存在混杂偏倚。但观察性研究包括的研究对象反映实际人群特征和暴露状况,因此其结果的外推性强。随着信息技术的发展,观察性数据无论是数量还是准确性都在不断增加,因此,倾向评分法在观察性研究中具有广阔的应用前景。

2)非随机干预研究资料

非随机干预研究也是流行病学研究中常用的研究方法,是介于队列研究和随机对照研究中间的一种研究方法。与观察性研究不同的是,在非随机干预研究中处理变量是人为给予的,但每个个体接受处理变量与否不是随机的,因此也存在混杂偏倚。

3)随机对照方案失败的研究资料

某些随机对照研究,如药物临床试验,由于研究对象未按试验方案接受处理而导致随机化分组方案失败。对于上述非随机对照研究或随机化分组方案失败的随机对照研究,与结局变量和处理变量相关联的混杂因素的分布在比较的两组间往往是不均衡的,而忽视这种不均衡直接对研究因素的效果进行估计将可能得到有偏倚的结果。

3. 倾向评分法的基本步骤

倾向评分法是利用估计的倾向分值,使两组之间在混杂因素上达到平衡,以控制混杂对结局造成的偏倚,更真实地评价处理因素对结局的影响。

运用倾向评分方法控制混杂,从处理过程看有两大类。一类是估计倾向值后进行匹配再分析,主要有三步:倾向值估计、匹配和匹配后分析;另一类是估计倾向值后不采用匹配,直接利用倾向值进行分析,即在倾向值估计后进行再抽样,尽量使得处理组和对照组在倾向值上相似,达到平衡,控制选择偏倚;或者利用倾向值作为权重进行多元分析。运用倾向评分控制选择偏倚,有不同的方法适用,实际应用中可以根据自己研究的需要选择。

倾向值的估计在实际研究中很有意义,如在观察性研究中,特别关注在使用了某中药注射剂后患者的不良反应,期望用该中药处理后相对于未用该中药产生的不良反应会更少。结局值 y_0 对每个接受处理的个体而言是无法观测到的,所以 $E(y_0|z=1)$ 必须从对照组的数据中估计得到。Rosenbaum 和 Rubin(1983)曾讨论,如果多个协变量在处理组和对照组之间存在差异,则此估计值是有偏的,从而 ATE_1 的估计也会有偏,需要考虑利用倾向评分调节这些差异。

3.2　倾向值的估计

利用倾向评分平衡混杂因素,首先需要估计倾向值,其目的是寻找影响选择偏差的观测变量,也就是要找到使倾向评分估计最佳的一组条件变量。倾向值估计方法有很多种,包括 logistic 回归、probit 回归以及判别分析等。可以根据分组变量和协变量的不同类型选用不同的函数,如分组变量为二分类变量时通常选用 logistic 回归模型、probit 回归模型或者判别分析,其中如果协变量均为正态分布的变量,可以选用判别分析估计各个研究对象的倾向值;如果协变量中包含有二分类变量,选用 logistic 回归方法;若为多分类无序时选用多分类 logistic 模型。

3.2.1 倾向评分的基本原理

1. 倾向评分值

Rosenbaum 和 Rubin 对倾向评分值亦称倾向值的定义为(Rosenbaum,1983):倾向评分值是在给定某些协变量的条件下,研究对象进入某一特定干预如处理组的条件概率,如式(3.1)所示。

$$e(x_i) = P(W_i = 1 \mid X_i = x_i) \tag{3.1}$$

其中,$e(x_i)$ 表示研究对象 i 的倾向值;$W_i = 1$ 表示 i 进入处理组;$W_i = 0$ 表示 i 进入对照组;$X_i = x_i$ 表示控制了除 i 处理因素以外的所有已知的混杂因素。

Rosenbaum 和 Rubin 推导并证明了一系列反映倾向值性质的原理。

倾向评分是指在给定一组观测到的特征变量(observed characteristics variable)条件下,一个研究个体被分配到处理组而非对照组的概率。Rosenbaum 和 Rubin 在 1983 年证明,以倾向评分为条件,所有观测到的协变量(covariates variable)独立于组别分配,且在大样本的情况下,两组的协变量分布几乎相同且不会混淆估计的处理效应。

估计倾向评分需要首先确定混杂因素,寻找合适的可能会导致研究结果产生偏倚的混杂因素,将这些混杂因素以协变量的形式放到模型中估计出倾向值。这一阶段的主要难点在于确定影响研究结果的混杂因素并进一步为倾向值模型中的变量设定函数形式。一般来说,混杂因素需具备以下三个条件:

(1) 必须是所研究结局的独立危险因素,且在两比较组间分布不均衡。

(2) 必须与研究因素有关,但不是这一研究因素的结局。

(3) 一定不是研究因素与所研究结局因果链上的中间变量。

2. 平均处理效应

假定总体人群中每个个体都有两个潜在的结局值(potential values for any outcome):一个是个体被分配或接受处理条件时的结局值 y_1,一个是个体被分配或接受对照条件时的结局值 y_0。对每个个体而言,这两个值仅有一个被观察到,另一个虚拟结局是不可能被观察到的。总体人群的处理效应定义为 $E(y_1) - E(y_0)$。然而,通常感兴趣的效应是接受了某个特殊过程或特殊类型处理的处理效应,即所谓的处理组平均处理效应(average treatment effect on the treated),记

为 ATE_1。令 z 为处理分配指标,如果个体接受处理,则 $z=1$,否则 $z=0$。$E(y_1 \mid z=1)$ 是处理组个体接受处理条件的平均结局值,$E(y_0 \mid z=1)$ 是处理组个体接受对照条件(comparison condition)的平均结局值。那么,处理组平均处理效应如式(3.2)。

$$\text{ATE}_1 = E(y_1 \mid z=1) - E(y_0 \mid z=1) \tag{3.2}$$

倾向评分定义为 $P(X)=P(Z=1 \mid X)$,其中 X 表示对分组会产生影响的混杂变量。它是评价两组间混杂变量或特征变量均衡性的近似函数。

为估计放入处理组的条件下,对对照组中个体的结局指标的平均值 $E(Y_0 \mid Z=1)$,需要给对照组中个体 i 赋予权重如式(3.3):

$$w_i = \frac{P(X_i)}{1 - P(X_i)} \tag{3.3}$$

其中 X_i 表示个体 i 对应混杂变量的具体取值。如果个体 i 来自处理组,可以观察到 $Y_i = y_{1i}$;如果个体 i 来自对照组,则可以观察到 $Y_i = y_{0i}$。从而,对照组中个体被观察到结局指标的平均值的估计值如式(3.4):

$$\hat{E}(Y_0 \mid Z=1) = \frac{\sum_{i \in C} w_i y_i}{\sum_{i \in C} w_i} \tag{3.4}$$

其中,$i \in C$ 表示对照组中第 i 个观测值。

令 N_T 表示处理组的个体数,$i \in T$ 表示属于此组的个体 i。对这些个体样本均值的估计值为式(3.5):

$$\hat{E}(Y_1 \mid Z=1) = \sum_{i \in T} \frac{y_i}{N_T} \tag{3.5}$$

估计的处理效应为式(3.6):

$$\text{EATE} = \hat{E}(Y_1 \mid Z=1) - \hat{E}_0(Y_0 \mid Z=1) \tag{3.6}$$

3.2.2　二分类 logistic 回归估计倾向值

1. 估计方法

当存在两种分组状态(即处理和对照)时,接受处理的条件概率通过二分类 logistic 回归进行估计。接受处理的条件概率表达如式(3.7):

$$P(W_i \mid X_i = x_i) = E(W_i) = \frac{e^{x_i \beta_i}}{1 + e^{x_i \beta_i}} = \frac{1}{1 + e^{-x_i \beta_i}} \tag{3.7}$$

其中,W_i 是第 i 个对象的二分类状态,即如果研究对象处于处理组,$W_i=1$;若处于对照组,$W_i=0$,X_i 代表各协变量,β_i 是各协变量相应的参数。

式(3.7)经过 logit 变换后可写为式(3.8):

$$\ln\left(\frac{P}{1-P}\right) = x_i \beta_i \tag{3.8}$$

式(3.8)中,P 代表公式(3.7)中的 $P(W_i)$。式(3.8)可以采用最大似然法进行估计,找到 β_i 的估计值。估计得到的 β_i 是使样本观测再现的可能性最大化时的 logistic 回归系数。将这些回归系数代入式(3.7)中,得到每一研究对象接受处理的预测概率,即估计的倾向值。

2. 拟合检验

利用数据建模的时候,需要评估所建模型对数据的拟合情况。目前已有很多统计量评估模型的拟合优度。

(1) 皮尔逊卡方拟合优度检验(Person chi-square goodness-of-fit test)

该检验检测对 logistic 反应函数的偏离程度。当统计量的值较大,即相应的 P 值较小时,表明该 logistic 反应函数是不恰当的。该检验对较小的偏离并不敏感。

(2) 所有系数的 χ^2 检验(Chi-square test of all coefficients)

该检验是一个似然比检验,使用对数似然比构造卡方统计量进行检验。

$$H_0: 增加模型参数是多余的$$
$$H_1: 增加模型参数不是多余的$$

检验统计量

$$LR = -2\log \frac{L(\hat{\beta}_R, \hat{\sigma}_R^2)}{L(\hat{\beta}_{UR}, \hat{\sigma}_{UR}^2)} \sim \chi^2(m) \tag{3.9}$$

其中,R 是带限制条件的模型,即仅含截距项的模型;UR 是不带限制条件的模型,即增加参数后的模型;m 是自由度,即限制参数的个数。

如果计算得到的 LR 值大于 $\chi^2_\alpha(m)$,拒绝原假设,即拒绝增加的所有系数都等于 0 的假设,增加模型的参数不是多余的。似然比检验不适宜小样本情况。

(3) Hosmer-Lemeshow 拟合优度检验(Hosmer-Lemeshow goodness-of-fit test)

该检验先将样本分为较小的组,如 g 个组,然后计算由 $2g$ 个观测频数和估计的期望频数所组成的列联表的皮尔逊 χ^2 检验统计量。如果统计量小于 $\chi^2_{1-\alpha}(g-2)$ 意味着模型拟合效果好。其中,α 是给定的显著性水平,通常取 0.05,$g-2$ 是自由度。该检验对样本量很敏感,在分组简化数据的过程中,可能会因为一小部分个体数据点造成对拟合的重大偏离。在判断模型拟合情况之前,最好对个体残差和有关诊断统计量进行分析。

(4) 虚拟 R^2(Pseudo R^2)

由于 logistic 回归是非线性估计,无法得到类似线性回归中的决定系数即拟合优度 R^2,但可以有类似的虚拟 R^2。这些虚拟 R^2 包括调整 R^2、计数 R^2、调整的计数 R^2。一般来说,虚拟 R^2 取值较高表明拟合效果较好。但需注意:虚拟 R^2 不能用于比较不同数据间的拟合效果,只能用于比较同一数据的同一结果的多个模型拟合效果。

3.2.3　GBM 法

Logistic 回归估计的倾向值是否正确，在很大程度上依赖于所选入的协变量是否以正确的函数形式纳入模型。若所选的协变量未以正确形式纳入模型，估计得到倾向值的正确性值得怀疑。函数形式的设定通常是主观的，这使得 logistic 回归法应用受到限制。McCaffrey 等(2004)发展出一种程序，这种程序使用一般化加速建模(generalized boosted modeling, GBM)寻找两个组在协变量上的最佳平衡。

1. GBM 法的基本思路

GBM 倾向评分法是基于广义的 Boosted 回归(generalized boosted regression)估计倾向评分的方法。Boosting 是一种自动的、数据自适应算法，可以被用来估计所关注的处理变量和大量协变量之间的非线性关系。Boosting 用现有的方法建立一些精度不高的弱分类器或回归树，将这些预测效果粗糙的模型组合起来，组合成一个整体分类系统，达到改善整体模型性能的效果。GBM 的 Boosting 思想主要体现在把许多简单的函数组合在一起去估计关于大量协变量的光滑函数。虽然每个简单函数缺乏平滑性且它们只能很差地近似目标函数，但是如果把这些简单函数加在一起则可以近似一个光滑函数(smooth function)。这就好比把一连串的线段连接在一起就可以去近似光滑曲线一样(Friedman, 2000)。GBM 实现过程中，每个简单的函数就是一个有限深度的回归树(regression tree with limited depth)。GBM 也被称为一般化加速回归，是通过回归树的方式拟合多个模型，将每个模型预测值加以合并的方法。它不需要事先设定协变量的函数形式，也就不需要提供那些如 $\hat{\beta}_0$、$\hat{\beta}_1$、$\hat{\beta}_2$ 等的估计值。

Friedman 在 2000 年(Friedman, 2000)证明在预测误差方面，Boosting 方法优于其他方法。许多 Boosting 算法的变种已经出现在机器学习和统计计算文献中，比如 AdaBoost 算法、GBM 算法、LogitBoost 算法以及 Gradient Boosting Machine 算法等。特别是当模型中存在大量协变量，且它们与处理变量之间线性、非线性或交互效应等函数形式无法确定时，此方法最具优势。

2. GBM 法的特点

回归树方法不需要设定预测变量的函数形式，回归树的结果不会因为自变量的一对一转换而变，例如，无论使用年龄、年龄的对数还是年龄的平方作为研究对象的特征，都会获得完全相同的倾向值。GBM 法不产生估计的回归系数，但会给出影响力(influence)，代表每一个输入变量所解释的对数似然函数的百分比，所有需要控制变量的影响力的总和为 100%。例如，假设有 3 个变量：年龄、病程以及处理前的风险因素，GBM 法的输出结果可能显示年龄的影响力是 20%，病程的影响力是 30％,风险因素的影响力是 50％。这说明,处理前风险因素对估计的对数似然函数的贡献最大,即该因素在两组间分布最为不平衡。

如用倾向评分法探究服用某药物的患者与未服用该药物患者治疗"肝硬化、病毒性肝炎"的疗效差异。

暴露组:选取某药物数据库中的患者,并且用药前 7 天有谷丙转氨酶检查,且检查提示异常,停药后 7 天内有谷丙转氨酶检查的患肝硬化或病毒性肝炎的人群,同时,需满足双环醇片用药天数 15 天以上、住院天数 30 天以内的要求。最后选取基线 ALT 为 40～200 的患者,暴露组共 251 人。

非暴露组:选取数据库中肝硬化、病毒性肝炎的患者,住院天数 30 天以内,15 天以上,未使用该药物,且住院期间有两次及以上的谷丙转氨酶检查,第一次检查提示谷丙转氨酶异常者,最后选取基线 ALT 为 40～200 的患者,非暴露组共 5988 人。

使用 GBM 法得到估计的倾向评分值,并根据各个协变量对模型对数似然函数的贡献,对它们在处理分配上的重要程度进行测量和排序。图 3-1 选取了相对影响程度前十位的协变量进行展示,表 3-1 列出全部协变量的相对影响程度。

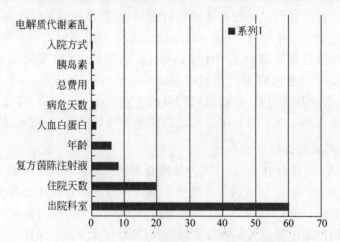

图 3-1　相对影响程度前十位的协变量

表 3-1　混杂因素对处理分配的影响程度表(全部协变量)

协　变　量	重　要　程　度
出院科室	60.25404
住院天数	20.06045
复方茵陈注射液	8.298267
年龄	6.361182

协　变　量	重要程度
人血白蛋白	1.564307
病危天数	1.251326
总费用	0.869639
胰岛素	0.638881
入院方式	0.404482
电解质代谢紊乱	0.231666
职业	0.065757
病重天数	0
入院科室	0
婚姻	0
费别	0
入院病情	0
性别	0
阿德福韦酯	0
奥美拉唑	0
多烯磷脂酰胆碱	0
复方氨基酸注射液	0
还原型谷胱甘肽	0
螺内酯片	0
乳果糖口服溶液	0
维生素 K1	0
胸腺素	0
呋塞米	0
腹腔感染	0
腹腔积液	0
肝良性肿瘤	0
乙肝肝硬化	0
原发性肝癌	0

3.3　匹配和匹配后分析

3.3.1　倾向评分匹配的原理

获得倾向值后,可以使用这些值匹配处理组个体和对照组个体。传统的匹配只能针对较少的协变量进行一对一匹配,当存在高维数据时,并不适用。倾向评分匹配可以综合多个变量的影响,克服传统匹配的缺点。通过计算对照组、处理组中个体的得分,在两组之间选出得分相同或相近的研究对象进行配比,使得两组之间协变量分布尽量相同,平衡混杂因素,从而增大两组之间的可比性。

匹配的目标是使得两组的个体在倾向值上尽量相似,即使原始样本中处理组和对照组在协变量上并不平衡,经过匹配后,处理组和对照组在协变量上会变得平衡。

假定观察性研究共抽取了 n 个被观察对象,其中 m 个施行了处理措施,属于处理组;$n-m$ 个没有施行处理措施,属于对照组。规定如下记号:随机变量 Y_1 表示施行处理措施的潜在结果,随机变量 Y_0 表示没有施行处理措施的潜在结果。T 为哑变量,$T=1$ 表示对象属于处理组,$T=0$ 表示对象属于对照组。X 表示所观察到的全部协变量。通常最感兴趣的参数是处理组的平均处理因果效应(average treatment effect on the treated):

$$\text{ATT} = E(Y_1 \mid T=1) - E(Y_0 \mid T=1) \tag{3.10}$$

对 ATT 进行估计的难点在于:对于处理组的研究对象,既然已经进行了处理,则没有进行处理只是一种假设,即为反事实,因此其结果 Y_0 是观测不到的。同时由于在观察性研究中处理组和对照组之间存在着系统的差异,简单利用 $E(Y_0 \mid T=0)$ 来估计 $E(Y_0 \mid T=1)$ 将导致较大的估计偏差。

基于倾向性评分匹配方法的估计如式(3.11):

$$\text{ATT}_M = \frac{1}{n_1} \sum_{i \in I_1 \cap S_P} \left[y_{1i} - E(y_{0i} \mid T_i=1, P_i) \right] \tag{3.11}$$

其中 $E(y_{0i} \mid T_i=1, P_i) = \sum_{j \in I_0} W(i,j) y_{0j}$,$I_1$ 表示处理组,I_0 表示控制组,S_P 表示共同支持域。所谓共同支持域是指使处理组倾向评分密度函数 $f(P \mid T=1)$ 及对照组倾向评分密度函数 $f(P \mid T=0)$ 均大于 0 的那些倾向值。在实际应用中,如果研究对象的倾向评分不属于共同支持域,则此研究对象将被舍弃,不参与对 ATT 的估计。n_1 是 $I_1 \cap S_P$ 中被研究对象的数量,y_{1i} 和 y_{0i} 在第 i 个研究对象上取值。P_i 为第 i 个被研究对象的倾向评分,其含义是给定相关协变量条件下研究对象接受某项处理措施的条件概率。

此估计量的基本思想是:处理组的第 i 个研究对象在没有采取处理措施这一假设下的倾向值等于对照组观测值的加权平均值 $\sum_{j \in I_0} W(i,j) y_{0j}$,其权重 $W(i,j)$ 的大小取决于第 i 个研究对象的倾向评分 P_i 和对照组第 j 个研究对象的倾向评分 P_j。

Rubin 于 1983 年在理论上证明:在给定观测协变量 X 的条件下,如果 (Y_0, Y_1) 与 T 独立且 T 为 1 时的条件概率不等于 0 和 1,则 ATT_M 是 ATT 的无偏估计。

3.3.2　倾向评分匹配常用方法

得出倾向评分值后,无法估计出 ATT,原因在于,$p(X)$是一个连续变量,这使得很难找到两个倾向评分完全相同的样本,从而无法实现对照组和处理组之间的匹配。匹配就是在得到倾向值后,创建一个新的样本,其中具有大致相同概率的研究对象被分配到某一特定的组。局部最优匹配法是指对处理组研究对象进行随机排序后,从第一个研究对象开始,在对照组中查找倾向评分与其最接近的研究对象,直到处理组所有研究对象都完成匹配(Rubin,1980)。其优点在于匹配集的最大化,最大限度保留原始样本的信息。因为其运算速度快,匹配的主要算法本质上都属于局部最优算法。目前匹配常用的方法主要有贪婪匹配、最佳匹配等。

1. 贪婪匹配

常用的贪婪匹配有多种具体匹配方法:最近邻匹配(nearest neighbor matching)、卡钳匹配(caliper matching)、马氏矩阵匹配(Mahalanobis matrix matching)、半径匹配(radius matching)、核匹配(kernel matching)等。国内外研究当中应用最多的为最近邻匹配和卡钳匹配。

1) 最近邻匹配

最近邻匹配是最简单的匹配方法。其规则是先根据之前倾向值估计得分按大小对两组受试对象进行排序,从处理组中顺次选出研究对象,从对照组中再选出倾向性得分分值与处理组差值最小的 1 个对象作为匹配个体。假如对照组中倾向得分差值相同的个体有 2 个或 2 个以上,就按随机的原则选择。当处理组的所有对象都完成匹配则匹配结束。

2) 卡钳匹配

卡钳匹配是 W. Cochran 和 D. B. Rubin 在 1973 年提出的。若在上面的基础上加一个差值的限制,即处理组与对照组的倾向性得分之间的差值在某一范围内,才可以进行匹配,则卡钳值是事先设定的这个范围限值。卡钳值设置越小,匹配之后的样本均衡性会越好,但是由于有部分研究对象可能没有相应的匹配对象,会造成匹配集样本量变小,从而降低估计处理效应的准确性;反之,卡钳值越大,能完成匹配的个体越多,匹配集样本量越大,同时会产生一些部分不良匹配,即倾向评分差值较大的对照组与处理组研究对象形成匹配,导致估计处理效应的偏倚增大。卡钳值的设定目前还没有统一的标准,在实际研究中,研究者选用不同的卡钳值进行分析。有研究表明,卡钳值取倾向评分标准差的 60% 可以减少 86%～91% 的偏倚,取倾向评分标准差的 20% 可以减少 98%～99% 的偏倚。Rosenbaum 和 Rubin(1985)建议采用样本估计倾向评分值标准差的四分之一作为卡钳值。

3）马氏矩阵匹配

马氏矩阵匹配是通过矩阵计算两个观察对象的马氏距离的一种匹配办法。马氏距离是由印度统计学家 P. C. Mahalanobis 提出的，表示 m 维空间中 2 个点之间的协方差距离。它不受量纲的影响，还可以排除变量之间的相关性的干扰，但马氏距离夸大了方差很小的变量的作用，同样也不适用协变量较多的情况。D. B. Rubin 在 1980 年提出了利用马氏距离匹配减小偏倚（bias reduction using Mahalanobis-metric matching）的方法。处理组研究对象 i 与对照组 j 之间的马氏距离 $d(i,j)$ 可以用公式（3.12）表示：

$$d(i,j) = (\boldsymbol{u} - \boldsymbol{v})^{\mathrm{T}} \boldsymbol{C}^{-1} (\boldsymbol{u} - \boldsymbol{v}) \tag{3.12}$$

其中，$\boldsymbol{u}$ 和 $\boldsymbol{v}$ 分别表示处理组中匹配变量的值，$\boldsymbol{C}$ 表示对照组全部对象匹配变量的协方差阵。将马氏距离与倾向性评分匹配法结合可以增加变量之间的平衡能力。具体方法是：一是把之前计算得出的倾向性评分值作为一个变量，再同其他还要重点平衡的变量一起计算马氏距离，然后进行矩阵匹配；二是首先在一定精度的前提下同上文提到的卡钳匹配相似，在倾向评分差值范围内选择对照组中全部可以匹配的对象，然后根据少数重点变量计算马氏距离，选择马氏距离最小的一个对象作为最终的对照。这一方法要求计算马氏距离的变量不能太多，可以看出，这种实现过程比较复杂。

4）半径匹配

半径匹配的基本思想是：预先设定一个常数 r，包含于对照组中的 PS 值与处理组中的 PS 值差异小于 r 的都被选定为匹配对象。其筛选原则如式（3.13）：

$$C(i) = \{ p_j \mid \| p_i - p_j \| < r \} \tag{3.13}$$

其中，$C(i)$ 表示试验组中第 i 个观测值对应的匹配样本（来自对照组）构成的集合，其相对应的倾向评分为 p_i。完成匹配后，可以进一步计算平均处理效果 ATT。对于试验组中第 i 个观测值，即 $i \in T$，假设它有 N_i^C 个匹配对象，若 $j \in C(i)$，则权重定为 $w_{ij} = 1/N_i^C$，否则设定权重为 $w_{ij} = 0$。设试验组有 N^T 个观测对象，则平均处理效果的估计式如式（3.14）：

$$\tau^K = \frac{1}{N^T} \sum_{i \in T} Y_i^T - \frac{1}{N^T} \sum_{j \in C} w_j Y_j^C \tag{3.14}$$

在半径匹配法里，所有在半径内的对照组样本都会被使用。这样做的目的就是通过减少对照组之间的噪声以改善效率。

贪婪匹配需要相当大的共同支持域，而共同支持域对选用的预测倾向值的模型设定较为敏感，具有不同预测变量或函数形式的 logistic 回归产生不同的共同支持域，采用匹配方法处理混杂，需要考虑不同模型共同支持域大小的影响，这可以借助敏感性分析完成。

2. 最佳匹配

最佳匹配使用运筹学中网络流（network flows）理论，即将处理组和处理组的研究对象当作一个个节点（node），匹配问题转化为求节点之间总距离之和最小，同时使用不同权重从对照组获取信息。这虽然不能保证每个处理组与对照组匹配的倾向评分差值最小，但可以保证匹配数据集倾向评分总体差值最小。

将处于处理组的所有研究对象的集合记作 A，将处于对照组的所有研究对象的集合记作 B，各组研究对象的初始数量分别记作 $|A|$、$|B|$，匹配过程中产生 S 个匹配集合，每一集合包含 $|A_1|$ 和 $|B_1|$、$|A_2|$ 和 $|B_2|$…$|A_s|$ 和 $|B_s|$，在每一层内或说每一匹配集合中，两组的倾向值是相似的。根据匹配的结构即每一层内处理组与对照组研究对象的数量比值，可以将最佳匹配分为三种类型：成对匹配、可变匹配以及完全匹配。

成对匹配是将每一处理组的研究对象与对照组相匹配，即在每层都有 $|A_s|$ ＝ $|B_s|$ ＝1。可变匹配是使用某一可变比值的匹配，如将处理组每个研究对象与至少一个、至多四个对照组对象相匹配，即比值 $|A_s|$：$|B_s|$ 是变动的。完全匹配是每个处理组的研究对象和对照组的一个或多个研究对象相匹配，同样每个对照组的研究对象与处理组的一个或多个研究对象相匹配的方法。

最佳匹配是以倾向值的总样本距离最小得到匹配集合（A_1，A_2，…，A_s；B_1，B_2，…，B_s），最佳匹配的最小化总距离定义如式（3.15）：

$$\Delta = \sum_{s=1}^{S} \omega(|A_s|, |B_s|)\delta(A_s, B_s) \tag{3.15}$$

其中，$\omega(|A_s|, |B_s|)$ 是一个权重函数，有三种选择：$\omega(|A_s|, |B_s|) = |A_s|/\alpha$，即落入集合 s 的 α 个处理组研究对象的比例；$\omega(|A_s|, |B_s|) = |B_s|/\beta$，即落入集合 s 的 β 个对照组研究对象的比例；$\omega(|A_s|, |B_s|) = (|A_s| + |B_s|)/(\alpha + \beta)$，即落入集合 s 的处理组和对照组研究对象总和的比例。从式（3.15）可以看出，总距离是距离 $\delta(A_s, B_s)$ 的加权平均值。

3.3.3　匹配的评价

完成匹配可以得到经过倾向评分调整的样本，需要评价倾向评分后组间协变量的均衡性，协变量均衡性好坏是衡量倾向评分方法应用的关键。以往常用的均衡性评价方法是假设检验，Reidwyl 和 Flury 在 1986 年提出了一种新的均衡性评价方法，即标准均值误差（standardized mean difference，SMD），其在近年来应用较多。

对于连续型变量,定义如式(3.16):

$$d = \frac{|\bar{x}_T - \bar{x}_C|}{\sqrt{\dfrac{s_T^2 + s_C^2}{2}}} \tag{3.16}$$

其中,$\bar{x}_T$ 和 $\bar{x}_C$ 分别表示处理组和对照组中待检验变量的均值,s_T^2 和 s_C^2 分别表示处理组和对照组中待检验变量的方差。

对于分类变量,定义如式(3.17):

$$d = \frac{|p_T - p_C|}{\sqrt{\dfrac{p_T(1-p_T) + p_C(1-p_C)}{2}}} \tag{3.17}$$

其中,p_T 和 p_C 分别表示处理组和对照组中待检验变量的阳性率。一般认为,当标准化差异小于 0.1 时,组间该变量的均衡性较好。

3.3.4 匹配时注意的问题

1. 倾向评分匹配的优势

首先,倾向评分匹配的优势为减少选择性偏倚;其次,匹配后估计处理效应是无偏估计,而通常的分层法往往是有偏估计,因此倾向评分匹配相对更加准确;再次,倾向评分是可比性评价,倾向评分匹配后的数据集可以利用适当的方法比较不同组间协变量的均衡性,从而评价不同组间是否具有可比性,而通常的分层法只能在每个层内比较协变量的均衡性,无法评价不同组间的可比性;最后,在倾向评分匹配后,可以采用敏感性分析评价未测量的混杂因素对处理效应估计产生的影响,但目前针对回归调整法的敏感性分析还没有实施。

2. 匹配数量问题

倾向评分匹配法有需要继续深入研究的地方,除了上面提到的卡钳值的选择,还有匹配数量的选择,目前对于二分类资料最常用的匹配形式是 1∶1 匹配,即一个处理组的研究对象同一个对照组的研究对象进行匹配。但 1∶1 匹配会舍弃较多的对照组研究对象,特别是对照组的研究对象显著多于处理组时,1∶1 匹配会极大地减少样本量,降低检验效能,研究结果很难进行推广。为了解决这个问题,一些学者尝试用 1∶n($n > 1$)匹配,n 一般不超过 4。这种方法目前无法很好地评估灵敏度,因此现在仍多采用 1∶1 匹配。

一般的匹配后因为去除了无法匹配的研究对象从而导致样本量减少,如果对照组和处理组间样本量差别比较大,可能会造成匹配样本占原始样本的比例过小,从而改变样本特征,降低估计处理效应的准确性。在实际应用中,倾向评分法最常用的是不进行匹配直接利用倾向评分分析。

3. 倾向评分匹配对资料的要求

要想合理应用倾向评分匹配,研究者必须首先明确所获取的资料是否适合进行倾向评分匹配。一般来说,倾向评分匹配适合于下列几种情况:①处理因素(或病例)在人群中的比例远低于非处理因素(或对照),这样保证有足够的对照人群可供选择和匹配,对照人群越大,匹配效果越好。②需要平衡的因素较多。③研究的结果变量调查难度较大或费用较高,选择部分可比的观察对象无疑会保证研究的可行性和结果的准确性。在应用过程中,应当注意:对倾向评分匹配前后处理组与对照组协变量分布的平衡性评价,不能仅仅根据各变量在匹配前后分布差异的显著性。因为,倾向评分匹配后对照组只选择了与处理组可以匹配的部分个体作为研究对象,样本量较原来的人群要小,样本量的改变将会导致匹配后两组比较的显著性检验统计量减小,P 值增大。因此,需要使用与样本量改变无关的评价指标。

3.3.5　匹配后的分析

匹配方法不同,匹配后分析的方法不尽相同。

1. 贪婪匹配后的分析

如果基于估计的倾向值匹配后,观察的协变量在处理组和对照组的研究对象之间达到平衡,可以像随机试验那样进行多元分析,倾向值作为调整的协变量引入模型,可以估计各个平均处理效应(average treatment effect,ATE)。匹配后基于倾向值分层并比较处理组和对照组研究对象也是一种分析方法。

倾向评分分层分析(propensity score stratification)又称为亚分类分析(subclassification),其原理与传统的分层分析基本相同,只是用以分层的变量不是每个混杂变量,而是倾向评分值。

1)分层的步骤

传统的分层分析按照可能的混杂因素不同水平将研究对象分为若干层,处在同一层的研究对象混杂因素趋于一致,可以直接比较。但是当混杂因素的数量增加,分层数将成指数倍数增加。例如所有混杂变量为二分类变量,则平衡 k 个混杂变量的层数为 2 的 k 次方,如果 k 很大,很可能在某些层中只有处理组或非处理组的研究对象,从而无法估计这些层的效应。将倾向评分法与传统的分层分析结合,可以更有效地控制混杂偏倚,同时可以克服传统方法的一些局限性。倾向评分分层的步骤如下。

第一步:根据协变量和处理分组计算倾向评分值,将倾向评分值排序,按照倾向评分值的百分位数将全部研究对象划分若干个亚组或层。

理论上讲,分层越多,层间距越小,则层内残余偏倚越小,可比性越强。如果分层过少,则层内可比性差,按层调整后也不能很好地消除两组间差异。一般 5～10 层即可。

第二步:研究者根据两组人群的倾向评分或某一组人群的倾向评分确定每一层的临界值。最常用的方法是根据两组共同倾向评分等分为若干层。

第三步:在每一层内对两组的协变量和倾向评分分布进行均衡性分析。对连续性协变量做方差分析或 t 检验,对分类协变量做 χ^2 检验。如果均衡性较差,则要重新分层或修改模型重新计算倾向评分值,如增加或减少某个协变量或交互项,然后用与传统分层分析相同的方法计算和合并各层统计量。

一般地,根据估计的倾向值以升序排列样本,使用估计的倾向评分值的五分位刻度将样本分为 5 个层,在每一层内计算处理组和对照组成员之间的均值差(ATE)和差值的方差,估计整个样本(即包括所有的 5 个层)的均值差,并检验样本结果的均值差是否统计显著。

整个样本的处理效应是这 5 个分类在两种处理状态下的平均效应差值的均值,如式(3.18):

$$\hat{\delta} = \sum_{k=1}^{K} \frac{n_k}{N} [\bar{Y}_{0k} - \bar{Y}_{1k}] \tag{3.18}$$

其中,k 是倾向值子类,N 是样本总数,n_k 是第 k 个子类中样本数目,$\bar{Y}_{0k}$,$\bar{Y}_{1k}$ 是第 k 个子类中与两个处理组相对应的平均效应。此估计值的方差采用式(3.19):

$$\text{var}(\hat{\delta}) = \sum_{k=1}^{K} \left(\frac{n_k}{N}\right)^2 \text{var}[\bar{Y}_{0k} - \bar{Y}_{1k}] \tag{3.19}$$

最后使用 $z^* = \hat{\delta}/\text{SE}(\hat{\delta})$ 进行双侧或者单侧显著性检验。

倾向评分分层降低了由于非随机分组带来的组间偏倚,改善了组间可比性,从而得到对真实效应更精确的估计。由于倾向评分分层将各种混杂变量综合为一个变量,只按照一个变量进行分层,很好地解决了传统分层方法中需要平衡的混杂因素较多,导致分层数量太大而不可行的问题。与倾向评分匹配相比,由于其纳入了全部或绝大多数的研究对象,因此其分析结果外推到一般人群的代表性更好。

2) 倾向评分分层分析的适用条件

在进行倾向评分分层分析时,研究者应该首先对两组的倾向评分值的范围进行分析和比较。处理组和对照组的倾向评分值必须有足够的重叠范围,否则无法做出有效的平衡。

如处理组的倾向评分值范围为 0.05～0.8,对照组的倾向评分值范围为 0.3～0.95,则合理的评价范围在 0.3～0.8 之间。对于处理组中远离倾向评分重叠范围的极端个体,识别和剔除这些极端个体将能够保证边缘层研究对象的可比性。

倾向评分估计建立在样本量足够大的条件下。在某些情况下,对于样本量较小的研究或混杂变量组间差异过大的研究(倾向评分重叠范围小),即使使用倾向评分分层进行调整,也无法消除该变量的组间不均衡性。另外,倾向评分分层分析也有同倾向评分匹配类似的局限性,如该方法只能调整观察到的变量,不能像随机化那样同时平衡所有变量的分布。

3) 应用示例

为了说明 ATE 的计算及其显著性检验,下面使用 Perkins、Zhou 和 Murray (2000)提供的例子,基于倾向值分层的结果变量均值及其标准误报告如表 3-2 所示(郭申阳等,2012)。

表 3-2 分层后估计整体的处理效应

层	成员数量	结果均值		差值	标准误	
		处理一	处理二		处理一	处理二
子类一	1186	0.0368	0.0608	−0.0240	0.0211	0.0852
子类二	1186	0.0350	0.0358	−0.0008	0.0141	0.0504
子类三	1186	0.0283	0.0839	−0.0556	0.0083	0.0288
子类四	1186	0.0653	−0.0106	0.0759	0.0121	0.0262
子类五	1186	0.0464	0.0636	−0.0172	0.0112	0.0212
合计	5930					

资料来源:文献(郭申阳等,2012)。

根据这些数据,由式(3.18)得到样本的 ATE 为

$$\hat{\delta} = \sum_{k=1}^{K} \frac{n_k}{N} [\bar{Y}_{0k} - \bar{Y}_{1k}]$$

$$= \frac{1186}{5930} \times (-0.024) + \frac{1186}{5930} \times (-0.0008) + \frac{1186}{5930} \times (-0.0556) +$$

$$\frac{1186}{5930} \times 0.0759 + \frac{1186}{5930} \times (-0.0172) = -0.00434$$

由式(3.19),得到样本的方差和标准差为

$$\text{var}(\hat{\delta}) = \sum_{k=1}^{K} \left(\frac{n_k}{N}\right)^2 \text{var}[\bar{Y}_{0k} - \bar{Y}_{1k}]$$

$$= \left(\frac{1186}{5930}\right)^2 (0.0211^2 + 0.0852^2) + \left(\frac{1186}{5930}\right)^2 \times (0.0141^2 +$$

$$0.0504^2) + \left(\frac{1186}{5930}\right)^2 \times (0.0083^2 + 0.0288^2) +$$

$$\left(\frac{1186}{5930}\right)^2 (0.0121^2 + 0.0262^2) + \left(\frac{1186}{5930}\right)^2 \times (0.0112^2 + 0.0212^2)$$

$$= 0.000509971$$

$$\text{SE}(\hat{\delta}) = \sqrt{\text{var}(\hat{\delta})} = \sqrt{0.000509971} = 0.023$$

由于 $-00043/0.023 = -0.1887$，$z^* = |-0.1887| < 1.96$，所以整个样本不同处理组之间的均值差（即平均的样本处理效应），在 $\alpha = 0.05$ 水平上没有显著差异。

2. 最佳匹配后分析

最佳匹配后的分析有很多方法，如计算协变量不平衡指数、Hodges-Lehmann 有序检验、回归调整、Rubin 回归调整和 Hodges-Lehmann 有序秩回归调整等。由于回归分析是资料分析阶段控制混杂偏倚的另一种重要手段，实际中常将倾向评分法与回归结合，以更有效地控制混杂偏倚。

1) 倾向评分回归调整原理

倾向评分回归调整（propensity score regression adjustment）是将倾向评分作为协变量与传统的回归分析方法相结合的一种方法。在观察性研究中，尤其队列研究中，有些变量并不是导致分组差异的因素，这些变量不能放入倾向性评分模型中，而是在计算倾向评分后放入后续的回归模型中，分析处理因素与结果变量之间的因果联系及联系强度。即先根据已知的协变量求出每个研究对象分组的倾向评分，然后将倾向评分和那些没有放入倾向评分计算的变量一起作为协变量引入回归模型中，分析结果变量在协变量的影响下与分组变量的因果关系。在实际研究中还可以把一些重要的变量与倾向评分一同加入最终的模型进行调整，这样可以更好地平衡重要变量的影响，还有一种方法是研究者在倾向性评分分层基础上进行倾向评分回归调整，进一步消除层内的残余混杂。

2) 倾向评分回归与 logistic 回归模型估计的比较

多元 logistic 回归分析和倾向评分回归在原理上有着本质的区别，多元 logistic 回归分析是通过多因素模型直接得出结果和处理因素在调整其他协变量的条件下的效应关系。而倾向评分调整的是潜在混杂因素和分析变量之间的关系，通过倾向评分的分层或匹配，从而均衡处理组间的差异，达到一个类似随机化的状态，最后分析分组因素和结果因素的关联。

如果用 logistic 回归计算倾向评分值，最终效应也用 logistic 回归模型估计，计算倾向评分的协变量不变，则直接用各个协变量进行调整后的效应点值与用倾向回归调整后的效应点值相同，其主要优势是可以首先构建复杂模型，比如纳入较多的变量或增加复杂多阶交互项计算倾向评分，在最后的效应模型中使用少量重点变量与倾向评分共同调整（Kurth, 2006）。

许多文献提到，当结局事件与协变量个数的比值（EPV）低于 7 时，使用多元 logistic 回归分析的结果会产生偏倚，因此一般建议 EPV 的个数大于等于 10，才能得到较为准确的结果。比如评价药物疗效的分析中，如果考虑 7 个协变量，那么用药结果是阳性的受试对象应该大于 70 人。文献一致认同的是 EPV 的大小不会对倾向评分的结果产生影响。

在计算估计 OR 值的方法上，倾向性评分调整是综合性地估计 OR 值；而 logistic 回归分析通过含有混杂变量的模型来评价 OR 值。在基本条件相同时，这两个 OR 值常常不一致，这主要是求出的每个研究对象的 OR 值的平均值并不等于整个研究对象群体的 OR 值。

多元 logistic 回归分析和倾向性评分调整筛选协变量的方法不同，多元 logistic 回归模型首先对协变量进行共线性分析，从多个具有共线性的变量中选择方差组最大的、对所描述的方面最具代表性的变量选入模型。而倾向性评分回归调整入选的方式是将所有可观察到的协变量选入模型，这种协变量筛选方法不会丢失信息。

多元 logistic 回归模型对多元共线性敏感，当数据不独立时，构建模型的有效性会存在问题，因此在处理观察性资料时，常常选择最具代表性的一个变量代表整个领域，虽然符合 logistic 回归模型对数据的要求，但同时损失了很多有用信息，导致结果偏倚的产生。也有研究指出，不同的处理方法的两组间比较，当两组协变量都为正态分布而且组间分布一致时，多因素调整和未调整协变量的结果没有区别；但如果两组协变量存在偏态分布，多因素调整和未调整协变量的结果并不一致。数据的分布在实际应用中应注意。

倾向评分回归调整对数据没有严格要求，数据非正态或数据之间存在相关性时，也能得到良好的估计值。

需要注意的是：有文献表明，如果处理组和对照组的协方差差别很大，判别函数不是倾向评分的单调函数，则倾向评分调整可能增加预期的偏倚。在这种情况下，可以考虑倾向评分匹配或分层法。当然倾向评分法也有其不足之处，如处理变量只能是二或三分类的，对更多分类变量和连续性变量无法处理，对各个变量的缺失值没有很好的处理方法，也不能处理未知的混杂偏移，而且倾向性评分法也不能够代替 logistic 回归分析，但在某些条件下，和传统的 logistic 相比，倾向评分会得到更为真实的效应值。在实际应用中，遇到上述问题请检索最新研究成果，注意是否已经有解决的办法。

3.4　使用倾向值分析

倾向值控制混杂因素的方法并不都需要先进行匹配，可以直接利用倾向值进行分析。使用倾向值为权重的多元分析和使用非参数回归的倾向值分析都是不需要先匹配再分析的方法。

3.4.1 倾向评分加权分析

使用倾向值作为权重的多元分析,不对数据进行匹配,避免了不必要的研究对象的丢失。将倾向值用作权重类似于抽样调查中的再加权,根据样本的概率对研究对象进行调整(Rubin,1979)。倾向值加权解决了样本个体的丢失问题。传统的标准化法(standardization method)是流行病学中在数据分析阶段消除混杂偏倚的传统方法之一。其基本思想就是指定一个统一的"标准人口",按"标准人口"中混杂因素构成的权重来调整两组观察效应的平均水平,以消除比较组之间由于内部混杂因素构成不同对平均水平比较的影响。这种传统标准化法要求调整的混杂因素不能太多(一般3个以下),否则由于分层过多而无法实现。倾向评分加权分析克服了标准化法的局限,即使是同时分析较多的混杂变量,也不增加分析的难度。

倾向评分的加权分析法(propensity score weighting)是将倾向评分与传统标准化法结合发展的一种新型的分析方法,可以称之为"基于个体的标准化法"。

1. 倾向评分加权法的原理

倾向评分加权法首先将多个主要混杂变量的信息综合为一个变量即倾向评分,然后将倾向评分作为需要平衡的混杂因素,通过标准化法的原理加权,使各对比组中倾向评分分布一致,从而达到使各混杂因素在各比较组分布一致的目的。

该方法将每一观察单位看作一层,不同倾向评分值预示这一观察单位在两组中的概率不同。在假定不存在未识别混杂因素的条件下,加权调整基于在一定条件下的两种相反事件对比对数据进行调整,即假设使每个观察对象均接受处理因素和使每个观察对象均不接受处理因素两种相反情况。用倾向评分加权法估计的权重对各观察单位加权产生一个虚拟的标准人群,在虚拟人群中,两组的混杂因素趋于一致,均近似于某一预先选定的标准人口分布。

选择的标准人群不同,调整的方法也不同。根据调整后标准人群的不同,可分为两种加权方法:逆处理概率加权(inverse probability of treatment weighting,IPTW)法和标准化死亡率加权(standardized mortality ratio weighting,SMRW)法。

IPTW法是以所有观察对象(处理组与对照组合并的人群)为"标准人群"进行调整。计算方法是:处理组观察单位的权数 $W_t = 1/P_S$,对照组观察单位的权数 $W_c = 1/(1-P_S)$。P_S 为观察单位的倾向评分值。

这一方法得到的人群往往与原来人群的数量不同,虚拟人群各变量的方差大小发生变化。可以将整个研究人群的处理率和非处理率加入公式进行调整得到稳定权重。调整的方法,处理组观察单位的权数 $W_t = P_t/P_S$,对照组观察单位的权数 $W_c = (1-P_t)/(1-P_S)$。P_t 为整个人群中接受处理因素的比例。

SMRW 法是将处理组观察对象作为"标准人群"进行调整。加权系数计算方法是：处理组观察单位的权重 $W_t = 1$，对照组观察单位的权重 $W_c = P_S/(1-P_S)$。

当计算好每一个观察单位的权重后，可以对每个观察单位加权后用传统的方法（如直接效应比较或 logistic 回归）进行效应估计。

2. 应用示例

仍选用之前引用的倾向评分法探究服用某药物的患者与未服用该药物的患者治疗"肝硬化、病毒性肝炎"的疗效差异的示例。在计算倾向评分后，探讨某药物对疗效变化的影响。

首先建立指标异常变化的对数似然比关于分组变量是否用某药物的 logistic 回归模型，则分组变量的回归系数值即为处理效应的估计值。采用以下三种方法估计处理效应：①未使用倾向评分加权的 logistic 回归，同时也没有协变量调整，即不考虑任何混杂因素；②倾向性评分加权的 logistic 回归，通过倾向性评分的 SMRW 法加权，平衡大部分混杂因素，此时相当于一个随机试验，不再加入协变量调整；③带协变量调整的倾向性评分加权 logistic 回归，有时，倾向性评分加权后并不能平衡所有的混杂因素，为了获得更稳健的处理效应估计，可把这些协变量也加入 logistic 回归模型中。以上三种方法，准确性依次递增。具体结果如表 3-3 所示。由表 3-3 的结果可以看出，采用单变量的 logistic 回归，得到的回归系数 0.2393 大于 0，P 值为 0.181 $>$ 0.05，统计检验不显著，不能认为该药物组的治疗结果与对照组有显著差异。使用倾向评分对非暴露组个体进行加权处理后，再进行单变量 logistic 回归，回归系数大于 0，P 值为 0.0996 $>$ 0.05，统计检验不显著，不能认为该药物组的疗效优于对照组。将加权后 K-S 检验 P 值依然小于 0.05 的协变量，纳入带协变量的倾向评分加权 logistic 回归，计算回归系数以及对该系数进行显著性检验，系数大于 0，但系数不显著，亦不能认为处理组的疗效优于对照组。

表 3-3　三种方法对谷丙转氨酶异常变化分析表

方　　法	回归系数 β	P
logistic 回归	0.2393	0.1810
不带协变量的倾向评分加权 logistic 回归	0.3272	0.0996
带协变量的倾向评分加权 logistic 回归	0.3456	0.0876

表 3-4 列出了倾向评分加权前后各协变量的 K-S 值与 P 值。加权前，许多协变量在两组间有显著的差异，P 值小于 0.05，拒绝原假设；加权后，大多数协变量在两组间的差异不显著，P 值大于 0.05，可以认为两组患者间协变量的分布已经基本无差异。从统计学角度，可以认为倾向评分在一定程度上平衡了混杂。

表 3-4　倾向评分加权前后检验值

协变量	类别	使用某药物组	倾向性评分前			倾向性评分后		
			对照组	KS	P	对照组	KS	P
年龄		61.42	57.27	0.14	0.00	59.79	0.05	0.02
住院天数		31.23	27.02	0.12	0.00	27.75	0.05	0.00
总费用		71799.37	43321.19	0.25	0.00	55274.47	0.12	0.00
费别	自费	0.33	0.26	0.07	0.00	0.36	0.03	0.49
	公费	0.09	0.07	0.03		0.10	0.00	
	医保	0.55	0.61	0.06		0.52	0.03	
	其他	0.01	0.02	0.00		0.01	0.00	
	缺失	0.01	0.05	0.04		0.01	0.00	
性别	男	0.58	0.58	0.00	0.00	0.58	0.00	0.13
	女	0.42	0.39	0.03		0.42	0.01	
	缺失	0.00	0.03	0.03		0.00	0.00	
职业	农林牧渔劳动者	0.70	0.77	0.07		0.75	0.05	0.03
	军人	0.00	0.01	0.01		0.00	0.00	
	商业工作人员	0.00	0.00	0.00		0.00	0.00	
	专业技术人员	0.13	0.12	0.00		0.12	0.01	
	教师	0.00	0.00	0.00		0.00	0.00	
	公务员	0.08	0.04	0.04		0.08	0.00	
	缺失	0.09	0.05	0.04		0.05	0.04	
入院病情	危	0.08	0.04	0.04	0.00	0.06	0.02	0.11
	急	0.08	0.07	0.01		0.09	0.01	
	一般	0.84	0.89	0.05		0.86	0.01	
氨溴索	未使用	0.49	0.82	0.33	0.00	0.57	0.08	0.00
	使用	0.51	0.18	0.33		0.43	0.08	
奥美拉唑	未使用	0.72	0.82	0.10	0.00	0.70	0.03	0.34
	使用	0.28	0.18	0.10		0.30	0.03	
奥硝唑	未使用	0.82	0.93	0.11	0.00	0.89	0.07	0.00
	使用	0.18	0.07	0.11		0.11	0.07	
苯海拉明	未使用	0.97	0.92	0.05	0.00	0.97	0.01	0.41
	使用	0.03	0.08	0.05		0.03	0.01	
丙氨酰谷氨酰胺	未使用	0.78	0.93	0.15	0.00	0.84	0.06	0.03
	使用	0.22	0.07	0.15		0.16	0.06	
布桂嗪	未使用	0.90	0.92	0.01	0.10	0.91	0.01	0.63
	使用	0.10	0.08	0.01		0.09	0.01	
地塞米松	未使用	0.62	0.50	0.12	0.00	0.60	0.02	0.45
	使用	0.38	0.50	0.12		0.40	0.02	

续表

协变量	类别	使用某药物组	倾向性评分前			倾向性评分后		
			对照组	KS	P	对照组	KS	P
地西泮	未使用	0.81	0.86	0.05	0.00	0.81	0.00	0.97
	使用	0.19	0.14	0.05		0.19	0.00	
电解质	未使用	0.95	0.92	0.02	0.01	0.93	0.01	0.21
	使用	0.06	0.08	0.02		0.07	0.01	
多种微量元素	未使用	0.73	0.95	0.22	0.00	0.80	0.07	0.02
	使用	0.27	0.05	0.22		0.20	0.07	
法莫替丁	未使用	0.93	0.92	0.01	0.17	0.94	0.01	0.60
	使用	0.07	0.08	0.01		0.06	0.01	
芬太尼	未使用	0.87	0.95	0.07	0.00	0.89	0.02	0.49
	使用	0.13	0.06	0.07		0.11	0.02	
呋塞米	未使用	0.53	0.73	0.20	0.00	0.64	0.11	0.00
	使用	0.47	0.27	0.20		0.36	0.11	
氟尿嘧啶	未使用	0.98	0.91	0.07	0.00	0.97	0.01	0.13
	使用	0.02	0.09	0.07		0.03	0.01	
复方氨基酸	未使用	0.89	0.94	0.05	0.00	0.90	0.01	0.33
	使用	0.12	0.06	0.05		0.10	0.01	
复方苦参注射液	未使用	0.98	0.89	0.10	0.00	0.97	0.01	0.06
	使用	0.02	0.11	0.10		0.03	0.01	
复方维生素	未使用	0.93	0.89	0.04	0.00	0.91	0.02	0.18
	使用	0.07	0.11	0.04		0.09	0.02	
甘草酸	未使用	0.90	0.91	0.01	0.51	0.89	0.01	0.48
	使用	0.10	0.10	0.01		0.11	0.01	
甘露醇	未使用	0.95	0.93	0.03	0.00	0.95	0.01	0.40
	使用	0.05	0.08	0.03		0.05	0.01	
肝素	未使用	0.58	0.76	0.18	0.00	0.66	0.08	0.00
	使用	0.42	0.24	0.18		0.34	0.08	
高渗氯化钠	未使用	0.61	0.89	0.27	0.00	0.68	0.07	0.02
	使用	0.39	0.11	0.27		0.32	0.07	
果糖	未使用	0.87	0.92	0.04	0.00	0.85	0.03	0.21
	使用	0.13	0.08	0.04		0.15	0.03	
还原型谷胱甘肽	未使用	0.80	0.84	0.03	0.00	0.82	0.01	0.57
	使用	0.20	0.16	0.03		0.18	0.01	
加替沙星	未使用	0.93	0.93	0.00	0.70	0.91	0.02	0.23
	使用	0.08	0.07	0.00		0.09	0.02	
甲氧氯普胺	未使用	0.88	0.82	0.07	0.00	0.85	0.03	0.03
	使用	0.12	0.18	0.07		0.15	0.03	

续表

协变量	类别	使用某药物组	倾向性评分前			倾向性评分后		
			对照组	KS	P	对照组	KS	P
利多卡因	未使用	0.73	0.80	0.07	0.00	0.74	0.01	0.72
	使用	0.27	0.20	0.07		0.26	0.01	
硫酸镁	未使用	0.71	0.95	0.24	0.00	0.82	0.11	0.00
	使用	0.29	0.05	0.24		0.18	0.11	
氯化钾	未使用	0.30	0.58	0.28	0.00	0.37	0.07	0.00
	使用	0.70	0.42	0.28		0.64	0.07	
门冬氨酸钾镁	未使用	0.75	0.89	0.14	0.00	0.79	0.05	0.07
	使用	0.25	0.11	0.14		0.21	0.05	
泮托拉唑	未使用	0.74	0.86	0.13	0.00	0.84	0.11	0.00
	使用	0.27	0.14	0.13		0.16	0.11	
葡萄糖酸钙	未使用	0.62	0.91	0.30	0.00	0.73	0.12	0.00
	使用	0.38	0.09	0.30		0.27	0.12	
青霉素	未使用	0.87	0.91	0.05	0.00	0.89	0.02	0.29
	使用	0.14	0.09	0.05		0.11	0.02	
庆大霉素	未使用	0.91	0.92	0.02	0.04	0.92	0.02	0.20
	使用	0.09	0.08	0.02		0.08	0.02	
人血白蛋白	未使用	0.67	0.85	0.18	0.00	0.74	0.07	0.01
	使用	0.33	0.15	0.18		0.27	0.07	
乳酸钠林格	未使用	0.78	0.95	0.17	0.00	0.82	0.04	0.23
	使用	0.22	0.05	0.17		0.18	0.04	
顺铂	未使用	0.99	0.87	0.12	0.00	0.97	0.01	0.01
	使用	0.02	0.13	0.12		0.03	0.01	
头孢唑林	未使用	0.88	0.92	0.03	0.00	0.86	0.03	0.14
	使用	0.12	0.08	0.03		0.14	0.03	
托烷司琼	未使用	0.82	0.73	0.09	0.00	0.82	0.00	0.86
	使用	0.18	0.27	0.09		0.18	0.00	
维生素	未使用	0.74	0.86	0.12	0.00	0.80	0.06	0.04
	使用	0.26	0.14	0.12		0.21	0.06	
维生素 B_6	未使用	0.77	0.75	0.01	0.27	0.72	0.05	0.02
	使用	0.23	0.25	0.01		0.28	0.05	
维生素 C	未使用	0.44	0.65	0.22	0.00	0.51	0.07	0.00
	使用	0.56	0.35	0.22		0.49	0.07	
西咪替丁	未使用	0.95	0.87	0.08	0.00	0.95	0.01	0.29
	使用	0.05	0.13	0.08		0.05	0.01	
硝酸异山梨酯	未使用	0.85	0.95	0.10	0.00	0.90	0.05	0.05
	使用	0.15	0.05	0.10		0.10	0.05	

续表

协变量	类别	使用某药物组	倾向性评分前			倾向性评分后		
			对照组	KS	P	对照组	KS	P
胸腺素	未使用	0.64	0.72	0.08	0.00	0.70	0.06	0.02
	使用	0.36	0.28	0.08		0.30	0.06	
巴曲酶	未使用	0.80	0.95	0.15	0.00	0.90	0.09	0.00
	使用	0.20	0.05	0.15		0.10	0.09	
胰岛素	未使用	0.38	0.75	0.37	0.00	0.46	0.08	0.00
	使用	0.63	0.25	0.37		0.54	0.08	
异丙嗪	未使用	0.85	0.83	0.02	0.03	0.87	0.02	0.35
	使用	0.15	0.17	0.02		0.13	0.02	
脂肪乳	未使用	0.87	0.88	0.01	0.20	0.86	0.01	0.57
	使用	0.14	0.12	0.01		0.14	0.01	
左卡尼汀	未使用	0.88	0.91	0.03	0.00	0.87	0.01	0.68
	使用	0.12	0.09	0.03		0.13	0.01	
左氧氟沙星	未使用	0.91	0.94	0.03	0.00	0.90	0.01	0.47
	使用	0.09	0.06	0.03		0.11	0.01	

3. 倾向评分加权分析应用中需要注意的问题

通常情况下,选择 IPTW 和 SMRW 两种方法调整混杂因素的结果基本一致。但如果有影响处理因素分配的重要混杂变量或交互项没有纳入模型,或者混杂因素对处理效应具有较强的效应修饰作用时,IPTW 和 SMRW 两种方法的调整结果之间将存在较大的差异。

通常情况下,SMRW 法调整的 OR 值结果与倾向评分匹配结果及随机对照研究的结果相似。因为,倾向评分匹配法和 SMRW 法均以处理组作为参照,而随机对照研究由于规定了部分入选条件,其研究对象也趋于与处理组一致。但与倾向评分匹配相比,SMRW 法在数据分析阶段更具优势,这是因为倾向评分匹配法只是选择了部分对照个体,而 SMRW 法利用了全部对照个体的信息,其方差与原人群相近;SMRW 过程要比倾向评分匹配过程容易实现,这正是 SMRW 法比倾向评分匹配法优越的地方。

而 IPTW 法是以整个人群为参照,更全面地考虑了一般人群的特征,因此在效应估计上可能不及前面几种方法稳定,但在识别效应修饰因子或没有纳入的重要变量或交互项方面则具有较大优势。

在实际运用中,当研究者更关注对照组的平均处理效应时,一般采用 SMRW 法,当更倾向于关注两对比组的平均处理效应时,应采用 IPTW 法。

3.4.2 使用非参数回归的倾向值分析

使用非参数回归的倾向值分析是由 Heckman、Ichimura 和 Todd 于 1997 年 (Heckman,1997)、1998 年发展起来(Heckman,1998)。使用非参数回归的倾向值分析,也被称作基于内核的匹配(kernel-based matching) 或差中差方法(difference-in-differences approach)。其主要特征是在选择加权函数时,运用非参数回归即三次立方内核的局部线性回归对未知且可能复杂的函数进行修匀。

在前面探讨的匹配中,大多数属于 1 对 1 或 1 对多的匹配,都是在寻找一个或某个固定数目在倾向值或观测协变量 X 上与一个接受处理的研究对象匹配最佳的对照。基于内核的匹配是 J. J. Heckman 等人在 1997 年提出的,这种方法基于非参数回归进行匹配。其基本思想是:抽取若干个来自对照组的样本以构成一个虚拟样本,使该虚拟样本的特征与处理组中某个样本的特征最为接近。每一个处理组的研究对象有多个对照组的个体匹配,权重随着距离的减小而增大。处理组的平均处理效应计算如式(3.20):

$$\widehat{\mathrm{ATM}}_M = \frac{1}{n_T} \sum_{i \in I_T} \left\{ y_{1i} - \sum_{j \in I_C} y_{0j} \frac{G\left(\dfrac{p_j - p_i}{a_n}\right)}{\sum_{k \in I_C} G\left(\dfrac{p_k - p_i}{a_n}\right)} \right\} \tag{3.20}$$

其中,$G(\cdot)$ 是一个 Kernel 函数(如 Epaneshnikov,Gaussian);a_n 是参数带宽;

$$W(i,j) = \frac{G\left(\dfrac{p_j - p_i}{a_n}\right)}{\sum_{k \in I_C} G\left(\dfrac{p_k - p_i}{a_n}\right)}$$

是权重函数,权重和是 1,也可以说是 i 和 j 之间在倾向值上的距离;n_T 是处理组研究对象的数目。

从式(3.20)可以看出,$\sum_{j \in I_c} W(i,j)Y_{0j}$ 是对对照组中的所有研究对象进行求和,是与处理组研究对象 i 进行匹配的所有对照组研究对象倾向值的平均值。这意味着,基于内核的匹配不是一对一或一对多进行匹配,而是基于共同支持域,处理组每一研究对象匹配的是落入共同支持域中所有对照组的研究对象。一个对照组研究对象估计的倾向值更接近处理组研究对象时,在加权平均值计算中,会有一个更大的权重。

由于使用共同支持域进行匹配,可能遇到的问题是,处在支持域两端的相匹配者会数量稀少,这意味着对处理效应的估计可能不是很有效。Heckman 等(1997) 推荐了一种修剪技术,可以通过设定不同的修剪,丢弃处在两端的研究对象的

2%、5%或 10%,这些修剪是否合适可以通过敏感性分析判定。

3.5　倾向评分法的评价与应用

3.5.1　倾向性评分法的优势

倾向评分法适合于所有非随机化研究的数据,或者说存在混杂偏倚的研究数据的处理。主要包括下面一些数据类型:①观察性研究:包括现况研究、病例对照研究和队列研究等。在观察性研究中,处理变量不是人为给予的,而是自然存在的,每个个体暴露于处理变量的机会往往不是随机的。因此,不可避免地存在混杂偏倚。但观察性研究包括的研究对象反映实际人群特征和暴露状况,因此其结果的外推性强。随着中药上市后临床再评价的开展,观察性数据无论是数量还是准确性都在不断增加。因此,倾向评分法在观察性研究中具有广阔的应用前景。②非随机干预研究:非随机干预研究也是中药上市后临床再评价研究中常用的方法,是介于队列研究和随机对照研究中间的一种研究方法。与观察性研究不同的是,非随机干预研究中处理变量是人为给予的,但每个个体接受处理变量与否不是随机的,因此也存在混杂偏倚。③随机对照方案失败的研究:某些随机对照研究,如药物临床试验,由于研究对象未按试验方案接受处理而导致随机化分组方案失败。对于上述非随机对照研究或随机化分组方案失败的随机对照研究,与结局变量和处理变量相关联的混杂因素的分布在比较的两组间往往是不均衡的,而忽视这种不均衡直接对研究因素的效果进行估计将可能得到有偏倚的结果。

1. 倾向值可以平衡样本中处理组和对照组之间的差异

Rosenbaum 证明了具有相同倾向值的一名处理组个体和一名对照组个体在协变量上具有同样的分布。也就是说,只要有相同的倾向值,那么处理组和对照组的个体即使在协变量 X 的具体取值上有所差异(例如,性别不同),这些差异也只是随机差异,而不是系统差异。

2. 在给定倾向值的情况下,处理分配和协变量相互独立

也就是说:在控制倾向值的情况下,协变量可以认为是独立于处理分配的。因此,对于倾向值相同的个体来说,协变量的分布在处理组和对照组是一样的。这一性质也就意味着,在控制倾向值的情况下,每一个个体分配到处理组和对照组的概率是一样的,从而达到了一种类似随机的状态。

从以上两个原理可以看出,将处理组和对照组间的多个混杂因素综合为一个变量——倾向值,可以认为具有相同倾向值的两个个体在这些混杂因素上没有系统差异,两个个体是可比的;也可以认为具有相同倾向值的个体在分组结果上达到了一种类似随机的结果。因而可以认为在倾向值相同的前提下,处理组和对照组在混杂因素上是均衡的。

3.5.2 局限性

倾向性评分有其优势但也有局限性,其主要表现在以下几个方面。

1. 倾向评分方法只能均衡观测到的变量

倾向评分方法对潜在的未知混杂因素引起的偏倚无能为力(目前也有学者认为使用工具变量分析可以均衡未知混杂因素引起的偏倚)。对于倾向评分不能控制潜在的未知混杂因素引起的偏倚这一局限性,目前通常采用敏感性分析来判断倾向评分过程中是否遗漏了重要的混杂因素。

2. 需要的样本量较大

利用倾向评分方法处理混杂因素所需要的样本量较大,需要平衡的变量越多,样本量需要越多;样本量较小时,即使通过倾向评分方法调整,组间协变量的分布也不能达到满意的均衡效果。如果匹配后样本占匹配前样本的比例过小,会改变样本构成,从而影响对处理效应的估计。

3. 可能存在无法平衡的混杂因素

当处理组和对照组的倾向值没有重叠或者重叠范围较少时,组间缺乏可比性,无法进行合适的匹配。

倾向评分方法在大样本观察性临床研究中的应用日益广泛,但在运用时,仍要考虑其是否适用于所分析数据。

3.5.3 敏感性分析

倾向评分法能够平衡处理组和对照组间混杂因素的前提条件是所有的混杂因素都需要考虑到,如果仍有重要的混杂因素被遗漏,这种遗漏会导致回归方程中由误差项所反映的未被观测到的异质性变得不随机,由此产生的偏差称为隐藏偏倚。隐藏偏倚的存在会导致这样一种现象的发生:具有相同协变量(即混杂因素)观测值的个体具有不同的处理分配概率,即处理分配依赖于未考虑到的协变量。例如,两个研究个体具有相同协变量观测值,但是由于存在一些潜在的协变量没有被考虑到,它们在这些潜在变量上的取值可能不同,则研究个体实际被分配到处理组的概率也不同,导致估计的倾向值和平均处理效应会有误差(谢雁鸣,2016)。

潜在偏倚是无法从数据中估计的,但是可以通过敏感性分析检验或评估研究结果对潜在偏倚的敏感程度。

敏感性分析的具体过程为:从原模型中移除一个协变量,重新进行倾向评分,得到一系列 $range(E_0)$,如果其与没有移除变量时的 E_0 相比,变化不大,则说明原模型平均处理效应估计对潜在偏倚不敏感;或者协变量对应的 $break\ even(\rho)$ 都很小,也说明原模型平均处理效应估计对潜在偏倚不敏感。

表 3-5 是某注射液对肝功能的影响的敏感性分析。

在研究中,考虑阿司匹林、总费用等 50 多个变量,但做敏感性分析时,在不影响分析结果的情况下,表中只给出部分重要变量的敏感性分析结果。第 1 列 var 表示从倾向评分模型中移除的协变量名称;第 2 列 E_0 表示排除 var 后由倾向评分模型估计的 E_0;第 3 列 range(E_0) 表示排除 var 后由倾向评分模型估计得到 $E(y_0|z=1)$ 的最小和最大值,第 4 列为 break even(ρ),即 ρ 的平衡。

表 3-5　敏感性分析

var	E_0	range(E_0)		break even(ρ)
阿司匹林	0.05	0.02	0.18	−0.01
总费用	0.07	0.02	0.13	−0.02
费别	0.08	0.02	0.13	0.00
参麦注射液	0.05	0.04	0.09	0.01
住院天数	0.09	0.04	0.12	0.00
职业	0.06	0.04	0.07	−0.02
辛伐他汀	0.07	0.04	0.09	0.02
头孢硫脒	0.07	0.05	0.08	0.01
硝苯地平	0.05	0.04	0.07	0.01
美托洛尔	0.07	0.05	0.07	0.01
前列地尔	0.06	0.05	0.07	0.01
苦碟子注射液	0.05	0.04	0.07	0.01
地高辛片	0.08	0.05	0.09	0.00
硝酸异山梨酯	0.05	0.04	0.06	0.01

表 3-5 的结果表明,大多数协变量的 range(E_0) 与 E_0 比较,变化都不大,且它们对应的 break even(ρ) 都很小,说明平均处理效应估计对潜在偏倚不敏感,表明该研究已经不存在没有考虑到的混杂因素。

3.5.4　应用示例

人们普遍认为中成药是安全的,可以放心使用,但是从某些中成药上市后出现不良反应而被停用的情况看,对中成药上市后的安全性再评价(safety re-evaluation of post-marketing traditional Chinese medicine patent prescription,SRPTCM)刻不容缓。医院信息系统(hospital information system,HIS)观察性数据库作为最主要的临床信息电子数据库收集了如个人基本信息、诊断信息、医嘱信息、实验室理化指标检查信息等大量临床观察性数据,可以一定程度地反映中成药上市后临床使用的真实情况,从而具有很高的研究价值。利用 HIS 中的信息可以同时评价多种中成药,比前瞻性研究节约更多的科研费用。但 HIS 是针对不同医疗服务机构设立而并非是为科学研究开发的,各家医院的 HIS 也不尽相同,结构不统一,缺乏标准化与规范化,且中成药上市后的临床使用情况非常复杂,不具有随机化研究设计的特点,其中的数据是不能直接被利用的。因此,基于 HIS 数据进行 SRPTCM 的观察性研究是个非常大的挑战,其中有两大挑战:一是整合构建中药上市后再评价的 HIS 标准集成数据库,并提取可用于研究的观察数据;二是从提取的非等价(效)组的观察性数据中识别真实的因果效应(causal effects)(即中成药的处理效应(treatment effects))。本部分内容主要针对第二个挑战来探讨基于 HIS 数据进行 SRPTCM 的观察性研究的统计方法。由于处理分配机制(treatment assignment mechanisms)是未知的或非随机的,比如,患者是否使用某种中成药注射液是非随机的,医生根据患者的实际病情以及自身的用药习惯等对患者进行用药安排,或者患者根据适合自己的需求进行用药选择,故被安排不同用药的病人就可能显示出不同的预处理特征,而这些协变量会影响分析的安全性结局(outcomes)。如果这时直接分析某中成药的使用对安全性结局的处理效应,显然是不合理的。

假定总体人群中每个个体都有两个潜在的结局值:一个是个体被分配或接受处理条件时的结局值 y_1,一个是个体被分配或接受对照条件时的结局值 y_0。对每个个体而言,这两个值仅有一个被观察到,另一个虚拟结局是不可能被观察到的。总体人群的处理效应定义为 $E(y_1) - E(y_0)$。然而,通常感兴趣效应是关于接受了某个特殊过程或特殊类型处理对象的处理效应,即所谓的处理组平均处理效应,记为 ATE_1。令 z 为处理分配指标,如果个体接受处理,则 $z=1$,否则 $z=0$。从而,$E(y_1|z=1)$ 就是处理组个体接受处理条件后的平均结局值,$E(y_0|z=1)$ 就是处理组个体接受对照条件后的平均结局值。处理组平均处理效应计算公式为:$ATE_1 = E(y_1|z=1) - E(y_0|z=1)$。对应本研究的问题,$ATE_1$ 具体指某中药组患者若未使用该中药,肝肾功能指标异常变化比例的减小值。如果 ATE_1 大于 0,说明该中药可能会使肝肾功能指标异常变化比例升高。

由于处理组和对照组的协变量分布不同,所以直接估计 ATE_1 有较大偏倚,宜采用倾向评分的方法,通过对各患者估计倾向评分,平衡协变量对处理分配的影响。估计倾向评分采用 GBM 法。该方法通过不断迭代优化 K-S 统计量,并使其达到最小,使得处理组和对照组之间的混杂因素达到很好的平衡。为了找到使 K-S 统计量达到最小的迭代次数,理论上需采用很大的迭代次数,但迭代次数越多,模型估计的时间越长,所以实际应用中可以只选择较大的迭代次数,如果无法使得 K-S 统计量达到最小,再加大迭代次数,或考虑其他的估计方法。本研究设定最大迭代次数为 2000。为确保模型形式的正确识别和模型的精确估计,在每次迭代中,考虑了所有协变量的两阶交互项以优化对数似然函数,同时还考虑了一个足够小的收缩系数,用于排除模型中大多数不相关的协变量,产生一个仅体现最重要作用的协变量和交互项的稀疏模型,收缩系数取 0.1。

在估计倾向评分时,根据各个协变量对模型对数似然函数值改善的贡献,对它们在处理分配上的重要程度进行测量和排序,如表 3-1 所示。同时,还需要检验倾向评分是否平衡了协变量在两组分布的不均。给定原假设:处理组与对照组间协变量分布无差异,P 值为原假设成立的概率,如果 P 值小于 0.05,拒绝原假设,说明两组间协变量不平衡;如果 P 值大于 0.05,不能拒绝原假设,说明两组间协变量已平衡,如表 3-4 所示。

建立以是否使用某中药为分组变量,指标异常是否变化为响应变量的 logistic 回归模型,将倾向评分作为协变量引入,则分组变量的回归系数值即为处理效应的估计值。

数据来源于 HIS 数据库,由于收集和存储的数据非常庞大和结构复杂,且没有直接对不良事件的记录,故需要对数据整合、清理、转换和标准化之后,才能提取所需要分析的指标。按照数据提取的原则,最终满足提取条件的人数为:谷草转氨酶 513 人,谷丙转氨酶 585 人,具体分布如表 3-6 所示。

表 3-6　提取数据的频数情况

	使用某中药注射液		未使用某中药注射液	
总人数	22260		24292	
冠心病患者数(%)	1918(8.62)		1458(6.01)	
理化指标	谷草 AST	谷丙 ALT	谷草 AST	谷丙 ALT
理化指标测定人数(%)	1533(79.93)	1556(81.13)	1087(74.55)	1199(82.24)
满足提取条件人数(%)	**314(20.48)**	**334(21.47)**	**199(18.31)**	**251(20.93)**
用药后异常变化人数(%)	32(10.2)	32(9.6)	21(10.6)	20(8.0)
用药后正常变化人数(%)	282(89.8)	302(96.8)	178(89.4)	231(92.0)

本研究仅就谷草转氨酶(AST)的变化进行分析。根据提取的 HIS 数据实际情况以及医学背景,考虑 87 个与分组变量和安全性结局可能有关的所有混杂因素作为协变量。具体变量包括性别、年龄、职业、医院、住院科室、医疗费用类别(医疗保险、公费、地方普通、新农合、自费、医疗照顾)、入院方式、入院病情(危、急、一般)、出院方式、住院费用(万元)、病危天数、一级护理天数、二级护理天数、病重天数、住院天数、合并用药(共 39 种)等,有关具体变量参见表 3-9。运用 GBM 法估计倾向值,可以得到混杂因素对处理分配的影响程度,如图 3-2 所示,加权前后的结果如图 3-3 所示。

图 3-3 说明经过倾向评分加权后,两组间 87 个预处理协变量的差异接近于随

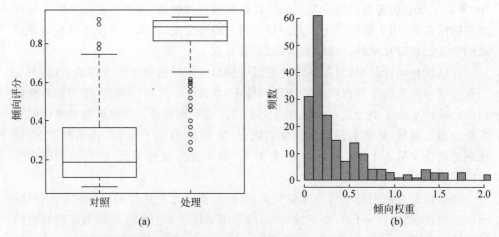

图 3-2　（a）图为处理组和对照组倾向评分分布箱线图；（b）图为由 GBM 法估计的倾向评分而计算的权重在对照组中的分布直方图。

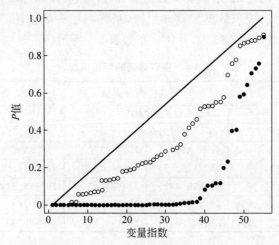

图 3-3　加权前后两组 87 个协变量差异检验的 P 值与均匀分布值的比较图

注：此图是对 AST 指标分析的结果。P 值依赖于协变量的属性，若是连续变量，则它为 t 检验值，若是分类变量，则它为 χ^2 检验值。多分类变量（categorical variable）都经过哑变量编码（dummy code）处理。

机分配的结果，即某病患者被随机分配到用某中药组和未用某中药组。给定原假设：用某中药组与未用某中药组之间协变量的均值无差异。P 值为原假设成立的独立性检验的概率值，服从 [0,1] 均匀分布（uniform distribution）。图 3-3 显示加权前后的 P 值与均匀分布值的比较。加权前（黑实圆点），许多 P 值接近于 0，拒绝原假设，表明许多协变量在两组间有显著差异。加权后（黑空圆点），大多数协变量在两组间的差异不显著,故 P 值沿着 45°的直线即[0,1]均匀变量的累积分布分散开,这就像一个随机试验中通过检验不能拒绝两组协变量无差异的 P 值服从[0,1]均匀分布一样。

由于有 20 多个协变量对模型似然值的改善几乎为 0,且它们在两组间的差异很小,如果能够根据专业知识认为其中一些协变量和处理变量没有太大相关性,可以考虑排除一些变量,最终接受包含更小协变量集的倾向评分模型。根据本数据分析的经验,从模型中删除一些不重要的协变量之后,倾向评分值估计的结果几乎没有变化。

本研究设定迭代次数为 20000。为确保模型形式的正确识别和模型的精确估计,取一个折中的 4 阶交互项,即在每次迭代中,考虑所有协变量的四阶交互项最优化对数似然函数。一般来说,除非研究样本足够大,一般不太可能去考虑 5 阶或更高阶的交互项。处理效应估计的标准差利用 leave-one-out 刀切法(jackknife)进行估计。算法的实现利用 R 统计软件中的 gbm,survey 和 Twang 等包编程实现。运用 GBM 倾向评分加权法等 3 种不同方法处理效应估计结果如表 3-7 所示。

表 3-7　3 种方法的处理效应估计

	处理效应估计方法					
	未加权 logistic 回归		GBM 倾向评分加权法		协变量调整与 GBM 倾向评分加权相结合法	
	均值	P	均值	P	均值	P
分组变量回归系数	-0.004	0.896	0.044	0.070	0.047	0.057
标准差	0.027		0.024		0.025	

通过倾向评分后是否还有重要的混杂因素被遗漏,需要进行敏感性分析。由于模型中的变量太多,在不影响分析结果的情况下,表 3-8 给出部分重要变量的敏感性分析结果。第一列 var 表示从倾向评分模型中移除的协变量名称;第二列 E_0 表示排除 var 后由倾向评分模型估计的 $E(y_0|z=1)$;第三列 range(a_i) 表示排除 var 中对应变量后得到的一组 a_i 值的范围(最小值和最大值);第四列 observed(ρ) 表示第三列的 a_i 值与结局 y_i 计算的相关系数;第五列 range(ρ) 表示从第三列 a_i 值的经验分布中找到的尽可能最大的和最小的 ρ;第六列 range(E_0) 表示使得 ρ 尽可能最大和最小的多组 a_i 值,代入等式,估计得到 $E(y_0|z=1)$ 的最大值和最小值;第 7 列为 break even(ρ),即 ρ 的平衡。表 3-8 的结果表明,大多数协变量的 range(E_0) 与 E_0 比较,变化都不大,且它们对应的 break even(ρ) 都很小,说明 ATE_1 对潜在偏倚不敏感,意味着本研究可能不存在没有观测到的混杂变量。

表 3-9 是协变量特征和 K-S 检验统计量及对应 P 值。从表可以看出，加权前，许多协变量在两组间有显著的差异，P 值小于 0.05，拒绝原假设；加权后，大多数协变量在两组间的差异不显著，P 值大于 0.05，可以认为两组的研究对象间，协变量的分布已经基本无差异。从统计学角度，可以认为倾向评分在一定程度上平衡了混杂。

表 3-8　使用某中药效应估计变化的敏感性分析

var	E_0	range(a_i)		observed(ρ)	range(ρ)		range(E_0)		break even(ρ)
抗血小板药物	0.06	0.16	7.40	−0.02	−0.26	0.72	0.02	0.19	−0.01
HOS：医院	0.06	0.24	4.20	−0.02	−0.42	0.70	0.02	0.13	−0.01
DEP：住院科室	0.08	0.18	2.00	−0.12	−0.48	0.74	0.02	0.12	0.01
OCC：职业	0.06	0.67	1.65	−0.06	−0.45	0.82	0.04	0.08	0.00
硝酸酯类制剂	0.07	0.43	2.10	−0.01	−0.35	0.79	0.04	0.11	0.00
TOT：住院费用	0.05	0.45	1.67	0.19	−0.58	0.66	0.05	0.09	−0.01
CHA：医疗费用类别	0.06	0.55	1.38	−0.03	−0.70	0.50	0.04	0.07	0.00
参麦注射液	0.06	0.85	1.52	0.08	−0.52	0.64	0.05	0.07	0.00
FIR：一级护理天数	0.06	0.79	1.16	0.05	−0.62	0.59	0.05	0.07	0.00
SEL：二级护理天数	0.06	0.88	1.23	−0.18	−0.62	0.51	0.05	0.06	0.00
TRD：住院天数	0.06	0.85	1.16	−0.01	−0.68	0.49	0.05	0.06	0.00
苦碟子注射液	0.06	0.93	1.44	−0.12	−0.40	0.67	0.05	0.07	0.00
地高辛片	0.06	0.78	1.25	−0.08	−0.75	0.52	0.05	0.07	0.00
CRI：病危天数	0.06	0.91	1.09	0.15	−0.44	0.73	0.05	0.06	0.00

表 3-9　协变量特征和 K-S 检验统计量及对应 P 值

变　量	谷草转氨酶（AST）						
	未加权				倾向评分加权		
	用	未用	K-S	P	未用	K-S	P
	均值	均值			均值		
SEX：男	61.1%	72.4%	0.11	0.01	59.3%	0.02	0.82
SEX：女	35.4%	27.6%	0.08	0.07	40.7%	0.05	0.52
AGE：年龄	65.7	69.7	0.13	0.02	69.8	0.17	0.24
OCC：职业							
OCC：公务员	1.0%	15.1%	0.14	0.00	4.6%	0.04	0.06
OCC：教师	0.3%	0.0%	0.00	0.47	0.0%	0.00	0.61
OCC：军人	3.2%	24.1%	0.21	0.00	12.5%	0.09	0.01
OCC：农林牧渔劳动者	10.2%	2.5%	0.08	0.00	3.1%	0.07	0.16

续表

变　量	谷草转氨酶（AST）						
	未加权				倾向评分加权		
	用	未用	K-S	P	未用	K-S	P
	均值	均值			均值		
OCC：其他劳动者	36.9%	38.7%	0.02	0.66	34.3%	0.03	0.74
OCC：专业技术人员	48.4%	19.6%	0.29	0.00	45.6%	0.03	0.75
HOS：医院代码							
HOS：HZ	0.0%	26.6%	0.27	0.00	7.0%	0.07	0.00
HOS：KZ	6.7%	21.1%	0.14	0.00	12.6%	0.06	0.23
HOS：SLJ	69.7%	31.2%	0.39	0.00	63.8%	0.06	0.44
HOS：SLS	9.6%	7.5%	0.02	0.37	6.9%	0.03	0.58
HOS：WJ	14.0%	13.6%	0.00	0.88	9.8%	0.04	0.53
DEP：住院科室							
DEP：CCU	3.5%	7.0%	0.04	0.05	3.6%	0.00	0.95
DEP：干部病房	11.5%	25.6%	0.14	0.00	14.8%	0.03	0.56
DEP：骨科	0.0%	0.5%	0.01	0.27	0.5%	0.01	0.03
DEP：呼吸内科	0.6%	3.0%	0.02	0.03	3.6%	0.03	0.03
DEP：空勤科	0.0%	0.5%	0.01	0.27	0.1%	0.00	0.04
DEP：内分泌科	0.6%	0.0%	0.01	0.29	0.0%	0.01	0.62
DEP：神经内科	0.0%	1.5%	0.02	0.04	0.6%	0.01	0.04
DEP：肾脏病科	0.3%	0.0%	0.00	0.51	0.0%	0.01	0.62
DEP：消化内科	0.0%	0.5%	0.01	0.30	2.4%	0.02	0.07
DEP：心胸外科	0.0%	1.0%	0.01	0.09	1.0%	0.01	0.03
DEP：心血管内科	80.6%	48.7%	0.32	0.00	65.7%	0.15	0.05
DEP：心血管外科	1.9%	9.5%	0.08	0.00	6.0%	0.04	0.10
DEP：移植中心	0.6%	0.5%	0.00	0.92	1.0%	0.00	0.67
DEP：中医科	0.3%	0.5%	0.00	0.78	0.2%	0.00	0.60
DEP：肿瘤科	0.0%	0.5%	0.01	0.28	0.4%	0.00	0.02
CHA：医疗费用类别							
CHA：地方普通	4.8%	30.2%	0.25	0.00	16.3%	0.12	0.01
CHA：公费	15.6%	12.6%	0.03	0.34	11.6%	0.04	0.54
CHA：新农合	7.3%	1.5%	0.06	0.00	2.5%	0.05	0.25
CHA：医疗保险	64.0%	42.7%	0.21	0.00	60.3%	0.04	0.66
CHA：医疗照顾	0.6%	0.0%	0.01	0.29	0.0%	0.01	0.59
CHA：自费	7.3%	11.6%	0.04	0.12	8.8%	0.02	0.73
PAC：入院方式							
PAC：急诊	44.9%	21.0%	0.24	0.01	31.7%	0.13	0.00

续表

变　　量	谷草转氨酶（AST）						
	未加权				倾向评分加权		
	用	未用	K-S	P	未用	K-S	P
	均值	均值			均值		
PAC：门诊	55.1%	79.0%	0.24	0.01	68.3%	0.13	0.00
PAT：入院病情							
PAT：急	33.1%	19.6%	0.14	0.00	16.7%	0.16	0.06
PAT：危	1.3%	1.5%	0.00	0.87	1.9%	0.01	0.93
PAT：一般	65.6%	78.9%	0.13	0.00	81.4%	0.16	0.07
DIS：出院方式							
DIS：死亡	2.2%	8.5%	0.06	0.00	7.4%	0.05	0.06
DIS：正常	97.8%	91.0%	0.07	0.00	92.5%	0.05	0.06
TOT：住院总费用	4.6	4.1	0.16	0.00	3.4	0.23	0.06
CRI：病危天数	1.9	1.2	0.19	0.00	1.0	0.18	0.06
FIR：一级护理天数	8.5	9.3	0.08	0.26	9.5	0.08	0.88
SEL：二级护理天数	5.6	8.0	0.12	0.04	5.9	0.08	0.88
SEC：病重天数	1.4	2.6	0.11	0.02	1.6	0.05	0.95
TRD：住院天数	14.4	15.5	0.12	0.03	15.6	0.09	0.82
合并用药							
ACEI 制剂	16.9%	31.7%	0.15	0.00	25.8%	0.09	0.16
ARB 制剂	6.7%	15.1%	0.08	0.00	7.1%	0.01	0.93
β受体阻滞剂	15.9%	48.7%	0.33	0.00	27.7%	0.12	0.07
参麦注射液	25.5%	5.0%	0.21	0.00	6.0%	0.20	0.01
丹参酮ⅡA磺酸钠注射	19.4%	18.1%	0.01	0.69	23.8%	0.04	0.56
地高辛片	3.5%	15.6%	0.12	0.00	11.5%	0.08	0.01
钙离子通道阻滞剂	13.7%	44.7%	0.31	0.00	25.1%	0.11	0.08
抗血小板药物	33.8%	85.9%	0.52	0.00	54.6%	0.21	0.01
口服降糖药	6.7%	14.1%	0.07	0.01	7.3%	0.01	0.93
苦碟子注射液	21.7%	3.0%	0.19	0.00	1.1%	0.21	0.00
利尿药	16.6%	36.2%	0.20	0.00	33.9%	0.17	0.01
马来酸桂哌齐特注射液	23.2%	11.1%	0.12	0.00	13.0%	0.10	0.16
前列地尔注射液	40.8%	23.6%	0.17	0.00	27.1%	0.14	0.13
他汀类降脂药	26.1%	65.3%	0.39	0.00	42.4%	0.16	0.04
硝酸酯类制剂	36.3%	81.9%	0.46	0.00	60.2%	0.24	0.01
心通口服液	14.6%	8.0%	0.07	0.02	14.9%	0.00	0.97
血栓通	7.3%	7.0%	0.00	0.91	5.0%	0.02	0.60
胰岛素	21.7%	38.7%	0.17	0.00	28.8%	0.07	0.34
益心舒胶囊	10.5%	6.5%	0.04	0.11	13.1%	0.03	0.59
平均的 K-S 检验统计量			0.12			0.06	

参 考 文 献

耿直,2004. 观察性研究与混杂因素[J]. 统计与信息论坛,2004,19(5).

郭申阳,马克·W. 弗雷泽,2012. 倾向值分析:统计方法与应用[M]. 重庆:重庆大学出版社.

谢雁鸣,王志飞,2016. 中医药大数据与真实世界[M]. 北京:人民卫生出版社.

COCHRAN W,RUBIN D B,1973. Controlling Bias in Observational Studies[J]. Sankyha,70.

FLURY B K,RIEDWYL H,1986. Standard distance in univariate and multivariate analysis[J]. the American Statistician,40: 249-251.

FRIEDMAN J, HASTIE T, TIBSHIRANI R,2000. Additive logistic regression: A statistical view of boosting (with discussion)[J]. Annals of Statistics,28: 237-374.

HECKMAN J, SMITH J, 1998. Evaluating the welfare state. Frisch centenary econometric monograph series[M]. Cambridge, UK: Cambridge University Press.

HECKMAN J, SMITH J, CLEMENTS N, 1997. Making the most out of social experiments: Accounting for heterogeneity in programme impacts [J]. Review of Economic Studies,64: 487-536.

KURTH T,WALKER A M,GLYNN R J,2006. Results of multivariable logistic regression, propensity matching, propensity adjustment, and propensity-based weighting under conditions of nonuniformeffect[J]. Am J Epidemiol,163: 262.

MCCAFFREY D F, RIDGEWAY G, MORAL A R,2004. Propensity score estimation with boosted regression for evaluating causal effects in observational studies[J]. Psychological Methods, 9: 403-425.

ROSENBAUM P R, RUBIN D B, 1984. Reducing Bias in Observational Studies Using Subclassification on the Propensity Score[J]. Journal of the American Statistical Association, 79: 516-524.

ROSENBAUM P R,RUBIN D B,1985. Constructing a control group using multivariate matched samping methods that incorporate the propensity score[J]. American Statistician,39: 33-38.

ROSENBAUNM P R,RUBIN D B,1983. The Central Role of the Propensity Score in Observational Studies for Causal Effects[J]. Biometrika,70(1): 4-55.

RUBIN D B,1979. Using Multivariate Matched Sampling and Regression Adjustment to Control Bias in Observational Studies [J]. Journal of the American Statistical Association,64: 318-328.

RUBIN D B,1980. Reduction Using Mahalanobis-Metric Matching[J]. Biometrics,36.

第4章　重复测量数据的纵向分析

4.1　研究背景与意义

临床研究中存在大量重复观测的纵向数据：比如在糖尿病临床研究中，研究者对同一组病人的糖化血红蛋白指标在基线、两周后、四周后、六周后进行重复观测，考察其病情随治疗过程的变化。纵向数据指研究者对同一组研究对象的个体在不同时间进行的重复观测（或调查）所采集到的数据，既考虑截面效应，又考虑时间效应（Crowder and Hand，1990）。区别于传统的时间序列数据，纵向数据不要求个体重复测量数据的时间间隔严格相等，也不要求个体重复观测的数目一定相同。这样的数据结构更符合临床研究的实际情况（Diggle，Liang，and Zeger，1994）。纵向数据的特点是将截面数据和重复观测数据结构有效地结合在一起，以利于更好地分析研究对象随时间的变化趋势。纵向数据分析研究探讨的不是个体本身随时间变化的规律，而是从个体采集得到的数据中探索群体变化的规律以及变化的原因。然而，纵向数据中同一个体在不同观测点间存在明显的内部相关性，违背了广义线性回归模型的基本假设。如果忽略数据内部的这种相关性，会降低估计结果的精确度和显著度（Sherman and Cessie，1997）。需要采用针对数据重复观测相关结构建模的纵向数据模型进行分析。这类分析方法在刻画被解释变量与解释变量之间的关系的同时，考虑数据重复观测间相关结构，得到的参数结果具有更强的解释力度与针对性，可以对研究主题给出更科学的解释。

重复观测的纵向数据同时包含截面数据和时间序列的信息，是集群（clustered）数据的一种。与时序数据和截面数据相比，纵向数据的最大特点是重复测量结果之间的相关性。而这种相关性主要源于人与人之间的差异性（between-individual heterogeneity）、人类生理变化的特点（within-individual biological variation）以及测量误差（measurement error）的存在。个体之间的差异会导致同等健康水平的人测量得到一些水平不同的生理指标值——比如有的人血压偏高，有的偏低，但都处于正常的范围。这种差异还使得不同的人，在相同治疗环境下，获得不同的疗效或者反应轨迹。其次，人类的许多生理变化过程都是以一种非常平缓、连续和细微的方式发生，因此一点点的测量误差，也可能导致数据相关。人类的这两个生理特点使得纵向数据呈现出正的相关，而且相关性为时间间隔的减函数，但不可能为 0。随机测量误差的存在则使得相关系数几乎不可能为 1。而正是因为相关性这个特点，用一般的统计方法分析纵向数据的效果总是不够理想。在疗效研究中，如果仅想知道治疗后各时点与治疗前是否有差异，则可用配对或配伍设计的方差分析；或想了解各时点与对照组的差异（用各组各时点的差值），可用 t 检验。但在纵向数据中，由于各时点之间的测量结果一般是有联系的，例如原来基数高者经治疗后变化可能会比原基数低者大(或小),传统的统计方法只是孤立地对待各时点的观测值,没有充分利用各观察对象在不同时点的内在联系,因此,检验效能较低,即可能把原本有效的新药当作无效而放弃。通常所使用的一般线性模型虽然具有可以同时分析固定效应(处理因素的效应)以及交互效应影响的优点,考虑到了不同观察时点的内在联系,但仍忽略了观察对象在不同时点间的内在相关性,将其看作独立样本,会增大 I 型错误的概率,即可能会将无效的药物误认为有效。本章首先介绍重复测量数据纵向分析的基本思路与常用模型,并通过两个应用实例分别针对边际模型和边际转移模型在重复测量数据疗效评价中的应用展开讨论。

4.2　纵向数据分析的基本问题

4.2.1　一般线性模型与广义线性模型

一般线性模型旨在给出分析连续型正态分布数据的一般方法,使得关于回归参数的推断能兼顾重复观测数据间的相关性。假设响应变量均值与回归系数呈线性关系,即 $E(\boldsymbol{Y}_i) = \boldsymbol{X}_i\boldsymbol{\beta}$,则回归模型可表示为:$\boldsymbol{Y}_i = \boldsymbol{X}_i\boldsymbol{\beta} + \boldsymbol{\varepsilon}_i$。$\boldsymbol{Y}_i$ 是第 i 个个体响应变量向量,$\boldsymbol{X}_i$ 是设计阵,$\boldsymbol{\varepsilon}_i$ 是服从均值为 0 的多元正态分布的随机误差向量,协方差矩阵 $\boldsymbol{\Sigma}_i = \mathrm{cov}(\boldsymbol{Y}_i)$。

假定每一个体观测序列的协方差结构由若干未知参数决定,利用加权最小二乘法估计描述平均反应变量的参数,用限制极大似然估计解决协方差参数的估计问题。拟合模型的时候,关键在协方差阵的构造。纵向数据随机变异的来源主要有三种:随机效应、序列相关和测量误差。需要根据实际情况将 $\boldsymbol{\varepsilon}_i$ 进行分解。4 种可能的协方差阵结构如下所示。

1) 单纯序列相关(单纯结构)

假定随机变异中无随机效应和测量误差项。

2) 序列相关和测量误差(复合结构)

模型中不含随机效应项。

3) 随机截距,序列相关,测量误差(混合结构)

模型中三种变异都存在。

4) 随机效应和测量误差(均匀结构)

序列相关由随机效应合并测量误差决定。最简单的情形是随机截距模型。如果数据类型是连续的,那么可以借助于一般线性模型。如果数据类型是离散的,那么可以考虑广义线性模型。下面给出一般广义线性模型的定义。

假设响应变量 Y 有 N 个独立观测,那么 Y_i 代表 Y 的第 i 个体,并假定对应每个响应变量 Y_i 的协变量 $\boldsymbol{X}_i$ 是一个 $p \times 1$ 的矩阵,

$$\boldsymbol{X}_i = \begin{bmatrix} X_{i1} \\ X_{i2} \\ \vdots \\ X_{ip} \end{bmatrix}, \quad i = 1, 2, \cdots, N$$

X_{ik} 代表第 k 个协变量的第 i 个个体。

对于广义线性模型而言,响应变量 Y_i 满足以下 3 个条件。

(1) 分布假定。由于数据类型不再是连续的,那么响应变量自然不会直接服从于正态分布,取而代之的则是响应变量的概率函数服从指数族分布。指数族分布包含多种类型分布,包括正态分布、伯努利分布、二项分布和泊松分布,等等。

(2) 系统组成成分。对于 Y 的第 i 个体 Y_i 来讲,有一个系统的线性预测值组成部分,一般形式如下:

$$\eta_i = \boldsymbol{X}_i^{\mathrm{T}} \boldsymbol{\beta} = \sum_{j=1}^{p} X_{ij} \beta_j, \quad i = 1, 2, \cdots, n$$

(3) 链接函数。链接函数 $g(x)$ 需满足单调且可微的性质。链接函数通过如下形式 $g(\mu_i) = \eta_i = \boldsymbol{X}_i^{\mathrm{T}} \boldsymbol{\beta}$ 将系统组成部分和随机组成部分联系起来,其中 $\mu_i = E(Y_i)$ 是 Y_i 的边际期望。由于 Y_i 来自于指数族分布,一般有 $\mathrm{var}(y_i) = \phi V(\mu_i)$。

对于重复观测数据而言,由于个体内重复观测数据不独立,所以一般的广义线性模型显然是不合适的,需要使用纵向数据模型进行分析。纵向数据分析的方法都以解决重复观测个体内所引起的个体间相关问题为目标。一般地,对于这种个体间相关的处理方法有两种:一是边际模型,对响应变量的均数和协方差分开建模,保证回归系数的解释不依赖于响应变量协方差阵的设定;二是引进随机效应项,在广义线性模型中,允许回归系数的一些子集在个体间随机变化就可处理个体内关联,得到混合效应模型。

4.2.2　边际模型

边际模型也称为总体平均模型,其推断的目标是总体。边际模型分别对响应变量的均值与协方差(方差和重复观测相关关系)建立模型。它可以视为在广义线性模型的基础上直接引入个体重复观测之间的相关关系。这种分开建立模型的方式,保证了对结果进行解释只依赖于协变量的水平,而与协方差水平无关。

最初边际模型(Bahadur,1961;Dale,1986),试图尽量描述重复观测间的联合分布形式,并利用极大似然估计得到参数估计结果。但随着数据中重复观测次数的增多,描述联合分布并使用极大似然估计变得越来越不可行,这使边际模型的应用受到了极大的限制。1986 年,Liang 和 Zeger 提出了一种被称为广义估计方程(generalized estimating equation,GEE)的估计方法,由于不需要对因变量联合分布做出假设,GEE 可以用来处理因变量为离散变量的情况,这对于边际模型的广泛应用具有十分重大的意义。但由于 GEE 方法对重复观测相关的参数重视程度不够,人们对 GEE 进行了进一步的改进。Prentice(1988)通过引入关于相关参数的估计方程来代替 GEE 中对假设协方差的矩估计。Zhao 和 Prentice(1990)提出了重复观测相关结构为相关系数形式的 GEE2 模型。对于响应变量为二分变量的情况,Lipsitz,Laird 和 Harrington(1991)采用 Prentice 方法并将其中相关的形式转化为了边际对数优势比(marginal log odds ratio);Liang、Zeger 和 Qaqish(1992)在 GEE2 中引入边际对数比;Carey、Zeger 和 Diggle(1993)提出了替代逻辑思谛回归(alternating logistic regressions,ALR)。

边际模型通过直接引入个体重复观测相关的方式对广义线性模型进行扩展。另一种将个体重复观测之间的相关性引入模型的方法就是引入随机效应。这样便产生了广义线性混合模型。引入随机效应后,经过连接函数变化的均值水平由协变量和随机效应两个部分的取值决定,即

$$\eta_{ij} = g(\mu_{ij}) = X'_{ij}\beta + Z'_{ij}b_i$$

其中 b_i 为每个个体的随机效应参数,它随个体的不同而不同。

假设 $g(\cdot)$ 为单位变化,即 $Y_i = X_i\beta + Z_i b_i + \varepsilon_i$,于是可得

$$\mathrm{cov}(Y_i) = \mathrm{cov}(Z'_{ij}b_i) + \mathrm{cov}(\varepsilon_i)$$

这样便体现了同一个体重复观测间的相关性。

纵向数据的边际模型由以下三个部分组成:

(1) 每个响应变量的条件期望或者均值,$E(Y_{ij}|X_{ij}) = \mu_{ij}$。它被假定依赖于协变量 X_{ij},并有如下关系式:

$$g(\mu_{ij}) = \eta_{ij} = X'_{ij}\beta$$

(2) 给定协变量 X_{ij},每个 Y_{ij} 的条件方差 $\mathrm{var}(Y_{ij})$ 依赖于均值,并有下式关系:

$$\mathrm{var}(Y_{ij}) = \phi v(\mu_{ij})$$

其中,$v(\mu_{ij})$ 是已知的方差函数。

(3) 给定协变量,个体内的条件关系可以认为是联系参数 α 的函数(同时也依赖于均值 μ_{ij})。

边际一词表示在任意时间点响应变量均数的模型只依赖于感兴趣的协变量而不依赖于任何随机效应或前一时刻的响应变量。边际模型无须要求对观测值具体分布进行假设,而只是响应变量均数的一个回归模型。边际模型提供了处理不同类型的纵向反应变量的统一方法,避免对响应变量向量做出分布假设的需要而只依赖于对响应变量均数的假设,对分布假设的回避需要使用广义估计方程法来估计参数。广义估计方程是分析具有相关性的连续或离散型响应变量的一般方法。一般情况下,回归系数为广义估计方程的主要参数,而相关参数为冗余参数。模型

中的协变量既可以是不同观测时点不变,也可以随时间变化。其出发点是基于如下考虑:研究中我们最感兴趣的是分析在给定协变量情况下响应变量的边际期望,其次才考虑响应变量间的关系。在边际模型中,回归模型基本的数量关系只与响应变量的取值有关,与响应变量顺序无关。但研究相关参数对探讨同一个体不同时点观测间的关联有重要意义。

边际模型与混合效应模型(详见 4.2.3 节)最大的区别在于两者的着眼点不一样。边际模型中的参数是基于总体平均水平估计出来的,因此又被称为基于总体平均水平的模型,而广义线性混合效应模型则更侧重于考虑不同个体之间的差异。由于两者这点的不同,在做离散纵向数据研究之前应明确研究目的。如果关心某些因素对总体平均水平的影响,则可以选择边际模型;而如果更关心研究个体,如某种疗法对哪一类人群更有效等问题,则可以选用广义线性混合模型。

4.2.3　混合效应模型

混合效应模型用于解决个体内相关的方法是引进随机效应项。纵向数据的混合效应模型的一个前提假设是部分协变量系数在不同个体间是随机变化的,这是总体内部自然异质性的来源。换言之,该模型假设总体内部的每个个体具有各自随时间的平均增长轨迹。混合效应模型的响应变量均值由两部分决定,一个是总体特征参数,这对于每个个体都相同;另一个就是每个个体内部特有的影响因素。前者被称为固定效应,后者被称为随机效应。

混合效应模型包含 3 个部分:

(1)假定给定随机效应 b_i,每一个 Y_{ij} 的条件分布服从指数分布族。Y_{ij} 的条件均值依赖于固定效应和随机效应,并有如下关系:$h\{E(Y_{ij}\mid b_i)\}=\eta_{ij}=X'_{ij}\beta+Z'_{ij}b_i$,$h(\cdot)$ 是某些已知连接函数。

(2)通过引入随机效应项,重复观测间的协方差可以看成关于时间的函数。即

$$\mathrm{var}(y_{ij}\mid b_i)=g(E(y_{ij}\mid b_i))\cdot\phi$$

(3)随机效应服从某些概率分布。

混合效应模型可用于区分个体间和个体内部变异性的来源,主要的优点有:①混合效应模型里可以针对个体的反应轨迹建模(例如,不同个体可以有不同的时间斜率),还可以针对平均响应时间建模。②混合效应模型里允许有更灵活和形式更复杂的相关和协方差矩阵。③混合效应模型对数据也没有很严格的限制,例如,不同的观察个体可以有不同的观测时间点,而且个体间甚至是个体内部的观测时间间隔都可以是不同的。

4.2.4　转移模型

除了边际模型和混合效应模型外,转移模型(transition model)也是一种研究离散纵向数据的模型。它是由 Diggle,Liang 和 Zeger 于 1994 提出的,又称为条件模型(conditional model)。顾名思义,转移模型是指对于第 t 期因变量的估计主要取决于 $t-1$ 期、$t-2$ 期……的因变量和其他自变量。转移模型将响应变量 y_{ij} 的条件分布表达为响应变量的历史观测(或称为前期响应变量观测)$y_{ij-1}, \cdots, y_{y1}$ 和协变量 x_{ij} 的显式形式。通常将个体 i 在第 j 次观测时对应的历史观测记为 $H_{ij} = \{y_{ik}, k = 1, \cdots, j-1\}$。如果在给定 H_{ij} 下,y_{ij} 的条件分布仅依赖于前 q 次观测 $y_{ij-1}, \cdots, y_{ij-q}$,即仅依赖有限数量的历史观测,则模型称为马尔可夫模型(Markov model)。其中整数 q 为模型的阶(order),前 q 次观测指从当前观测向前计数的 q 次观测,即,若对某纵向研究中观测个体的第 6 次观测,其对应的前 3 次观测包括第 6 次观测前的第 3、4、5 次观测。本章的叙述中,提及前 q 次观测,都表示这个含义,将不再重复说明。

如上所述,与边际模型(marginal model)及混合效应模型(mixed effect model)不同,转移模型对重复观测数据间的序列相依关系采用类似序列自相关的方式进行建模,显式地反映了当前观测与历史观测的相依关系。对于线性模型,转移模型可以得到等价的边际模型及混合效应模型与之对应;但对于处理离散响应变量的非线性连接函数模型,如 logit 或 log 连接函数对应的模型,三类模型往往并不等价。

由纵向数据资料最常见的来源——医学研究及社会研究看,研究者所关注的个体疾病状态等变量很显然受到其历史观测的影响,而从影响的效果看,距当前观测时间较远的历史观测对当前观测的影响有限,因而考察前 q 次观测的 q 阶转移模型是合理的。例如,糖尿病患者某一天的血糖指标既受到患者自身特性如年龄、性别、用药情况的影响,也受到过去一天或者过去几天血糖指标的影响。另一个例子是接受足癣治疗的患者病情在第 j 次观测时是否恶化,在这里,是否恶化既受到患者的性别、生活习惯、用药情况的影响,也受到在前一次或者几次观测中患者病情有没有恶化的影响。简言之,转移模型可以帮助研究者回答:感兴趣变量或指标的当前观测是如何受到其历史观测影响的。特别地,转移模型对离散状态,即响应变量为离散情形下的分析解释效果更佳,反映了不同状态间的转移关系。响应变量为离散情形下的模型通常称为马尔可夫链模型(Markov chain model)。

4.3　边际模型及其应用

目前治疗糖尿病的方法主要有西医法、中西医结合法和纯中医法。中医从人与自然的整体出发,通过扶正手段,包括对不同个体不同正气缺陷个性化的调整,以及广谱的解毒驱邪手段来治疗疾病。在长期的医疗实践中,中国传统医学积累了预防并治疗糖尿病的宝贵经验,总结出了简便易行的治疗方法(如中草药治疗等)。这些方法对改善糖尿病临床症状,降低血糖、血脂,改善微循环及糖尿病慢性病变的防治均有一定作用。目前在糖尿病的治疗中,传统的中医治疗已经成为一种重要的疗法。为了比较中西医结合和纯中医治疗这两种方法对患者病情的控制,以及两种治疗方法下疗效随时间变化的模式是否有显著差别,从而找出适用于我国糖尿病患者的治疗方法,本研究从北京和山东等 8 家医疗中心采集了在纯中医和中西医结合两种治疗方法下共 1053 位糖尿病患者在 0、4、8 周三次餐后两小时血糖(以后简称为餐后血糖)[①]的测量值,共 3159 条记录。另外,数据中还包括患者编号(num)、观测时间(time/timeclass)、治疗方法(sub_gr)、性别(sex)、病程(bc)、体重指数(tz)共 7 个变量,用来分析其他影响因素对患者血糖水平的影响。

　　这里的数据为标准的纵向数据,而且餐后血糖水平为连续数据,所以最初考虑建立线性混合模型进行分析,但遗憾的是线性混合模型下得不到关于时间变量系数的估计值,因此考虑将餐后血糖离散化,利用离散纵向数据模型进行分析。由于研究目的是比较纯中医和中西医结合两种方法总体上对患者病情的控制效果,并不侧重于对个体之间差异的分析,因此最终考虑选用边际模型进行分析。由于获得的数据属于临床数据,无法利用实验设计的原理对病人随机分组或人为控制影响因素,只能从现有的数据出发,利用边际模型考察两种治疗方法对病人病情的控制效果,并分析两种治疗方法下疗效随时间变化的模式是否有显著差别。

4.3.1　数据的初步分析

　　在对数据建立边际模型之前,尝试对数据进行初步分析,从而了解数据的特性和基本情况,有的放矢地采用相应的统计方法,并且对结果做出更加合理的解释。下面首先了解各个变量的基本情况。

1. 餐后血糖值分组(cch)

　　这里根据专业人员的意见以数值 13.9 对患者的餐后血糖值进行分组,得到餐后血糖分组变量 cch。小于 13.9 的患者为非重症患者,反之为重症患者。

$$cch = 0,非重症;\quad cch = 1,重症$$

在 3 次观测时点患者分类的频数统计如表 4-1 所示。

---

　　① 这里之所以选择餐后两小时血糖水平作为响应变量,是由于研究表明糖尿病病情的发展往往有一个进展的过程,在这个过程中,餐后高血糖症状会早于高空腹血糖症状。通过检测患者的餐后血糖可以更为及时灵敏地发现患者胰岛功能的减退情况,这比空腹血糖出现异常要早 3~5 年。因此对餐后血糖控制已经成为糖尿病管理中越来越重要的一个方面。

表 4-1　3 个时点重症与非重症患者人数

观测时间	0	4	8
非重症（cch＝0）	543	809	821
重症（cch＝1）	460	244	232

从表 4-1 可以看出，经过 4 周的治疗，重症与非重症患者的比例有了明显的改善。而 4~8 周的频数比例变化不大。

2. 治疗方法（sub_gr）

sub_gr＝0，中西医结合法；　　sub_gr＝1，纯中医法

数据中采用中西医结合法治疗的患者有 737 位，纯中医治疗的患者有 316 位。

3. 性别（sex），患者中男性 523 例，女性 521 例

病程和体重指数[①]为连续变量，为了满足 $\widehat{\mathrm{cov}}(\hat{\beta})$ 的稳健性，同时更清楚地分析体重和病程对患者病情的影响，需要将这两个变量进行离散化处理。对于病程，医学上通常以 5 年或 10 年进行分组；对于体重指数，通常以 25 作为体重正常和肥胖的分类标准。下面首先观察病程与体重指数的分布情况，并判断利用这些常用分类标准是否适合数据的情况和分析要求，如图 4-1 和图 4-2 所示。

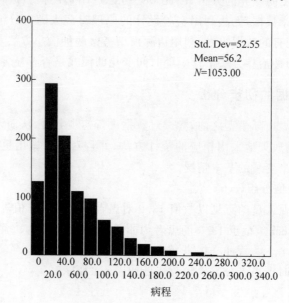

图 4-1　病程的分布情况

---

① 体重指数为体重/身高^2（单位：kg/m^2）。

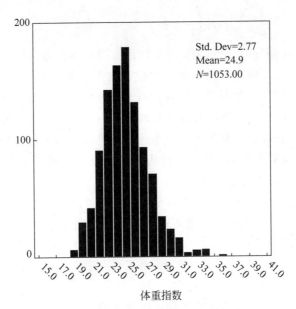

体重指数

图 4-2　体重指数分布情况

病程的均值为 56.2 个月,标准差为 52.55,分布的右偏很严重。

4. 病程

结合分布情况和实际中的标准,将病程以 5 年(120 个月)为标准进行分组,得到病程分组变量(cbc),

$$bc \leqslant 5 \text{ 年}, cbc = 0; \quad bc > 5 \text{ 年}, cbc = 1$$

病程小于等于 5 年的患者共有 728 例,大于 5 年的有 325 例。

5. 体重指数

体重指数的分布比较对称,均值为 24.9,标准差为 2.77。以 25 为分界对体重指数(tz)进行分组,

$$tz \leqslant 25, ctz = 0(正常); \quad tz > 25, ctz = 1(肥胖)$$

体重正常的患者为 597 位,肥胖的患者为 456 位。

4.3.2　建立边际模型

响应变量餐后血糖分组 cch 为二项型变量,服从 0-1 分布。研究的目的是比较中西医结合和纯中医治疗这两种方法对患者病情的控制,以及在两种治疗方法下疗效随时间变化的模式是否有明显不同。即治疗方法等随各个协变量取值对患者为重症患者概率 $E(cch_{ij}) = \Pr(cch_{ij} = 1)$ 的影响。建立边际模型如下。

1. 均值与各影响因素之间的关系

使用 logit 变换

$$\log\left(\frac{\mu_{ij}}{1-\mu_{ij}}\right)=\eta_{ij}=X'_{ij}\beta \tag{4.1}$$

通过变量选择部分的分析,响应变量的潜在影响因素为治疗方法、病程分组和性别,以及治疗方法与病程分组的交互效应。由于体重指数分组的影响也是我们关注的一个重要因素,因此暂时将其保留在模型中。由于从治疗开始到结束患者都使用同一种治疗方法,这里治疗方法和性别都为稳定协变量。另外,数据的观测时间为 8 周,对于患者的病程的影响很小。同时患者在这 8 周的期间内,3 次体重指数测量值基本没有变化,因此这里使用患者接受治疗前的病程和体重指数值。这样所有的协变量都为稳定协变量。

另外,重症患者在 3 个时点的人数分别为 460、244 和 232,这表明患者为重症患者的概率随时间的变化很有可能不是线性的。这里考虑二次曲线的变化趋势,在模型中引入时间的平方项。虽然在前面分析中表明,纯中医和中西医结合两种治疗方法的疗效随时间的变化差异不大,为了进一步证实这一点,在模型中加入治疗方法与时间和时间平方的交互效应。

对于时间变量,我们视为连续变量直接引入模型;对于病程分组、体重指数分组、性别和治疗方法这些分类变量需要首先转化为指示变量。对于病程分组,由变量 long 和 short 分别代表长病程和短病程;对于体重指数分组,由 normal 和 fat 分别表示正常和肥胖;对于性别,则由 male 和 female 分别表示男和女;对于治疗方法,则由 zhong 和 zhongxi 分别表示纯中医和中西医结合。

将式(4.1)写成具体形式为

$$
\begin{aligned}
\log\left\{\frac{\Pr(Y_{ij}=1)}{\Pr(Y_{ij}=0)}\right\}=\ & \beta_0+\beta_1\,\text{time}_{ij}+\beta_2\,\text{time}_{ij}^2+\beta_3\,\text{zhong}_i+\beta_4\,\text{zhongxi}_i+\beta_5\,\text{female}_i+\\
& \beta_6\,\text{male}_i+\beta_7\,\text{long}_i+\beta_8\,\text{short}_i+\beta_9\,\text{fat}_i+\beta_{10}\,\text{normal}_i+\\
& \beta_{11}\,\text{long}_i*\text{zhong}_i+\beta_{12}\,\text{long}_i*\text{zhong}xi_i+\beta_{13}\,\text{short}_i*\text{zhong}_i+\\
& \beta_{14}\,\text{short}_i*\text{zhongxi}_i+\beta_{15}\,\text{time}_{ij}*\text{zhong}_i+\beta_{16}\,\text{time}_{ij}*\text{zhongxi}_i+\\
& \beta_{17}\,\text{time}_{ij}^2*\text{zhong}_i+\beta_{18}\,\text{time}_{ij}^2*\text{zhongxi}_i
\end{aligned}
$$

在得到模型的最初估计结果后,可以根据模型参数的检验结果判断各因素的影响是否显著,从而决定最终它们是否应该保留在模型中。

2. 方差

方差只与均值的水平有关,即

$$\text{var}(Y_{ij})=\mu_{ij}(1-\mu_{ij}),\quad\phi=1$$

3. 个体重复观测相关

由于响应变量为二分变量,个体内重复观测的相关选用无结构对数比 $\log\text{OR}(Y_{ij},Y_{ik})=\alpha_{jk}$。

4.3.3　参数估计、检验和模型的评价

边际对数比常用的相关形式包括可互换结构、托普里兹结构和无结构三种。

下面先从数据形式和数据量是否满足待估参数个数两个方面，检验这三种相关形式是否可行。①数据为标准的平衡纵向数据，对三种结构都是支持的。②观测次数 n 仅为 3 次，在无结构形式下需要估计的相关结构参数为 $\frac{n(n-1)}{2}=3$，再加上 19 个回归系数一共需要估计 22 个参数。与数据中个体数目 $N=1053$ 相比，待估的参数个数很少从而不会影响到估计效果，而且在可互换结构和托普里兹结构下需要估计的参数更少（分别为 19 和 20），从数据量的角度看，3 种相关形式都是可行的。

这种情况下，可以根据 QIC 标准确定哪种相关结构形式最合适。不同结构形式下的 QIC 和 QICu 值可以通过 SAS 中的 %qic macro[①] 实现。

表 4-2　三种结构下 QIC 值的比较

结　　构	QIC
无结构（ALR：Fullclust）	3659.5871
托普里兹结构（ALR：Toeplitz）	3659.5984
可互换结构（ALR：Exch）	3659.9644

虽然各结构下 QIC 值的差距不大，但无结构相关下 QIC 值最小，因此选用无结构相关的形式。在确定了具体的相关结构后，就可以对模型进行拟合。利用 SAS 中的 PROC GENMOD 可以完成这一过程。PROC GENMOD 过程提供了基本 GEE 和 ALR 两种参数估计方法。这两种估计方法可以通过对程序的 REPEATED 语句加以简单的修改而实现[②]。以上建立的模型采用了无结构边际对数比来描述个体重复观测的相关情况，因此这里使用 ALR 的估计方法。由于目前还是对模型的调整阶段，这里只输出对参数的 Type3 检验结果，作为剔除变量的依据。其他结果将在最终模型确定后输出。对最初模型的 Type3 检验结果如表 4-3 所示。

在 0.05 的检验水平下，各单个影响因素中时间、时间的平方、病程分组、性别、治疗方法都是显著的，只有体重指数分组不显著，这与上一部分中变量的分析结果一致。

---

① 需要 SAS 8.2 及以上的版本。

② 例如，假定个体内重复观测相关为无结构时，基本 GEE 的程序选项为 type＝un，ALR 的相关语句为 logOR＝fullcluster。

表 4-3　最初模型 GEE 估计 Type3 检验结果

变　　量	自　由　度	卡　方　值	P
time	1	82.51	<0.0001
time2	1	37.23	<0.0001
cbc	1	10.98	0.0009
sex	1	5.35	0.0207
ctz	1	0.02	0.8891
sub_gr	1	6.95	0.0084
cbc * sub_gr	1	0.64	0.4222
time * sub_gr	1	0.01	0.9170
time2 * sub_gr	1	0.08	0.7717

时间和时间的平方项与治疗方法的交互效应都不显著。两种方法下对数比随时间的变化规律是否有明显不同,可以进一步通过 Wald 检验完成,检验的零假设为 $H_0: \beta_8 = \beta_9 = 0$,表示两种方法下对数比随时间的变化模式没有明显不同。

如表 4-4 所示,Wald 统计量 $Z = 0.01$,自由度为 2。检验的 P 值为 0.9373,在 0.05 的检验水平下不能拒绝零假设,即在纯中医和中西医结合两种治疗方法下,是否为重症的对数比随时间变化的规律没有显著不同。根据检验 P 值依次剔除不显著的协变量 time * sub_gr、ctz、time2 * sub_gr 和 sub_gr * cbc。在此过程中 QIC 和 QICu 准则的取值情况如表 4-5 所示。

表 4-4　治疗方法与时间交互效应的 Wald 检验结果

变　　量	自由度	卡方值	P	类型
sub_group vs Time Interaction	1	0.01	0.9373	Wald

表 4-5　逐步剔除变量的 QIC 和 QICu 值

变　　量	QIC	QICu
原始模型	3659.5871	3653.6307
-time * sub_gr	3658.3445	3651.6330
-ctz	3654.8682	3649.6446
-time2 * sub_gr	3653.8018	3647.8720
-sub_gr * cbc	3651.6462	3647.1968

在逐步剔除变量过程中,QICu 是在逐步减小的,这表明剔除这些协变量是合理的。由此得到最终模型结果如表 4-6 所示。

表 4-6　最终模型 GEE 估计 Type3 检验结果

变　　量	自　由　度	卡　方　值	P
time	1	111.34	<0.0001
time2	1	51.2	<0.0001
cbc	1	10.49	0.0012
sex	1	5.22	0.0223
sub_gr	1	9.83	0.0017

　　从表 4-6 的检验结果看,在 0.05 的检验水平下,时间和时间的平方都是显著的,这表明是否是重度患者的概率对数比随时间确实呈 2 次曲线变化。病程分组、性别和治疗方法也都是显著的,说明这些变量在不同的分类取值下对应的系数值都是有显著区别的。从表 4-7 参数的估计和检验结果中可以进一步看出各变量在不同分类下的系数值。长病程的患者,系数的估计值为 0.3830,短病程为 0,说明重症风险可能随病程的增长而增大。女性的系数估计值为 -0.2446,而男性为 0,这说明男性患者为重度患者的可能更大。

表 4-7　最终模型 GEE 估计和检验结果

参数	说明		估计	标准化估计	95％置信界		Z	P
截距			-0.3955	0.1601	-0.7093	-0.0818	-2.47	0.0135
time			-0.3535	0.0335	-0.4192	-0.2879	-10.55	$<.0001$
time2			0.0281	0.0039	0.0204	0.0358	7.16	$<.0001$
cbc	short	病程≤5 年	0	0	0	0	·	·
	long	病程＞5 年	0.3830	0.1182	0.1512	0.6147	3.24	0.0012
sex	male	男性	0	0	0	0	·	·
	female	女性	-0.2446	0.1071	-0.4544	-0.0347	-2.28	0.0223
sub_gr	zhongxi	中西医结合法	0	0	0	0	·	·
	zhong	纯中医法	-0.3964	0.1265	-0.6443	-0.1485	-3.13	0.0017
α_1			1.9963	0.1758	1.6517	2.3409	11.35	$<.0001$
α_2			1.5565	0.1667	1.2297	1.8832	9.34	$<.0001$
α_3			2.5730	0.1757	2.2286	2.9174	14.64	$<.0001$

　　治疗方法是我们最为关注的变量,当治疗方法为纯中医法时,对应系数的估计值为 -0.3964,而中西医结合法下系数为 0。因此在中西医结合法下,患者为重度患者的概率更大,这说明纯中医治疗法对于患者的病情控制更有效。

　　由此模型的最终形式为

$$\log\left\{\frac{\Pr(Y_{ij}=1)}{\Pr(Y_{ij}=0)}\right\}=\hat{\beta}_0+\hat{\beta}_1\text{time}_{ij}+\hat{\beta}_2\text{time}_{ij}^2+\hat{\beta}_3\text{zhong}_i+\hat{\beta}_5\text{female}_i+\hat{\beta}_7\text{long}_i$$

$$\Pr(Y_{ij}=1)=\frac{e^{\hat{\beta}_0+\hat{\beta}_1\text{time}_{ij}+\hat{\beta}_2\text{time}_{ij}^2+\hat{\beta}_3\text{zhong}_i+\hat{\beta}_5\text{female}_i+\hat{\beta}_7\text{long}_i}}{1+e^{\hat{\beta}_0+\hat{\beta}_1\text{time}_{ij}+\hat{\beta}_2\text{time}_{ij}^2+\hat{\beta}_3\text{zhong}_i+\hat{\beta}_5\text{female}_i+\hat{\beta}_7\text{long}_i}}$$

将估计结果代入得

$$\log\left\{\frac{\Pr(Y_{ij}=1)}{\Pr(Y_{ij}=0)}\right\}=-0.1375-0.3535\text{time}_{ij}+0.0281\text{time}_{ij}^2-0.3946\text{zhong}_i-$$

$$0.2446\text{female}_i+0.3830\text{long}_i$$

$$\Pr(Y_{ij}=1)=\frac{e^{-0.1375-0.3535\text{time}_{ij}+0.0281\text{time}_{ij}^2-0.3946\text{zhong}_i-0.2446\text{female}_i+0.3830\text{long}_i}}{1+e^{-0.1375-0.3535\text{time}_{ij}+0.0281\text{time}_{ij}^2-0.3946\text{zhong}_i-0.2446\text{female}_i+0.3830\text{long}_i}}$$

表 4-7 的输出结果中有关于个体重复观测相关的参数估计值：

$$\log\text{OR}(Y_{i1},Y_{i2})=\alpha_1=1.9963$$

$$\log\text{OR}(Y_{i1},Y_{i3})=\alpha_2=1.5565$$

$$\log\text{OR}(Y_{i2},Y_{i3})=\alpha_3=2.5730$$

正如预想的,同一位患者的 3 次测量血糖水平存在着明显的正关联。其中连续测量之间的关联程度相对较大,2、3 次测量之间的关联达到了 2.5730,即

$$\text{OR}(Y_{i2},Y_{i3})=\frac{\Pr(Y_{i2}=1,Y_{i3}=1)\Pr(Y_{i2}=0,Y_{i3}=0)}{\Pr(Y_{i2}=1,Y_{i3}=0)\Pr(Y_{i2}=0,Y_{i3}=1)}=e^{2.5730}=13.1$$

另外,时点间相关水平相差较远,而且并不是时间跨度相同,相关水平就比较相近。因此,考虑使用 Toeplitz 结构或可互换结构对相关结构进行进一步简化不可行。这也证实了 QIC 准则的有效性。

除了以上参数估计结果外,还可以输出"三明治"矩阵 $\widehat{\text{cov}}(\hat{\boldsymbol{\beta}})$ 的估计结果,如表 4-8 所示。

表 4-8　$\widehat{\text{cov}}(\hat{\boldsymbol{\beta}})$ 的估计结果

	Covariance Matrix(Empirical)				
	Prm1	Prm2	Prm3	Prm4	Prm5
Prm1	0.0099848	-0.000789	0.0000554	-0.004965	-0.005565
Prm2	-0.000788	0.0011226	-0.000125	-0.000184	0.0000887
Prm3	0.0000554	-0.000125	0.0000154	0.0000247	$-9.061\text{E}-6$
Prm4	-0.004965	-0.000184	0.0000247	-0.0189778	-0.001183
Prm5	-0.005565	0.0000887	$-9.061\text{E}-6$	-0.001183	0.0114601
Prm6	-0.006118	0.0000858	$-1.725\text{E}-8$	0.0040488	0.0008879
Alpha1	0.000169	-0.000082	0.0000188	-0.00013	-0.000226
Alpha2	-0.000164	0.0005132	-0.000064	0.0000626	$-6.553\text{E}-6$
Alpha3	-0.000348	0.0001097	$-9.66\text{E}-6$	0.000405	-0.000243

续表

| | Covariance Matrix(Empirical) | | | |
	Prm6	Alpha1	Alpha2	Alpha3	
Prm1	−0.006118	0.000169	−0.000164	−0.000346	
Prm2	0.0000858	−0.000082	0.0005132	0.0001097	
Prm3	−1.725E-6	0.0000188	−0.000064	−9.66E-6	
Prm4	0.0040488	−0.00013	0.0000826	0.000405	
Prm5	0.0008879	−0.000226	−6.553E-6	−0.000243	
Prm6	0.0159944	0.0000898	0.0004707	0.0000403	
Alpha1	0.0000898	0.0309161	0.0113786	0.0045088	
Alpha2	0.0004707	0.0113786	0.0277912	0.0089701	
Alpha3	0.0000403	0.0045088	0.0089701	0.0308749	

4.4　边际转移模型及其应用

4.4.1　研究背景

纵向数据为多个个体在研究的不同时点获得的观测数据,也可以称为观测序列,是单一个体时间序列研究的拓展。观测的数据类型可以是连续型,也可以是二分类、多分类等类型。其中观测数据为二分类变量的纵向数据研究,在许多研究领域具有重要的作用。Heagerty(2002)的文章中综述了二分纵向数据的部分研究实例。譬如,在精神分裂症的历史研究中,研究者获得了首次发作的病人从最初的入院治疗至 10 年间,每月疾病症状的记录数据;在空气污染的健康影响研究中,研究者每天记录哮喘儿童喘息声的存在与否,记录时间为 6 个月。这些研究实例中,主要关注的问题是识别高维二分响应变量与协变量的关系。所谓高维,是指对同一个体重复观测得到的一系列二分数据,也可以称为二分数据观测序列,维数即为序列的长度,即研究的观测期。而正是由于高维响应变量的存在,导致了纵向数据的分析方法与传统的一般回归模型分析方法的不同。由于纵向观测对同一个体重复观测得到的数据间存在相关关系,纵向数据的分析方法除了像一般回归模型一样关注协变量对响应变量的影响外,还要加入对数据间相关关系的考察。其中对相关关系考察的必要性在于,一方面,由于数据间实际相关关系的存在,忽略相关关系,将造成对协变量与响应变量影响关系考察的错误结果;另一方面,这种相关关系本身也反映了纵向数据在响应变量与协变量回归关系之外的另一部分特性。因此研究中另一个关注的问题是个体重复观测间的相关关系。

边际模型、混合效应模型、转移模型这三种模型被认为是分析二分纵向数据的基础。用于分析响应变量为连续变量的一般线性模型,通常假设其服从正态分布,而对于二分响应变量,广义线性模型是一类重要的方法,但纵向数据分析中,由于同一个体的重复观测间存在相关,广义线性模型中的独立性假设不再满足,因此广义线性模型不能直接用于纵向数据分析。以上三种模型都可以看作广义线性模型的拓展,这三种模型的差别在于其对重复观测相关的假定不同,并且回归参数有不同的解释。通常的研究中需要根据数据结构、可用信息及研究中感兴趣的问题来选择模型。如果首要的研究兴趣是人群的内在特质,即总体均值,则识别个体解释的意义不大。边际模型作为一类反映总体平均水平的纵向分析模型,在现有的研究中应用最为广泛。而混合效应模型(对二分数据称为广义混合线性模型)关注的是条件均值参数而不是边际均值参数,即侧重于考虑不同个体之间的差异而非总体平均水平,对于某些特定的研究问题中关注个体的情形下,通常使用混合效应模型。相对于上述的边际模型和混合效应模型,转移模型的研究及应用较少。转移模型在处理重复观测间相关的假定上具有鲜明的特点,重复观测间的相关是通过假设前期观测作为额外的协变量,与其他的协变量一起,对当前的观测产生影响,前期观测对当前观测的效应反映了重复观测间的相关关系。转移模型表达重复观测间相关的方式在二分纵向数据分析中具有特别的优势,前期某种状态出现与否对当前某种状态的出现与否的关系可以为研究中提供关于状态发展变化的探索,并且可以为未来的状态预判提供可能,而这有时是研究人员特别关注的。然而由于一些限制的存在,转移模型的研究及应用较少。Fitzmanrice 和 Molenberghs (2009)特别指出了转移模型在应用中的一些限制:在数据存在缺失或非等间隔观测的情况下,通常难以应用转移模型;另外,回归参数的解释会随着模型阶数的改变而不同;同时,转移模型可能导致感兴趣的协变量效应的衰减,前期响应变量观测的效应可能掩盖协变量的真实效应。

上面提到的三类模型既可以处理连续响应变量的纵向数据又可以处理离散响应变量的纵向数据,由于通常对连续响应变量的建模更加简便,且二分响应变量是十分常见的数据类型,同时,基于二分响应变量的方法很容易拓展到多分类及多分类有序的响应变量上,故本书将关注的重点放在二分纵向数据的分析上。

4.4.2　研究思路

对于响应变量与协变量关系的评价,研究者通常更关心总体平均水平的影响,而不是个体水平的影响,因此直接边际模型是一个自然的选择(从这里开始,为表述清晰,称边际模型为直接边际模型,以区别后面将提到的边际化模型)。1986年,Liang 和 Zeger 的开创性工作,提出了直接边际模型的半参数估计方法——广义估计方程方法,这一常用方法的特点是其并非基于似然函数进行估计,而是依赖估计方程和经验方差进行点估计和区间估计。尽管广义估计方程的估计方法具有一系列优良的性质,但其仅仅刻画了给定协变量情形下,响应变量联合分布的一阶矩,故对研究中关注的相关关系,分析效果不好,因其不能提供联合分布的高阶矩,意味着无法全面刻画个体重复观测间的关系。

由于希望通过前期响应变量观测与当前观测关系的角度,全面刻画个体重复观测间的关系,限于直接边际模型的不足,考虑使用边际转移模型。边际转移模型是由 Heagerty(2002)在传统模型的基础上提出的一类边际化模型。边际化模型的思路是在直接边际模型的基础上,加入另外一部分的模型,以描述个体重复观测间的相关,不同于直接边际模型的是,这部分模型实现了对高阶矩的刻画。边际转移模型中采用转移模型刻画个体重复观测间的相关,表达的是前期响应变量观测对当前观测的影响,对于响应变量为二分数据的研究,刻画了前期某种状态出现与否对当前某种状态出现与否的影响,可以为研究者揭示状态发展变化规律提供依据。同时从模型估计角度,边际转移模型采用最大似然估计得到,因而具有最大似然估计的许多优良特性,克服了直接边际模型中广义估计方程估计存在的缺陷。

4.4.3　边际转移模型的形式及假定

边际转移模型主要由 3 部分组成:表达响应变量与协变量关系的边际均值模型部分,表达个体重复观测间相关的依赖模型部分,以及第二部分中依赖参数的回归模型部分。

假定当前观测 Y_{ij} 仅仅依赖于前 q 期观测,$Y_{ij-1},\cdots,Y_{ij-q}$,称为 q 阶依赖的边际转移模型(marginal transition model),即 MTM(q),可以表述为式(4.2)的边际均值模型部分:

$$h(\mu_{ij}^M)=h\{E(Y_{ij}\mid X_i)\}=X_i^{\mathrm T}\beta^M \tag{4.2}$$

式(4.3)的依赖模型部分:

$$h(\mu_{ij}^C)=\Delta_{ij}(X_i)+\sum_{k=1}^q\gamma_{ij,k}\cdot y_{ij-k} \tag{4.3}$$

进一步假设依赖模型中的参数——依赖参数,服从式(4.4)的回归形式:

$$\gamma_{ij,k}=Z_{ij,k}^{\mathrm T}\alpha_k,\quad k=1,2,\cdots,q \tag{4.4}$$

这里通常协变量 $Z_{ij,k}$ 是 X_{ij} 的一个子集。

模型的基本思路可以通过图 4-3 表示(以二阶边际转移模型为例)。

其中,边际均值模型部分与直接边际模型中表达响应变量均值与协变量的关系式相同。$E(Y_{ij}|X_i)=\mu_{ij}^M$ 与协变量通过连接函数 $h(\cdot)$ 建立线性关系。这里假设 N 个个体,Y_{ij} 表示第 i 个个体的第 j 次观测值。Y_{ij} 可以为连续、二分类或计数变量。假设对于每个个体 i,观测次数为 n_i,不同个体的观测次数 n_i 可以是不

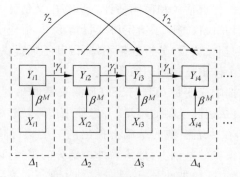

图 4-3　边际转移模型示意图

同的。

依赖模型部分与依赖参数的回归模型部分一起构成了纵向数据分析中的个体重复观测间的相关假定(或称相关结构)部分。与直接边际模型相比,这两部分替代了直接边际模型中,重复观测间相关的假定,直观上看,以模型的形式替代了简单假设相关结构的方式(设置相关矩阵)。如果将 $\Delta_{ij}(X_i)$ 改写为协变量的一个线性组合 $X_i'\beta^C$,则构成的模型为 q 阶转移模型,模型通过将响应变量的前 q 期观测引入模型中,实现了对相关关系的刻画。不同于转移模型的是,边际转移模型中 $\Delta_{ij}(X_i)$ 并非是直接参数化得到的,而是与对应的边际均值联合起来,给定参数 β^M 和 α_k 的情况下,得到响应变量的联合分布,这里 $\Delta_{ij}(X_i)$ 定义为参数 $(\beta^M,\boldsymbol{\alpha})$ 与协变量 $Z_{ij,k}$ 的函数(其中 $\boldsymbol{\alpha}=(\alpha_1,\cdots,\alpha_q)^\top$)。

可以看到,边际转移模型中的相关假定包含两个方面,其中之一为阶数的假定,反映的是前面几期观测会对当前观测有影响;另外一方面为依赖参数回归模型部分的假定,设定了依赖参数与协变量间的线性关系,依赖参数度量的是前期观测对当前观测的影响程度,而设定的线性关系反映的是协变量与这一影响强度的关系。与直接边际模型类似,边际转移模型中,个体重复观测间相关的假定是模型构建过程中的关键部分。模型的阶数设定可以根据研究问题的特点进行选择,同时边际转移模型提供了阶数检验,可以简便地用于模型阶数的设定。而依赖参数的回归模型部分,通常需要根据研究问题的特点设定模型,并根据对应的参数显著性检验及模型似然比检验确定。

显然,边际转移模型与直接边际模型类似,既可以用于连续数据的分析,又可以用于离散数据的分析。尽管如此,如同直接边际模型的大多数研究,对于边际转移模型,通常仅关注离散数据的建模,特别是二分纵向数据的分析。对于响应变量为二分类的情形,Y_{ij} 为二分变量,只能取 0 或 1。对于二分变量,通常的连接函数为 logit、probit 函数等。一般而言,边际转移模型中的边际均值模型部分和依赖模型部分的连接函数可以是不同的,通常选择二者相同,以保证均值模型参数和依赖参数具有共同的尺度。

二分纵向数据的 q 阶边际转移模型形式,边际均值模型部分如式(4.5):

$$\mathrm{logit}(\mu_{ij}^M) = h\{E(Y_{ij} \mid X_i)\} = X_i^{\mathrm{T}}\beta^M \tag{4.5}$$

依赖模型部分如式(4.6):

$$\mathrm{logit}(\mu_{ij}^C) = \Delta_{ij}(X_i) + \sum_{k=1}^{q}\gamma_{ij,k}y_{ij-k} \tag{4.6}$$

进一步假设依赖模型中的参数——依赖参数,服从式(4.7)的回归形式:

$$\gamma_{ij,k} = Z_{ij,k}^{\mathrm{T}}\alpha_k, \quad k = 1,2,\cdots,q \tag{4.7}$$

这里通常协变量 $Z_{ij,k}$ 是 X_{ij} 的一个子集。

4.4.4　数据背景及初步分析

本研究将边际转移模型应用于二分纵向数据中,所研究的数据来自"2 型糖尿病合并冠心病中医综合治疗方案研究"的临床研究项目。研究对象来自多中心(中国中医科学院广安门医院、北京大学第一医院、北京协和医院、卫生部北京医院、华中科技大学同济医学院等)的 2 型糖尿病合并冠心病病例,考察的样本为 157 名患者。其中 51 名患者采用西医治疗药物干预,治疗药物按现行的中国心血管疾病防治指南制定;106 名患者采用中药治疗药物干预,中药复方由基本方治本,随证加减方对应治其标。研究中,对研究病例进行了 8 次观测,观测期设为 0,1,2,3,4,5,6,7。其中西医干预方案中,0～7 期,患者始终采取西医治疗药物干预;而中医干预方案中,0～5 期,患者采用中医辨证治疗,而 6～7 期,患者停用中医辨证治疗,转而采取西医治疗。

研究中,记录了患者在 0～7 期疲倦乏力症状的有无,以及患者的一些重要背景信息,包括性别、年龄及糖尿病病程等,数据为平衡数据。感兴趣的研究问题是希望探索治疗干预及患者背景信息对患者糖尿病导致的疲倦乏力症状的影响,同时考察患者前期疲倦乏力症状存在与否对患者当前状态的影响,或者可以称为疾病状态的转移情况。这对研究人员合理制定糖尿病患者疲倦乏力症状改善的治疗干预计划有很大的帮助。本研究讨论的边际转移模型对这一问题是一个合适的方法,可以同时回答研究人员感兴趣的这两方面问题。

下面对响应变量——疲倦乏力症状,以及研究中关注的协变量——性别、年龄、糖尿病病程等指标进行简单的统计描述。

1. 疲倦乏力症状随观测期的变化

疲倦乏力症状随观测期的变化数据见表 4-9。

表 4-9 疲倦乏力症状随观测期的变化数据

症状发生情况	观测期（时间）							
	0	1	2	3	4	5	6	7
无疲倦乏力症状（$Y=0$）	37	55	66	81	86	88	80	76
存在疲倦乏力症状（$Y=1$）	120	102	91	76	71	69	77	81

从图 4-4 和表 4-9 可以看出在 0～7 期的观测中，存在疲倦乏力症状的患者数量减少。并且可以发现，治疗干预的前期存在疲倦乏力患者数量的下降较快，而治疗干预的中后期，存在症状的患者数量下降较慢，最后又有上升。根据这样的变化趋势，可以猜测存在疲倦乏力症状的概率随时间的变化很可能不是线性的，而是二次曲线的变化趋势，后面的模型中，将考虑引入时间（观测期）的二次项。

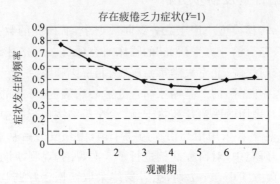

图 4-4 疲倦乏力症状随观测期的变化图

2. 治疗干预分组

两组的样本量分别为 51 和 106，见表 4-10 与图 4-5。

表 4-10 治疗干预组数据

治疗方案	西医治疗药物干预	中医治疗药物干预
患者数	51	106

表 4-11 与图 4-6 是两个治疗组在各个观测期疲倦乏力症状的发生数。同样可以发现，两组内疲倦乏力发生数都是先下降后上升的趋势，与上面全部样本在观测期的变化趋势一致，故与上面的猜测相同，存在疲倦乏力症状的概率随时间的变化很可能不是线性的，而是二次曲线的变化趋势。另外，从发生频率看，总体上说接受西医治疗药物干预的患者在基线时刻的病情更重，即有更高的比例存在疲倦乏力症状。

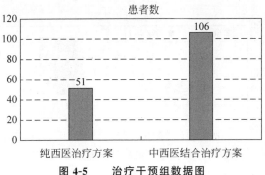

图 4-5　治疗干预组数据图

表 4-11　不同干预组随观测期变化数据

治疗方案	观测期（时间）							
	0	1	2	3	4	5	6	7
西医治疗药物干预	46	36	30	29	28	29	34	36
中医治疗药物干预	74	66	61	47	43	40	43	45

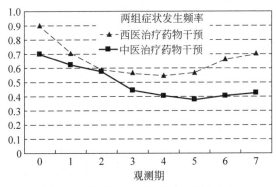

图 4-6　不同干预组随观测期的变化图

3. 年龄分组

年龄分组变量,以 60 岁为标准分组,60 岁以下组有患者 49 名,60 岁以上的患者有 108 名。另外,考虑到治疗干预的分组,年龄在两组内的比例是相近的,见表 4-12 和图 4-7。

表 4-12　不同干预组的年龄数据

	年龄：60 岁以下	年龄：60 岁以上
编码	0	1
患者数	49	108
西医治疗药物干预	15	36
中医治疗药物干预	34	72

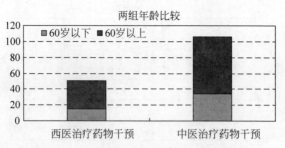

图 4-7　不同干预组年龄分组分布示意图

4. 性别分组

性别分组变量,其中,男性 88 名,女性 69 名。另外,考虑到治疗干预的分组,性别在两组内的比例是相近的,见表 4-13 和图 4-8。

表 4-13　不同干预组的性别数据

	男　性	女　性
编码	0	1
患者数	88	69
西医治疗药物干预患者数	30	21
中医治疗药物干预患者数	58	48

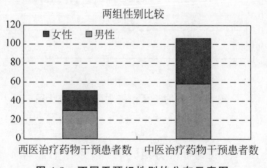

图 4-8　不同干预组性别的分布示意图

5. 糖尿病病程的分组

糖尿病病程分组变量,以病程 10 年为标准分组,10 年以下组有患者 83 名,60 岁以上的患者有 74 名。另外,考虑到治疗干预的分组,可以发现,西医治疗药物干预的患者,长病程的患者更多,见表 4-14 和图 4-9。

表 4-14　不同干预组的糖尿病病程数据

	糖尿病病程：10 年以下	糖尿病病程：10 年以上
编码	0	1
患者数	83	74
西医治疗药物干预	20	31
中医治疗药物干预	63	43

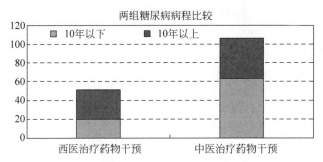

图 4-9　不同干预组的糖尿病病程分布示意图

6. 前期观测的影响

研究中感兴趣的问题之一是前期观测的影响效应,这里以 0 期观测和 1 期观测为例,分别观察 0 期观测为存在疲倦乏力症状或不存在疲倦乏力症状的患者在 1 期时的症状存在情况。

由表 4-15 及图 4-10 可以十分明显地看到,0 期观测存在疲倦乏力症状的患者有 82.5% 在 1 期观测时仍然存在疲倦乏力症状;而 0 期观测无疲倦乏力症状的患者仅仅有 8% 在 1 期观测时仍然存在疲倦乏力症状,由此揭示了症状的存在与否存在很强的前后依赖关系。

表 4-15　0 期观测对 1 期观测影响数据

1 期观测	0 期观测	
	无疲倦乏力症状(0)	存在疲倦乏力症状(1)
无疲倦乏力症状(0)	34	21
存在疲倦乏力症状(1)	3	99

这部分通过简单的描述统计,说明了数据的基本情况,在此基础上,对数据进行建模,探索西医治疗药物干预与中医治疗药物干预,以及年龄、性别、病程对糖尿病导致的疲倦乏力症状发展变化的影响,同时也关注观测前期的症状出现与否对后续观测的影响程度。这些问题将通过建立边际转移模型尝试解决。

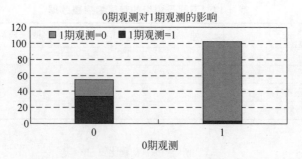

图 4-10　0 期观测对 1 期观测的影响关系示意图

4.4.5　边际转移模型构建

1. 模型形式

1）边际均值模型

$$\log\left(\frac{\Pr(Y_{ij}=1)}{\Pr(Y_{ij}=0)}\right)$$

$$=\beta_0+\beta_1\times\mathrm{group}_i+\beta_2\times\mathrm{time}_{ij}+\beta_3\times\mathrm{group}_i\times\mathrm{time}_{ij}+$$

$$\beta_4\times\mathrm{time}_{ij}^2+\beta_5\times\mathrm{group}_i\times\mathrm{time}_{ij}^2+\beta_6\times\mathrm{age}_i+\beta_7\times\mathrm{sex}_i+\beta_8\times\mathrm{bc}_i+$$

$$\beta_9\times\mathrm{age}_i\times\mathrm{time}_{ij}+\beta_{10}\times\mathrm{sex}_i\times\mathrm{time}_{ij}+\beta_{11}\times\mathrm{bc}_i\times\mathrm{time}_{ij}$$

可以看出模型中共有 11 个待估参数。边际模型部分的参数反映的是协变量对响应变量平均水平的影响效应,通过这部分参数的解释,将反映协变量对疲倦乏力症状的影响。

2）依赖模型

$$\log\left(\frac{\Pr(Y_{ij}=1\mid X_i,H_{ij})}{\Pr(Y_{ij}=0\mid X_i,H_{ij})}\right)=\Delta_{ij}(X_i)+\sum_{i=1}^{q}\gamma_{ij,k}\cdot y_{ij-k}$$

其中模型阶数 q 采用近似得分检验确定。

3）依赖参数 $\gamma_{ij,k}$ 的回归模型

依赖参数 $\gamma_{ij,k}$ 的回归模型取决于 Z_{ij} 的选取,Z_{ij} 为全部协变量的子集,这部分的选择取决于对依赖关系的认识。通常在边际转移模型的分析中,可以基于已有的认识,设定回归模型的几种形式,再通过模型评价及参数的显著性检验选择合适的形式,以得到最终的模型。这里设定三种形式:

（a）$\gamma_{ij,k}=\alpha_{ij,k}^{(0)}$

（b）$\gamma_{ij,k}=\alpha_{ij,k}^{(0)}+\alpha_{ij,k}^{(1)}\cdot\mathrm{time}_{ij}$

（c）$\gamma_{ij,k}=\alpha_{ij,k}^{(0)}+\alpha_{ij,k}^{(1)}\cdot\mathrm{time}_{ij}+\alpha_{ij,k}^{(2)}\cdot\mathrm{age}_i+\alpha_{ij,k}^{(3)}\cdot\mathrm{sex}_i+\alpha_{ij,k}^{(4)}\cdot\mathrm{bc}_i$

这三种形式表达了前期响应变量观测对当前观测影响效应的不同假设。形

式(a)假定两固定间隔的观测中,前期观测对当前观测的效应是固定不变的,即仅与间隔有关;形式(b)假定两固定间隔的观测中,前期观测对当前观测的效应是随时间线性变化的;形式(c)假定两固定间隔的观测中,前期观测对当前观测的效应不但随时间线性变化,也与个体的年龄、性别及糖尿病病程有关。

2. 形式的选择及估计结果

本研究采用 Bryan A. Comstock 和 Patrick J. Heagerty 编写的 R 软件包 MTM,估计边际转移模型。边际转移模型中,个体重复观测间的相关假定包含模型阶数的确定及依赖参数回归模型的确定,阶数检验采用第三部分说明的方法,依赖参数回归模型的确定将在给出的三种形式中,根据模型评价的似然比检验及模型中参数的显著性确定。在模型的建立过程中,首先设定模型的阶数为 1,接下来根据阶数检验,得到 2 阶的序列依赖是否存在,如果存在,则继续建立高阶的序列依赖模型。由于阶数检验是在依赖参数回归模型确定后进行的,依赖参数回归模型的设定也会对阶数检验产生影响,因此根据设定的三个依赖参数回归模型,分别得到三个 1 阶的边际转移模型,模型的分析结果如表 4-16 所示。

表 4-16　一阶边际转移模型结果

变　　量	MTM(1)-1		MTM(1)-2		MTM(1)-3	
	参数	标准误	参数	标准误	参数	标准误
边际模型部分,β^M						
截距项	1.34	0.465	1.399	0.468	1.359	0.462
分组	−0.943	0.37	−0.943	0.373	−0.985	0.372
时间	−0.788	0.162	−0.798	0.161	−0.779	0.164
分组×时间	0.317	0.177	0.291	0.176	0.297	0.181
时间的二次项	0.101	0.021	0.1	0.021	0.099	0.021
分组×时间的二次项	−0.052	0.023	−0.049	0.023	−0.049	0.023
年龄	0.384	0.347	0.316	0.343	0.349	0.339
性别	0.97	0.31	0.952	0.304	0.98	0.306
糖尿病病程	−0.393	0.329	−0.39	0.323	−0.347	0.323
年龄×时间	−0.054	0.05	−0.03	0.046	−0.033	0.047
性别×时间	−0.082	0.047	−0.072	0.044	−0.083	0.044
糖尿病病程×时间	0.064	0.051	0.062	0.047	0.051	0.049
一阶参数,α_1						
截距项	5.474	0.405	3.723	0.683	4.671	1.189
时间			0.443	0.203	0.449	0.213
糖尿病病程					−0.841	0.82
年龄					−0.511	0.905
性别					−0.43	0.833

续表

变　　量	MTM(1)-1		MTM(1)-2		MTM(1)-3	
	参数	标准误	参数	标准误	参数	标准误
二阶检验						
	检验统计量$=2.077$		检验统计量$=1.379$		检验统计量$=1.146$	
	$P=0.15$		$P=0.24$		$P=0.284$	
对数最大似然值						
	-373.601		-370.019		-368.113	

注：模型 1 表示 MTM(1)-1,模型 2 表示 MTM(1)-2,模型 3 表示 MTM(1)-3,依次对应依赖参数回归模型的三种形式。

根据表 4-16 的结果,首先考察依赖模型的阶数,采用阶数的近似得分检验(二阶检验,second-order test),三个模型都可以显示,二阶检验的 P 值大于 0.05,在 0.05 的水平下,不能拒绝二阶项的参数为 0,因此模型设置为一阶边际转移模型是合适的。接下来,依赖参数考察回归模型形式,一方面可以采用似然比检验的方法,比较嵌套模型的拟合效果;另一方面取决于依赖模型部分中参数的显著性。

采用似然比检验,对模型 1 与模型 2,$\Delta D=2\times(373.601-370.019)=3.582$,似然比检验 P 值为 0.058。对模型 2 与模型 3,$\Delta D=2\times(370.019-368.113)=1.906$,似然比检验 P 值为 0.592。再结合依赖参数回归模型中参数的显著性,模型 2 似乎是更合适的,其依赖参数回归模型对应时间项的参数的显著性检验,在 $\alpha=0.05$ 的水平下,显著不为 0,而模型 3 中糖尿病病程、性别、年龄项对应的参数都是不显著的,且其似然比检验表明,更复杂的模型 3 的拟合效果与模型 2 相比没有显著改善。而模型 2 与模型 1 相比,拟合效果的差异虽然在 $\alpha=0.05$ 的水平下不显著,但放宽到 $\alpha=0.10$ 的水平下二者拟合效果的差异显著,故综合这两部分的分析,模型 2 是合适的。同时,由于本研究目的之一是探索协变量与疲倦乏力症状的关系,关注的效应包括治疗干预效应、性别、年龄及病程,故在模型的边际均值模型部分,不再根据参数的显著性进行模型的选择,而是通过参数的估计及对应的显著性指标对关注的效应与疲倦乏力症状间的关系进行评价。

4.4.6　模型参数的解释

根据上述分析最终选择一阶边际转移模型,其中依赖模型部分中的前期观测对当前观测的直接效应仅仅是随时间呈线性变化,参数的估计结果见表 4-16 的 MTM(1)-2 列。

1. 依赖模型部分参数的解释

一阶依赖参数取决于观测时间,$\gamma_{ij,1}=\alpha_{1,0}+\alpha_{1,1}\times\mathrm{time}_{ij}$,估计得到的一阶依

赖部分的参数 $\hat{\alpha}_{1,0} = 3.723$,时间项参数 $\hat{\alpha}_{1,1} = 0.443, Z = 0.443/0.203 = 2.182$,$P = 0.029$,则对应不同的观测期 1～7,$\gamma_{ij,1}$ 的取值分别为

$$(4.166, 4.609, 5.052, 5.495, 5.938, 6.381, 6.824)$$

这意味着从观测期 1 至观测期 7,相对于前一期观测无疲倦乏力症状的患者,前一期观测存在疲倦乏力症状的患者当前观测存在疲倦乏力症状的对数优势比的值。可以看到,前一期存在疲倦乏力症状的患者有很大的可能在当期仍存在疲倦乏力症状,并且随着干预治疗期的深入,可能性在增大,表明这种序列依赖是随时间增加的。

换言之,药物治疗干预的过程中,存在疲倦乏力症状的患者越来越难以转移到症状消失的状态,可以推测无论中医药物治疗干预还是西医药物治疗干预,治疗干预的初期相比治疗的后期,更可能对患者症状的改善产生好的效果。这似乎预示着,现有的治疗干预对疲倦乏力症状的改善长期效果不好,需要思考其中的原因,对现有的治疗干预进行修正,以优化症状改善的效果。

2. 边际均值模型部分参数的解释

研究中,十分关心治疗干预对疲倦乏力症状的影响,其中 $\hat{\beta}_1 = -0.943, Z = -0.943/0.373 = -2.528, P = 0.0115$,表明基线时刻($\text{time}_{ij} = 0$),对疲倦乏力症状而言,中医治疗患者的对数优势比相对西医治疗患者低 0.943,表明基线时刻,即进入治疗流程时,整体上看接受中医治疗药物干预的患者存在疲倦乏力症状的概率低于接受西医治疗药物干预的患者,反映了本研究中,进入中医治疗药物干预的患者疲倦乏力的症状轻于接受西医治疗药物干预的患者。

干预治疗对疲倦乏力症状在观察期内变化的分析取决于治疗干预效应、时间效应及治疗干预与时间的交互效应。对于西医药物治疗干预组,其中 $\hat{\beta}_2 = -0.798$,$Z = -0.798/0.161 = -4.957, P < 0.0001$。$\hat{\beta}_4 = 0.100, Z = 0.100/0.021 = 4.762, P < 0.0001$。观测时间的一次项与二次项都是十分显著的,表明在西医药物治疗干预组中($\text{group}_i = 0$),时间每增加一个单位,疲倦乏力症状的对数优势比的变化为 $-0.898 + 0.200 \times \text{time}_{ij}$ ($= \hat{\beta}_2 \times [\text{time}_{ij} - (\text{time}_{ij} - 1)] + \hat{\beta}_4 \times [\text{time}_{ij}^2 - (\text{time}_{ij} - 1)^2]$),对应的 time_{ij} 取值为 $(1,2,3,4,5,6,7)$,则对数优势比的变化为

$$(-0.698, -0.498, -0.298, 0.098, 0.102, 0.302, 0.502)$$

表现的趋势是西医药物治疗在初期可以很强地改善疲倦乏力症状,后续的治疗中改善幅度逐渐变小,直至观测期 4($\text{time}_{ij} = 4$),疲倦乏力症状的对数优势比为正,疲倦乏力症状发生的危险增高,治疗的效果不明显,而至观测期 7($\text{time}_{ij} = 7$),疲倦乏力症状对应的对数优势比的改变为 0.502,疲倦乏力症状发生的危险增加得更快。

对于中医药物治疗的分析,其中 $\hat{\beta}_3 = 0.291, Z = 0.291/0.176 = 1.653, P =$

0.0983。$\hat{\beta}_5 = -0.049$，$Z = -0.049/0.023 = 2.130$，$P = 0.0332$。观测时间的一次项与二次项都是显著的（一次项 $P = 0.0983$，在 0.05 的显著性水平下不显著而在显著性水平放宽至 0.10 的情形下，可以认为其是显著的），表明在中医药物治疗下（$\text{group}_i = 0$），时间每增加一个单位，疲倦乏力症状的对数优势比的变化为 $-0.558 + 0.102 \times \text{time}_{ij}$ ($= (\hat{\beta}_2 + \hat{\beta}_3) \times [\text{time}_{ij} - (\text{time}_{ij} - 1)] + (\hat{\beta}_4 + \hat{\beta}_5) \times [\text{time}_{ij}^2 - (\text{time}_{ij} - 1)^2]$)，对应的 time_{ij} 取值为 $(1,2,3,4,5,6,7)$，则对数优势比的变化为

$$(-0.456, -0.354, -0.252, -0.150, -0.048, 0.054, 0.156)$$

表现的趋势是中医药物治疗在初期可以改善疲倦乏力症状，但相比于西医药物治疗，对数优势比的变化略小，也就是说疗效的改善不如西医药物治疗；而后续的治疗中改善幅度逐渐变小，直至观测期 6（$\text{time}_{ij} = 6$），症状发生的概率才转而增大，表明在中医药物治疗中，患者的疲倦乏力症状明显改善，相比于西医药物治疗，这样的情况发生的较晚；在观测期 7（$\text{time}_{ij} = 7$），症状对应的对数优势比为 0.156，疲倦乏力症状发生的危险增高，但这也远好于西医药物治疗在该观测期的情况。整体上看，中、西医药物治疗，疲倦乏力症状的发生概率随观测时间都呈现先降后升的二次曲线变化，体现了现有的治疗对患者症状的长期改善效果不佳。但中医治疗药物干预对症状改善的效果更加平稳，效果更加持久。

接下来关注的是性别对疲倦乏力症状改善的影响，其中 $\hat{\beta}_7 = 0.952$，且有 $Z = 0.952/0.304 = 3.132$，$P = 0.0017$，表明全体患者中女性比男性存在疲倦乏力症状的对数优势比大 0.923，即女性出现疲倦乏力症状的危险高于男性。另外，女性似乎表现出疲倦乏力症状更好的改善，性别与时间的交互效应的 95% 置信区间为 (-0.072 ± 0.086)，但交互效应在 0.05 甚至 0.10 的显著性水平下不显著。余下的年龄及糖尿病病程对疲倦乏力症状改善的影响，年龄分组的主效应似乎表明基线时刻高年龄组患者疲倦乏力的症状更加严重，主效应的 95% 置信区间为 (0.316 ± 0.672)；另外高年龄组患者似乎表现出疲倦乏力症状更好的改善，年龄分组与时间的交互效应的 95% 置信区间为 (-0.030 ± 0.090)；糖尿病病程的主效应似乎表明基线时刻长病程的患者疲倦乏力症状略轻，主效应的 95% 置信区间为 (-0.039 ± 0.633)；长病程患者似乎表现出疲倦乏力症状较差的改善，病程与时间的交互效应的 95% 置信区间为 (0.062 ± 0.092)。当然，上面的这几项在 0.05 甚至 0.10 的显著性水平下都是不显著的。

综合上面的边际模型部分参数估计的解释，对研究中关心的问题，中医药物治疗干预对糖尿病患者疲倦乏力症状的改善显著地优于西医药物治疗干预，而其他的个人背景因素，包括性别、年龄、糖尿病病程对患者疲倦乏力症状的改善无显著影响。另外，由于性别主效应显著，表明女性出现疲倦乏力症状的概率高于男性。

参 考 文 献

BAHADUR R R, 1961. A representation of the joint distribution of responses to n dichotomous items[J]. Solomon H, editor. Studies in Item Analysis and Prediction. Stanford University Press: 158-168.

CAREY V, ZEGER S L, DIGGLE P, 1993. Modelling multivariate binary data with alternating logistic regressions[J]. Biometrika, 80(3), 517-526.

CROWDER M J, HAND D J, 1990. Univariate analysis of variance//Analysis of repeated measures[M]. Chapman and Hall, London.

DALE J R, 1986. Global cross-ratio models for bivariate, discrete, ordered responses [J]. Biometries, 42: 909-917.

DIGGLE P, LIANG K Y, ZEGER S L, 1994. Longitudinal data analysis[M]. New York: Oxford University Press.

FITZMANRICE G, MOLENBERGHS G, 2009. Advances in longitudinal data analysis: an historical perspective[M]//G. Fitzmaurice, M. Davidian, G. Verbeke, G. Molenberghs(Eds.) Longitudinal Data Analysis. CRC Press.

HEAGERTY P J, 2002. Marginalized transition models and likelihood inference for longitudinal categorical date[J]. Biometrics, 58(2): 342-351.

LIANG K Y, ZEGER S L, 1986. Longitudinal data analysis using generalized linear models[J]. Biometrika, 73(1), 13-22.

LIANG K Y, ZEGER S L, QAQISH B, 1992. Multivariate regression analyses for categorical data [J]. Journal of the Royal Statistical Society: Series B, 54(1), 3-24.

LIPSITZ S R, LAIRD N M, HARRINGTON D P, 1991. Generalized estimating equations for correlated binary data: using the odds ratio as a measure of association[J]. Biometrika, 78(1), 153-160.

PRENTICE R L, 1988. Correlated binary regression with covariates specific to each binary observation[J]. Biometrics, 1033-1048.

SHERMAN M, CESSIE S L, 1997. A comparison between bootstrap methods and generalized estimating equations for correlated outcomes in generalized linear models[J]. Communications in Statistics-Simulation and Computation, 26(3), 901-925.

ZHAO L P, PRENTICE R L, 1990. Correlated binary regression using a quadratic exponential model[J]. Biometrika, 77(3), 642-648.

第5章　疾病影响因素的变量选择

5.1　研究背景与意义

在复杂的中医临床干预研究中,研究者纳入研究的症状、证候、理化指标等因素通常很多,且症状与症状之间、证候与证候之间、证候与理化指标之间可能存在大量的多重共线性和协同关系。如果直接将上述众多可观测到的影响因素纳入同一模型进行分析,将使得模型结构变复杂,估计结果解释性变差。变量间的共线性问题会造成模型统计推断失效、预测精度低。特别地,复杂的研究模型会令研究者将大量的人力、物力成本浪费在并不重要的影响因素的数据采集工作上。另外,当纳入众多对响应变量影响甚微的协变量,甚至可能湮没了那些很重要的协变量(影响因素)的作用,造成对实际现象解释和本质规律认识的偏误甚至悖离,这在临床医学领域可能造成对疾病的预防、诊断、治疗出现严重失误。

针对上述问题,研究者希望在临床研究中筛选出那些真正"起作用的影响因素",即众多可观测到的协变量(比如,中医症状、理化指标、生活习惯等)中对响应变量(比如,中医证候类型、疾病状态等)有重要影响的因素。解决此问题的一个重要手段就是变量选择方法。变量选择方法通过选择出那些对响应变量真正重要的协变量,而剔除掉那些对响应变量没有影响或者影响甚微以至可以忽略的变量,可以避免过多协变量带来的多重共线性和模型统计推断失效等问题。这样做主要有两个好处:一是使得模型更加简洁,响应变量和少数协变量之间的关系更加清晰,易于解释;二是能在一定程度上解决多重共线性问题,使得参数估计方差较小、比较稳定。

在中医疾病风险因素的变量选择中,有两个问题需要研究者特别关注。首先,医学研究中的影响因素往往是类别型的定性变量,譬如证候的有无、症状的程度(无、轻、中、重)等。虽然研究者可以通过引入哑变量处理模型中的定性变量,但传统的变量选择方法会带来结果解释性问题,需要使用成组变量选择的方法进行研究。另一方面,临床研究中存在结局变量不平衡问题。不平衡是指结局变量中某些类别的样本数远少于其他类的情况,比如当以某种疾病的死亡与否作为结局变量时,研究对象中死亡的人数可能只占总人数的 5%。如果在疾病影响因素的变量选择研究中不针对解决变量的不平衡问题进行改进,会导致影响因素选择的错误。更重要的是,虽然此时模型的整体预测精度尚可,但对于死亡人群的预测精度将大大降低,导致模型的风险甄别效果下降。因此,当研究数据中存在结局变量不平衡问题时,一定要针对数据结构改进变量选择的分析方法。

常用的变量选择方法有逐步回归法、收缩罚方法、机器学习方法等。其中逐步回归法最易理解与操作,但其不易处理上述定性协变量(譬如症状变量)的成组选择问题。特别地,如果研究者已经知道协变量之间存在某种结构关系信息,也无法在逐步回归法中加以利用。相比之下,收缩罚方法对上述两问题的处理具有自然的优势,并可以稍加改进以解决上述不平衡数据的问题。机器学习方法是近年来发展起来的算法模型,适用于具有大样本量、非线性关系的数据。但由于机器学习方法单纯以预测或分类为目标,其估计结果往往只能有相对解释含义,不像基于回归模型的逐步回归法和收缩罚法具有直观的参数解释意义。鉴于此,研究者在进行含有变量选择的中医研究时,应根据研究目的和数据特点选择适合的方法。本章首先介绍变量选择方法的基本思路与常用模型,并通过两个应用实例分别针对中医疾病影响因素的变量选择研究中的定性影响因素和不平衡问题展开讨论。

5.2　变量选择的基本思路

5.2.1　概述

最传统的变量选择方法有向前选择、向后剔除、逐步回归以及最优子集选择等。前三者的思想类似,以逐步回归为例,其基本思想是将协变量一个一个地引入模型,引入变量的条件是回归模型的残差平方和发生显著变化,同时每引入一个新变量后,对已选入的变量要进行逐个检验,将不显著变量剔除,这样保证最后所得的变量子集中的所有变量都是显著的。这是一种比较粗糙的变量选择方法,它能够在一定程度上避免多重共线性的影响,然而其计算量较大,且当协变量之间存在较强的相关性时,最终选择出来的变量子集可能是局部最优的,即可能遗漏掉重要的变量,同时选择结果不稳定。最优子集选择通过遍历协变量的所有子集,对每一个候选模型根据 AIC 或 C_p 等准则来评价其预测精度,然后选择一个预测能力最优的变量子集进行建模。显然,最优子集选择的计算量极大,随协变量个数呈指数级增加。同时它是离散过程,数据的很小波动都可能引起选择模型的很大变化,即存在较大方差,降低了选择模型的稳定性和准确性(Hastie et al.,2009)。

由于上述传统的变量选择方法具有不稳定性,Zou 和 Hastie(2005)提出,一个理想的变量选择模型应该能将变量选择和模型估计嵌入一个单一的优化过程中。在过去的十多年中,统计学界提出了很多能够同时进行变量选择和模型估计的方法,其中应用最广泛的是以 Lasso(Tibshirani,1996)为代表的收缩罚方法,它通过对回归系数进行压缩,使一些很小的系数缩减为 0,这样就将相应不重要的变量从模型中剔除,达到变量选择的效果。收缩罚方法因其计算简单、参数估计性质良好、易于解释等优点,受到了理论研究和实际工作者的极大关注。另外一类实际应用也较为广泛的变量选择方法是机器学习的方法,也称数据挖掘方法或算法模型,包括决策树、随机森林、人工神经网络、支持向量机等,它们主要依赖于算法的解决,虽然理论性质不如惩罚似然方法好,但其对数据类型的要求较低,适用范围比较广。

5.2.2 收缩罚方法

1. 基本原理

收缩罚方法是在最小二乘估计或极大似然估计的基础上,对似然函数加上一个关于回归系数 $\boldsymbol{\beta}$ 的惩罚项,这样对系数进行压缩,将某些系数压缩为 0,从而达到变量选择的目的。设研究对象包括 n 个受试个体,响应变量为 $\boldsymbol{y} = (y_1, y_2, \cdots, y_n)^{\mathrm{T}}$,协变量矩阵为 $\boldsymbol{X} = (\boldsymbol{x}_1, \boldsymbol{x}_2, \cdots, \boldsymbol{x}_n)^{\mathrm{T}}$,其中 $\boldsymbol{x}_i = (x_{i1}, x_{i2}, \cdots, x_{ip})^{\mathrm{T}}$ 为 p 维向量,$i = 1, 2, \cdots, n$。根据响应变量 $\boldsymbol{y}$ 的类型,对其建立如下线性回归模型:

$$y_i = \beta_0 + \boldsymbol{x}_i^{\mathrm{T}} \boldsymbol{\beta} + \varepsilon_i \tag{5.1}$$

或 logistic 回归模型

$$\mathrm{logit}(p_\beta(\boldsymbol{x}_i)) = \beta_0 + \boldsymbol{x}_i^{\mathrm{T}} \boldsymbol{\beta} \tag{5.2}$$

其中 $\mathrm{logit}(p_\beta(\boldsymbol{x}_i)) = \log\left(\dfrac{p_\beta(\boldsymbol{x}_i)}{1 - p_\beta(\boldsymbol{x}_i)}\right)$,$p_\beta(\boldsymbol{x}_i) = P_\beta(\boldsymbol{y}_i = 1 | \boldsymbol{x}_i)$。

收缩罚方法对回归系数 $\boldsymbol{\beta}$ 的估计是通过最小化式(5.3)得到的:

$$-l(\boldsymbol{\beta}) + \sum_{j=1}^{p} p_\lambda(|\beta_j|) \tag{5.3}$$

其中 $l(\cdot)$ 为回归模型的对数似然函数,对于线性模型,$l(\boldsymbol{\beta}) = -\|\boldsymbol{y} - \boldsymbol{X}\boldsymbol{\beta}\|^2$,对于 logistic 模型,$l(\boldsymbol{\beta}) = \sum_{i=1}^{n} y_i(\beta_0 + \boldsymbol{x}_i^{\mathrm{T}} \boldsymbol{\beta}) - \log[1 + \exp\{\beta_0 + \boldsymbol{x}_i^{\mathrm{T}} \boldsymbol{\beta}\}]$。调整参数 λ 是调整参数,它控制惩罚函数 $p_\lambda(|\beta_j|)$ 对回归系数的压缩程度。一般情况下,λ 越大,惩罚函数的压缩程度越大,选择出来的协变量就越少。通常可以用交叉验证方法或 AIC、BIC、GCV 等准则来确定最优的 λ,一旦调整参数 λ 确定,模型的变量选择和参数估计就可以同时完成。

2. 应用说明

选取不同的罚函数,即得到不同的收缩罚变量选择方法。几种比较有代表性的罚函数是岭回归、Lasso、弹性网(elastic net)、SCAD 和 MCP。其中 Lasso (Tibshirani,1996,2011)是最为经典的收缩罚方法,其罚函数形式为 $p_\lambda(|\beta_j|) = \lambda|\beta_j|$,因其优良的理论性质和简便的计算方法而得到了广泛应用。其他各种罚函数的具体形式在这里不详细介绍,主要讨论它们对数据类型的要求、适用情况及优缺点等。

岭回归主要是为解决多重共线性问题而提出的。当协变量之间高度相关时,普通的最小二乘方法或极大似然方法无法求解或者估计结果极不稳定,而岭回归用较小的估计偏差换取大幅度减小的估计方差,从而能得到比较稳定的估计。不过岭回归只是在普通最小二乘估计的基础上对回归系数进行压缩,并不能进行变量选择,所以从模型解释性的角度,岭回归相比于最小二乘并没有改进。Lasso 的最明显优点是其变量选择作用,往往能得到比较简洁的模型,同时其模型预测能力也通常优于最小二乘和岭回归。不过 Lasso 也有一定的局限性:①参数估计有偏;②当协变量高度相关时,Lasso 倾向于选择相关性较大的协变量中的某一个,而将其他的都剔除掉(Zou,Hastie,2005),而且此时 Lasso 倾向于产生两极化的系数估计,极不稳定。因此,如果相关性较高的协变量对研究的响应变量都有重要影响,那么 Lasso 会遗失重要变量,此时其参数估计稳定性和模型预测表现通常不如岭回归(Tibshirani,1996);③当协变量个数 $p >$ 样本量 n 时,Lasso 最多只能选择出 n 个变量,此时其选择结果极不稳定,且很可能错误剔除掉重要变量。因此通常认为 Lasso 不适合 $p > n$ 的情况。

实际应用中研究者通常并不特别关注参数估计是否无偏,只要参数符号正确即可,而且完全可以选出重要变量之后再使用最小二乘或极大似然等无偏估计方法来进行参数估计。所以 Lasso 估计有偏在实际中并不是一个重要的缺点,研究者更关注当协变量存在显著相关性时对 Lasso 的改进方法,弹性网就是一种。弹性网(Zou,Hastie,2005)的罚函数是岭回归和 Lasso 的线性组合,所以也融合了二者的优点,当协变量高度相关时,它的选择结果明显比 Lasso 更加稳定。而且弹性网倾向于将一组强相关协变量(一组协变量之间强相关也称为存在成组效应)都选入或者都剔除出模型,这通常更符合实际,也更易于解释。另外,当 $p > n$ 时,弹性网同样适用,它可以选出多于 p 个变量。SCAD 罚(Fan,Li,2001)和 MCP 罚(Zhang,2010)主要是为解决 Lasso 估计有偏而提出的,它们具有更好的理论性质,当回归系数较大时,其估计是渐近无偏的。另外,SCAD 和 MCP 有更大的可能性将很小的系数压缩为 0,因此它们选择的模型通常相比于 Lasso 更加简洁,且适用于 $p > n$ 的情况。

3. 成组变量选择

中医研究中经常遇到的一种情况是协变量之间存在成组结构。例如,在骨质疏松症风险因素筛选研究中,中医症状"下肢抽搐"是一个取值为"从不、偶尔、有时、常常、经常"的五级定序尺度变量,在回归模型中需要引入 4 个哑变量。从解释角度出发,由同一危险因素生成的哑变量应成为一组,应当同时被选择或同时被剔除。若使用传统的没有考虑这种分组结构的变量选择方法(如 Lasso),可能只选择出一组中的部分哑变量,且选择结果会因为参照水平的不同(如以"从不"作为参照水平和以"经常"作为参照水平)而不同。因此,对于这种包含多分类尺度危险因素的变量选择问题,Lasso 方法选择的结果不好解释,且研究者无法确定某因素(譬如下肢抽搐)是否与疾病风险相关,或无法确认相关性的程度。解决这种问题可以使用考虑了成组结构的变量选择方法,如 Group Lasso(Yuan,Lin,2006)、Group MCP(Huang,Breheny,Ma,2012)等。

假设协变量分为 G 个组,第 $g(g=1,2,\cdots,G)$ 组协变量的自由度(协变量个数)为 df_g,重写 $\boldsymbol{x}_i=(\boldsymbol{x}_{i,1}^{\mathrm{T}},\cdots,\boldsymbol{x}_{i,G}^{\mathrm{T}})^{\mathrm{T}}$,记 $\boldsymbol{\beta}_g$ 为第 g 组协变量的回归系数,β_0 为截距。此时 Group Lasso 估计是通过最小化式(5.4)得到的:

$$-l(\boldsymbol{\beta})+\lambda\sum_{g=1}^{G}s(\mathrm{df}_g)\parallel\boldsymbol{\beta}_g\parallel_2 \tag{5.4}$$

其中,$l(\boldsymbol{\beta})=\sum_{i=1}^{n}y_i\left(\beta_0+\sum_{g=1}^{G}\boldsymbol{x}_{i,g}^{\mathrm{T}}\boldsymbol{\beta}_g\right)-\log\left[1+\exp\left\{\beta_0+\sum_{g=1}^{G}\boldsymbol{x}_{i,g}^{\mathrm{T}}\boldsymbol{\beta}_g\right\}\right]$,$s(\cdot)$ 是对自由度的调整函数,例如可取 $s(\mathrm{df}_g)=\mathrm{df}_g^{1/2}$(Yuan,Lin,2006)。

由式(5.4)可见,Group Lasso 包含两个层次的罚:组间是 Lasso 罚,对组进行选择;组内是岭回归,对组内变量进行压缩,同一组变量或者全部被选择,或者全部被剔除。

4. 不平衡数据的处理

当响应变量是二分类的疾病状态(如死亡与否、证候存在与否等)时,预测模型往往以数据分布平衡或者不同类别的误判代价相同为前提,将整体错误率最小化。因此,当响应变量存在不平衡情况时(譬如死亡人数仅为总认识的 5%),少数类(死亡类)的识别度提高常以多数类的判别精度大幅度降低为代价,易导致结果向多数类的正确识别倾斜。常见的不平衡数据处理思路有数据层面和算法层面两方面改进。

数据层面改进通过重抽样技术使数据分布重新达到平衡,再将传统分类预测方法应用于新生成的平衡数据中。Tomek link(Ivan,1976)是一种欠抽样方法,用于剔除多类样本中的边界和噪声数据,减少对少数类判别时的干扰;压缩近邻 CNN(Hart,1968)则旨在找出一致子集,该子集应具有代表性使对其他样本通过 1-NN 分类时能做出正确判断,即有效剔除多数类样本中远离决策边界的样本点,这些数据与少数类区分度过于明显对决策边界的判定影响较小;SMOTE (Chawla et al.,2002)过抽样通过对少数类样本间插值生成新的少数类样本,但其前提假设为相邻少数类样本之间也应为少数类数据,而忽略了多数类中噪声数据的影响,即少数类样本附近多数类数据的分布。总体而言,欠抽样往往导致信息的损失,过抽样易使模型估计过拟合。

算法层面改进主要有代价敏感和集成学习两种方法处理不平衡数据问题。代价敏感学习是赋予两类数据不同的错分代价,因为少数类的正确识别比多数类更为重要,正如没有识别死亡者造成的损失远大于对生存者的误判。有两种常见的代价敏感学习方法,第一类是直接构建适用于不平衡数据的学习模型,如改进后的决策树在选取属性以及分裂值时将最小错分代价作为参考(Drummond,Holte,

2000);代价敏感的 SVM(Veropoulos et al.,1999)算法在计算超平面过程时将代价引入目标函数中;ICET(Turney,1995)底层为决策树实现,通过在遗传算法中引入错分代价改变底层分类的偏向。集成算法的思路主要是多个分类器投票得到最终的评价结果,每个分类器可以来自对数据的抽样,或者自适应提升算法。在算法层面改进中,模型选择的目标在于对诊断保持高的灵敏度值的同时尽可能降低其整体错误率,即在灵敏度与特异度间维持平衡,不能为了灵敏度过度损失特异度,反之亦然。因此,一个综合灵敏度与特异度的指标则显得尤为重要。在此提出两种满足要求的评价指标作为模型选择与预测的标准。

1) Youden 指数

$$\text{Youden 指数} = \text{灵敏度} + \text{特异度} - 1$$

因为灵敏度与特异度均为分类阈值的函数,又可写作

$$\text{Youden 指数} = \int_{\theta}^{+\infty} p_1(x)\,\mathrm{d}x + \int_{\theta}^{+\infty} p_0(x)\,\mathrm{d}x - 1$$

该指数是特异度与灵敏度的综合评价方法,是对多数类和少数类在数量单位上平衡后对总体估计效果的测量,体现正确预测少数类和多数类的总能力。只有在灵敏度和特异度均较高时才会有较高取值,适用于假阴性和假阳性危害同等重要的情况。最优分类阈值的选取为

$$c = \operatorname{argmax} \text{Youden 指数} = \operatorname*{argmax}_{\theta} \left(\int_{\theta}^{+\infty} p_1(x)\,\mathrm{d}x + \int_{\theta}^{+\infty} p_0(x)\,\mathrm{d}x - 1 \right)$$

2) G-Mean

$$\text{G-Mean} = \sqrt{\text{灵敏度} \times \text{特异度}} = \sqrt{\int_{\theta}^{+\infty} p_1(x)\,\mathrm{d}x \times \int_{\theta}^{+\infty} p_0(x)\,\mathrm{d}x}$$

考虑到灵敏度与特异度呈反比,Kubat 等(1997)提出了此评价方法。同样只有在灵敏度和特异度均取值较高时 G-Mean 才会有高的得分。G-Mean 是非线性函数,当灵敏度较小时,一个小的提升就能使 G-Mean 增长更快,这就保证我们所关注的灵敏度会达到较为理想的水平不至于过小。最优分类阈值的估计:

$$c = \operatorname{argmax} \text{G-Mean} = \operatorname*{argmax}_{\theta} \left(\sqrt{\int_{\theta}^{+\infty} p_1(x)\,\mathrm{d}x \times \int_{\theta}^{+\infty} p_0(x)\,\mathrm{d}x} \right)$$

5.2.3 机器学习方法

上面介绍的收缩罚方法是基于回归模型的,对数据都有一定的要求或假定,比如假定误差项相互独立服从某种函数分布等,而且模型本身也有比较明确的数学形式,模型的拟合优劣大都可以根据对数据的分布假定得到的检验来判断。然而,在很多情况下,人们根本无法对真实世界数据的分布做任何假定,同时复杂的数据形式也很难用有限的数学公式来描述。机器学习的变量选择方法就是对数据不做

任何假定,主要基于算法或程序来进行,结果的好坏则通过交叉验证(cross-validation)来评价。机器学习方法主要有支持向量机、决策树、随机森林、Boosting、人工神经网络等,这里仅简单介绍决策树和随机森林的基本思想。

以简单的决策树为例,当用于回归时(响应变量为连续型)称为回归树,用于分类时(响应变量为分类型)称为分类树。该方法主要基于递归划分的思想,不断地利用独立的验证数据集对根据训练数据集生长的树进行分割,最终可以得到每个协变量观测值对应的响应变量预测值。决策树使用简单,容易解释,但是其本身受数据影响较大,不够稳定,且容易过拟合(也即对数据的拟合精度很高,但预测精度很低),属于一种弱学习器。随机森林是以决策树作为基本决策单元构造出来的一种组合方法,它将大量决策树结合起来,可以大大减少单棵决策树预测的不稳定性,对异常值和噪声具有较高的稳健性,预测精度很高,且一般不会出现过拟合现象,属于一种强学习器。

机器学习方法以基于数据的交叉验证为评判标准,所以模型的拟合和预测效果往往都较好。不过,这些方法通常是给出协变量重要性的一个排序,并不会自动进行变量选择,所以还需要人工进行变量的筛选。实际中可以利用交叉验证,选择出一个比较简洁,同时预测精度也在可接受范围内的模型。

虽然机器学习的方法不需要建立明确的数学模型,应用起来比较方便,但它相比于收缩罚方法更易出现过拟合问题,且当数据基本能满足分布假定时,机器学习方法的精度也不如收缩罚方法高,所以,对于实际数据,研究者应当首先考虑是否可以利用收缩罚方法来进行变量选择。

变量选择可以在一定程度上解决原始协变量之间的多重共线性问题,但是当协变量之间共线性程度很严重时,变量选择和参数估计的效果往往较差。此时最好首先分析哪些变量之间存在高度相关性,探讨这些变量之间的内在联系,它们是应当作为一组完全保留或完全剔除,还是应当只保留一个对响应变量影响最大的,这些应当充分考虑。例如中医研究中大量症状、证候、理化指标等因素之间的相关性和协同关系是有其内在医学关联的,通常并不能完全由数据反映,在做变量选择时需要由专业的医学人士先进行分析和筛选。

5.3　影响因素筛选的成组变量选择

建立疾病(或中医证候)风险模型是中医研究中的常用方法。譬如对于骨质疏松,其诊断金标准为骨密度值(the bone mineral density,BMD)(Blake,Fogelman,2010),由于检测费用问题很难在社区预防工作中广泛使用。实际上,并不是所有居民都存在罹患骨质疏松的风险,如果可以根据流行病调查数据建立骨质疏松风险模型,筛查高风险人群并做骨密度检查,则可以建立有效的、经济的、可行的社区骨质疏松防治机制。既往西医研究中已经发现很多骨质疏松的危险因素(Akdeniz et al.,2009;Lane,2011),而在中医证候理论中,骨质疏松是肾虚的临床表现之一(Wang et al.,2010),肾虚的临床症状也是骨质疏松的危险因素。这为建立骨质疏松风险模型奠定了基础。

在疾病风险模型构建中,一个重点是确定研究中用于衡量风险的响应变量,根据其数据尺度确定适当的模型。譬如,当响应变量为连续型随机变量(如某个理化指标测量值)时,可采用一般线性回归模型;当响应变量为二分类随机变量(如证候的有/无)时,可采用 logistic 模型;当响应变量为计数型随机变量(如单位时间内疾病发作的次数)时,可采用对数线性模型,等等。另一个重点是研究者需要建立复杂程度适当的模型。若模型中用于解释响应变量变化的协变量考虑不足,会因忽略影响因素而影响模型预测效果。但是,若纳入所有因素的风险模型过于复杂(譬如骨质疏松研究中共有 52 个危险因素),一方面会大大提升数据采集的成本,另一方面可能会增加测量误差的影响,造成判断误差并未减小而工作量增大的困境。因此,在疾病风险模型相关研究中需要考虑使用适合的危险因素变量选择方法。

由于用于预测疾病风险的大部分中医症状(或医学指标)都是定序尺度(譬如,无、轻、中、重)的变量,传统的逐步回归变量选择方法和非结构化的收缩罚(如Lasso、SCAD 等)方法不适合直接应用于此类定性变量的量化选择。以骨质疏松研究中的重要中医症状"下肢抽搐"为例,变量为"从不、偶尔、有时、常常、经常"的五级定序尺度,在模型中需要引入 4 个哑变量(记为 V1~V4)。从解释角度出发,由同一危险因素生成的哑变量应同时被选中(或不被选中)。若使用传统的 Lasso法直接加罚,可能只选中 V2 和 V4 两个哑变量。更重要的是,当作为比较的水平不同时,Lasso 法变量选择的结果会有差异。即当以"从不"作为比较水平和以"经常"作为比较水平时,模型选择出的哑变量可能不具有一致性。因此,仅仅使用Lasso 法进行包含定序尺度危险因素的变量选择,研究者无法确定某因素(譬如下肢抽搐)是否与疾病风险相关,或无法确认相关性的程度。成组 Lasso 法(Yuan,Lin,2006)在 Lasso 法基础上改进了惩罚函数,通过对同一危险因素生成的哑变量作为一组加罚解决上述问题,且具有一致性等优良性质(Bach,2008)。

5.3.1 骨质疏松症状筛选研究背景

近年来,中老年妇女骨质疏松预防问题日益引起重视。虽然男性和女性都会面临骨质疏松的风险,但流行病学研究表明:骨质疏松多发于中老年妇女,尤其是40~60 岁(Curran et al.,2010)。本研究旨在建立骨质疏松风险模型,数据来自中国中医科学院临床基础医学研究所。调查样本来自上海的长桥社区、华泾镇社区和凌云社区，回收问卷（包含人口学信息、生活习惯信息、中医症状信息等）1087份，有效问卷 983 份。所有受访者都在大华医院接受了骨密度检查，并根据骨密度值分为正常和非正常（骨量减少、骨质疏松）两组。其中正常者 463 人（47.1%），非正常者 520 人（52.9%）。

经过描述统计分析，研究者去掉一些信息量较少的因素（譬如"吸烟"因素，研究数据中只有 1.5% 的调查对象吸烟），保留了 52 个危险因素。其中连续型变量 3个（年龄、体重、绝经时间），二分类变量 16 个（如"是否参加体育锻炼"等），多分类有序变量 33 个（如"疲劳程度""骨折次数"等；骨折次数的赋值为无、一次、两次、三次、三次以上，不宜视为定量变量处理，故将其作为有程度差异的有序变量）。特别地，由于风险因素中大部分变量是多分类有序尺度，共有 152 个待选哑变量进入骨质疏松风险模型。

5.3.2　研究方法

若有 p 维协变量向量 $\boldsymbol{X}_i$ 和 $n \times 1$ 维响应变量向量 $\boldsymbol{Y}_i$，根据变量类型（连续变量、二分类变量、多分类变量），记第 $g(g=1,2,\cdots,G)$ 组协变量的自由度为 df_g，重写协变量向量为 $(\boldsymbol{X}_{i,1}^{\mathrm{T}}, \boldsymbol{X}_{i,2}^{\mathrm{T}}, \cdots, \boldsymbol{X}_{i,G}^{\mathrm{T}})^{\mathrm{T}}$。譬如，危险因素"下肢抽搐"（五分类定序变量）的自由度是 4，年龄（连续变量）的自由度是 1。记 β_g 为第 g 组协变量的参数，β_0 为截距，则风险模型如式（5.5）：

$$\mathrm{logit}(p_{\boldsymbol{\beta}}(\boldsymbol{X}_i)) = \boldsymbol{X}_i^{\mathrm{T}}\boldsymbol{\beta}$$
$$= \beta_0 + \sum_{g=1}^{G} \boldsymbol{X}_{i,g}^{\mathrm{T}}\boldsymbol{\beta}_g \qquad (5.5)$$

参数向量 $\boldsymbol{\beta}$ 的估计值 $\hat{\boldsymbol{\beta}}$ 由最小化式（5.6）得到，其中 λ 是惩罚函数调节参数（Meier et al.，2008）。

$$S_{\lambda}(\beta) = -l(\beta) + \lambda \sum_{g=1}^{G} s(\mathrm{df}_g) \| \beta_g \|_2 \qquad (5.6)$$

式（5.6）中的 $l(\cdot)$ 为 logistic 模型的对数似然函数，即

$$\sum_{i=1}^{n} y_i \left(\beta_0 + \sum_{g=1}^{G} \boldsymbol{x}_{i,g}^{\mathrm{T}}\boldsymbol{\beta}_g\right) - \log\left[1 + \exp\left\{\beta_0 + \sum_{g=1}^{G} \boldsymbol{x}_{i,g}^{\mathrm{T}}\boldsymbol{\beta}_g\right\}\right]$$

$s(\cdot)$ 是乘法调整函数（如 $s(\mathrm{df}_g) = \mathrm{df}_g^{1/2}$）（Yuan，Lin，2006）。惩罚函数的作用由调整参数 λ 决定。一般情况下，λ 越大，惩罚函数作用越大，选中的协变量越少。图 5-1 展示了各变量参数估计值随调整参数 λ 增大的变化情况。一旦调整参数 λ被确定，模型的变量选择和参数估计就可以同时完成。

图 5-1 是根据模拟数据结果绘制的协变量参数估计值与调整参数值 λ 关系示意图。由图 5-1 可见协变量参数估计值随调整参数值的增加而迅速下降。

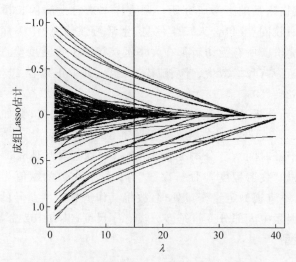

图 5-1 协变量参数与调整参数关系示意图

本研究采用分块坐标下降算法（Tseng，2001）进行参数估计，如表 5-1 所示。研究者在 R 2.13.0 中编写程序并应用于该模型变量选择和参数估计。

表 5-1 分块坐标下降算法

步　骤	算　　法
（1）	给定初始值 $\boldsymbol{\beta}$ ；
（2）	计算 $\beta_0 = \mathrm{argmin}_{\beta_0} \{S_\lambda(\boldsymbol{\beta})\}$ ；
	对于 $g = 1, 2, \cdots, G$
（3）	如果 $\| \boldsymbol{X}_g^{\mathrm{T}} (\boldsymbol{Y} - \boldsymbol{p}_{\beta_{-g}}) \|_2 \leqslant \lambda s(\mathrm{df}_g)$, $\beta_g = 0$ ；
	否则 $\beta_g = \mathrm{argmin}_{\beta_g} \{S_\lambda(\boldsymbol{\beta})\}$ ；
（4）	重复步骤（2）和步骤（3）直至收敛。

5.3.3 应用分析与讨论

在本研究中，研究者利用二分类响应变量和 52 个待选协变量（连续、二分类、多分类有序）建立如式（5.5）的骨质疏松风险模型。为了比较不同调整参数 λ 筛选解释变量的效果，建立如下 3 个包含不同协变量的模型并通过十折交叉验证计算判断误差：

（1）模型Ⅰ：包含所有待选协变量的 logistic 模型；

（2）模型Ⅱ：成组 Lasso logistic 模型；

（3）模型Ⅲ：仅包含由成组 Lasso 选出协变量的 logistic 模型。

图 5-2 是三个模型误差曲线图，模型Ⅰ的误差为 36.3%，模型Ⅲ的误差为

28.1%,模型Ⅱ的误差介于二者之间。图 5-3 展示了不同调整参数值 λ 对应的成组 Lasso 模型预测误差和被选择出的变量数。当调整参数 λ＝21 时,成组 Lasso 模型的预测误差最低(30.1%),9 组协变量(3 个连续协变量,3 个二分类协变量,3 个多分类有序协变量)被选中。相应的参数估计值如表 5-2 所示。作为一种参数收缩方法,成组 Lasso 模型的协变量参数估计值并不具有严格的解释意义,但参数符号可以反映所选出的重要变量与响应变量间的关系。由表 5-2 可知,年龄、体重、是否绝经、绝经时间是影响骨密度是否正常的重要因素,与临床经验相符(Akdeniz et al.,2009;Lane,2011)。其他因素还有:是否手术、骨折次数、疲劳程度、下肢抽搐程度等。特别地,"下肢抽搐"是一个与肾虚证候(会导致骨质疏松)相关的临床症状,从另一侧面验证了变量选择结果的可解释性。

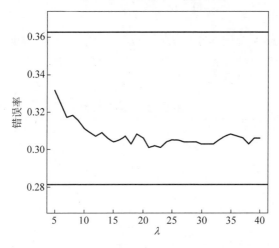

图 5-2　三个模型的判断误差

上侧横线是模型Ⅰ的误差,下侧横线是模型Ⅲ的误差,折线是模型Ⅱ的误差。
所有误差由十折交叉验证计算得到。

综上,本节使用成组 Lasso 方法筛选变量建立中老年妇女骨质疏松风险模型,如表 5-2 所示。模型经诊断无明显的错误假定,在 52 个危险因素中,有 9 个重要的协变量被选出,且判断结果相对于其他两个模型更好。虽然没有进行与其他变量选择方法的比较研究,但成组 Lasso 因为具有优良的渐近性质和计算优势而适用于中医骨质疏松风险研究。该方法大大简化了风险模型并有助于临床工作者提高工作效率(通过减少变量个数实现数据收集量的降低)。由成组 Lasso 选出的重要变量建立的 logistic 模型的诊断误差为 28.1%,研究者可根据这个模型对社区中老年居民进行初步筛选,进而对高风险人群进行下一步的骨密度检查。

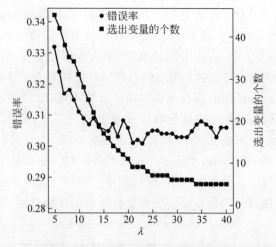

图 5-3 调整参数与预测误差及变量选择个数关系示意图

待选显变量 52 个，相应的哑变量 152 个。随调整参数 λ 增大，选中的变量数(方形标注曲线)下降，误差率(圆形标注曲线)呈 U 形。

表 5-2 参数估计比较

变　　量	类　　型	Group Lasso	Logistic
年龄	连续	0.0406	0.0360
是否锻炼(是)	二分类	−0.1639	−0.3788
体重	连续	−0.0352	−0.0518
是否绝经（是）	二分类	0.7802	1.0638
绝经时间	连续	0.0606	0.0831
是否手术（是）	二分类	−0.1452	−0.6375
骨折次数	无	—	—
	一次	0.0309	0.2104
	两次	0.1134	0.9292
	三次	0.2268	2.2991
	三次以上	0.1051	0.8787
疲乏	无	—	—
	偶尔	−0.0398	−0.1968
	有时	0.0073	0.0437
	经常	−0.0266	−0.2835
	总是	0.2537	1.7262
下肢抽搐	无	—	—
	偶尔	0.0055	0.3197
	有时	0.0017	0.1369
	经常	0.0124	0.7028
	总是	0.0148	0.2091

5.4 不平衡数据的变量选择

当响应变量是二分类的疾病状态(如死亡与否、证候存在与否等)时,通常采用 logistic 预测模型。logistic 回归模型是一种广义线性回归模型,常用于医学、经济等领域,例如,研究探讨引发某种疾病的相关危险因素,根据相关危险因素预测或判别某种疾病发生的概率等。虽然也可以采用机器学习模型(决策树、人工神经网络、支持向量机等)进行分类预测的探讨,但 logistic 模型具有其在结果解释性上的优势。譬如由 logistic 回归系数计算的优势比可用于描述影响因素与响应变量关联程度的重要指标,已广泛应用于医学研究中。然而,logistic 模型的估计以数据分布平衡或者不同类别的误判代价相同为前提,将整体错误率最小化。因此,当响应变量存在不平衡情况时(譬如死亡人数仅为总人数的 5%),少数类(死亡类)的识别度提高常以多数类的判别精度大幅度降低为代价,易导致结果向多数类的正确识别倾斜。

如上所述,采用传统 logistic 模型对不平衡数据进行建模分析虽然仍能得到较高的预测精度,但其对多数类的预测精度远远高于对少数类的预测精度,可能会带来模型应用的问题。譬如在一个亚健康中医证候预测研究中,研究者希望找到几个主要症状用于准确预测中医证候,以开展有针对性的后续干预工作。然而在临床采集的数据中,具有某证候(如肝郁脾虚证)的参与者仅为全部参与者的一小部分。极端情况下,假设具有该证候的研究对象仅为 10%,若此时预测模型将所有参与者都判断为不具备该证候,虽然该模型的预测精度为 90%,但此时建立的"看似不错"的模型完全不能对证候进行识别,失去了临床实证价值。另一方面,此时选择出的症状,也失去了对证候预测的能力。因此,需要在疾病风险因素的变量选择研究中对不平衡数据加以处理,在保证相对准确性的前提下增强模型的应用价值。在 5.2.2 节的第 4 部分中给出了常用的不平衡数据处理方法与思路,本节以中医亚健康证候判断研究为例,展示不平衡数据的描述识别方法与统计建模过程。

5.4.1 数据说明与分析

亚健康为健康与疾病的一种中间状态,虽然不满足现代医学的临床诊断标准,但由于引发的功能与适应力的减弱超过身体调节能力,易发展为动脉硬化、高血压、糖尿病等疾病。据调查我国约有 60%~70% 的人群患有亚健康,其中以中青年为主,及时的发现与合理的干预使患者得到早期治疗以恢复健康则显得刻不容缓。

西医指出,亚健康短期内难以明确,主要表现为身心不适如疲劳、虚弱;与年龄不符的生理机能下降；疾病发生前的病理学改变。当疲劳等躯体症状、注意力不集中等精神状态或者人际交往等社会适应能力退化等现象出现且持续一个季度以上，可判断为处于亚健康状态。中医认为，亚健康多为心身性疾病，起于心为情志所伤，情志又与肝相关联。焦虑、抑郁易对肝功能有所影响，肝传脾，因此肝郁脾虚型亚健康在此类患者中较为常见。针对此类人群，潜在影响证候有气虚证、瘀阻证、火证、湿证四种。常见的虚证发生原因有，随着年龄增长而出现的内脏功能减弱、免疫力下降、生活不规律、劳累心理压力大等，主要症状有疲劳、四肢无力、气短、自卑、懒言。湿证常由外感湿寒引起，头昏沉、口黏腻、双腿沉重、排便不爽是常见症状。当气虚不能推动血行，血液出现浓、黏、凝、滞的瘀阻改变，加速疾病产生。瘀阻型亚健康病者多出现情志抑郁、紧张、焦虑、喜太息、胁肋部胀痛、少腹部胀痛等症状，易引发高血压、冠心病等心血管疾病和糖尿病等代谢性疾病。而肝郁化火证的主要症状有口苦、咽干、便秘、尿黄、心烦以及咽喉肿痛。

作为最为常见的亚健康状态，肝郁脾虚型是本节研究的重点。本节旨在从潜在的四大证候，22大症状中，有效提取出对肝郁脾虚型亚健康有显著影响的症状，并量化每个指标对结果的影响程度从而建立风险预测模型，以及时准确地定位亚健康人群，对症下药，帮助他们尽早恢复健康。

本节数据来源于光华医院、汉中市人民医院、长春中医药大学附属医院、深圳第二人民医院、镇江人民医院、黄石爱康医院共计6个体检中心的亚健康调查问卷，共收集307例亚健康病例，其中有效样本303例，肝郁脾虚型仅57例，所占比重不足20%。与肝郁脾虚潜在相关的证候有气虚、瘀阻、湿证及火证，共计22个症状，每个症状为5分类有序变量，值1为根本没有，2为很少有（偶尔），3为有，4为多数有，5为总是有，数值越大表示程度越深。

气虚证候下各症状分布如图5-4所示。

如图5-4所示，在246例非肝郁脾虚型亚健康人群中，仅10%疲劳值大于4，即多数有发生；33%疲劳值为3，比偶尔发生相对频繁。57例肝郁脾虚型人群中疲劳值大于3的比例高达21%，而等于3的比例接近44%，远高于对照组相应数值。对照组中四肢无力程度高于3的比例仅1.6%，远低于实验组的5.3%，对照组仅在程度为1，即根本没有发生的情况下占比23.2%高于实验组的3.5%。气短程度为1时对照组比例为43.5%，高于实验组的28%，其余情况下实验组对应程度占比较高。懒言在两组人群间差异亦较为显著，肝郁脾虚型亚健康患者中懒言症状发生占比高达56%，而对照组该值仅43%。疲劳程度和自卑这两大指标在两组人群中则差异相对不大。从描述的角度，可认为疲劳、气短、四肢无力、懒言对人群的区分存在影响，随着程度的加深，患肝郁脾虚型亚健康可能性加大。

瘀阻证候下的症状特征见图5-5。

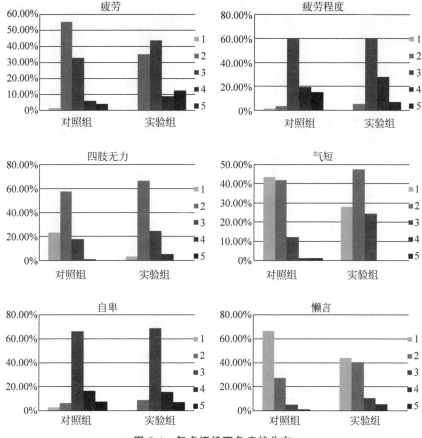

图 5-4　气虚证候下各症状分布

　　在对照组中,情志抑郁程度轻至 2 及以下的比例高达 80％,对应比值在实验组中仅 40％,随着程度的加深,该差异出现逆转,程度为 3 的对照组占比 17％远低于实验组的 47％,程度为 4 的比例分别为 1.6％、10.5％,可以看出情志抑郁极易引发肝郁脾虚型亚健康;类似情况亦出现于其他指标中,自程度大于 2 开始在肝郁脾虚型亚健康中所占比重均显著升高,如紧张程度为 3 的两组占比分别为 28％和 54％,大于 3 的占比为 4.1％和 12.3％;实验组中 58％的人群时有发生喜太息症状,这一比值在对照组中仅 22％,其余人群偶尔有甚至未出现过喜太息。胁肋部胀痛在程度为 4、5 时差异最为显著,对照组比例为 1.6％而在实验组中高达 5.3％。因此瘀阻这一证候对肝郁脾虚型亚健康影响显著,从描述来看每个指标均可能对结果影响较大。

　　火证证候下的症状分布如图 5-6 所示。

　　图 5-6 显示咽喉肿痛发生频率在两组人群中分布差异较小。口苦在程度为 2

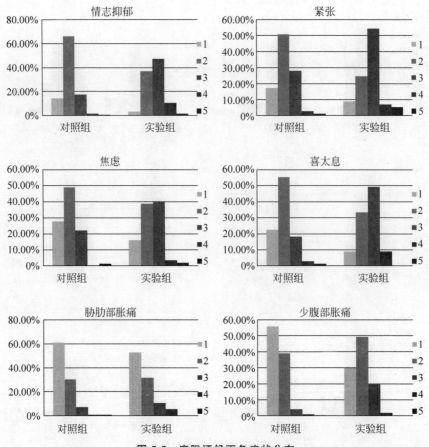

图 5-5 瘀阻证候下各症状分布

时发生逆转,咽干、便秘、尿黄、心烦则与之不同,在程度为 3 时才发生逆转。换而言之,对照组中偶尔发生乃至根本未发生指定症状的情况较多,时常发生某症状的现象在实验组中较为常见,症状程度与亚健康之间可能存在正相关。值得注意的是,同一指标的不同程度对结果的影响也可能不相同。口苦程度为 2 在两组人群中所占比重分别为 38.2％ 和 43.9％,差异较小,程度为 3 时,比重依次是 21.5％ 和 36.8％,差距进一步扩大,即程度 3 对结果的影响应大于其他程度。便秘中影响更为显著的可能是在程度 3、4 时,两组占比对应为 9.8％ 和 28.1％,2.0％ 和 8.8％;心烦症状程度为 4 即发生频率较高时两类占比为 0.8％ 和 12.3％,在程度为 5 时差距却减小,分别为 1.2％ 和 3.5％。这说明,并不是所有指标的所有程度均对区分肝郁脾虚型亚健康有显著作用,可能只是某些指标的某些程度有效,如咽喉肿痛可能对结果无影响,而心烦也只有在程度较高、时常发生时能帮助较好预测此类亚健康。

湿证证候下各指标特征如图 5-7 所示。

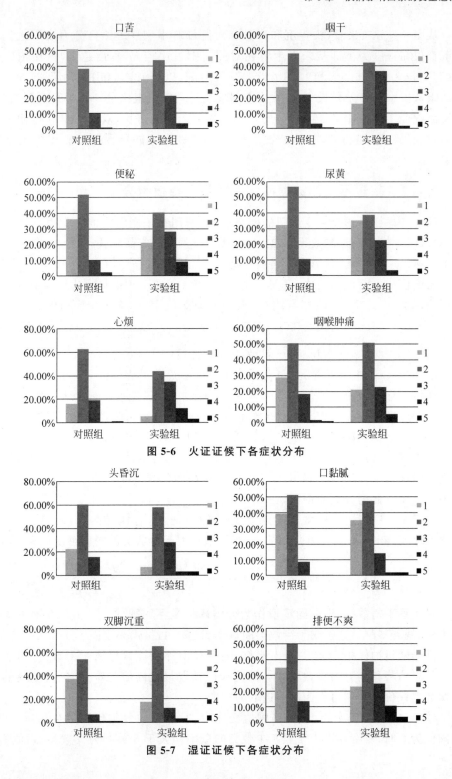

图 5-6 火证证候下各症状分布

图 5-7 湿证证候下各症状分布

从图 5-7 分布来看,头昏沉和口黏腻对肝郁脾虚型亚健康区分力度不大。双腿沉重仅在程度为 1 即从未发生时在对照组中占比较大,程度越高,占比依次为 53.7% 和 64.9%、6.9% 和 12.3%、1.2% 和 3.5% 以及 1.2% 和 1.75%。排便不爽在两组数据中分布差异最大,在程度 3 时发生逆转实验组比重开始大于对照组,其中又以程度 4 的占比 1.2% 和 10.5% 最为显著。由此可见,双腿沉重和排便不爽可能对结果判断影响显著,总是发生排便不爽极有可能导致肝郁脾虚型亚健康现象。

5.4.2　基于不平衡数据网络罚变量选择模型分析

综合考虑变量选择和变量间的网络结构,选用基于网络罚的分类模型作为基础模型,因此模型的预测效果与 (λ_1, λ_2) 参数对的选取密切相关,每个 (λ_1, λ_2) 对应一个 logistic 分类器。倘若需要将模型适用于不平衡数据中,在给定 (λ_1, λ_2) 值时,可采用阈值法不断调整阈值,以 Youden 指数或 G-Mean 值的最大化作为最优阈值的评价标准,因此 Youden 指数或 G-Mean 值均为固定 (λ_1, λ_2) 时阈值的函数。

$$\text{G-Mean} = \sqrt{\text{灵敏度} \times \text{特异度}} = f_{\lambda_1, \lambda_2}(c)$$

$$\text{Youden Index} = \text{灵敏度} + \text{特异度} - 1 = g_{\lambda_1, \lambda_2}(c)$$

不同 (λ_1, λ_2) 组合下 Youden 指数和 G-Mean 局部最优值也会有所不同。可将综合评价指标作为模型评价标准引入模型选择中,通过选取全局最大的综合评价指标值选定模型。此时 Youden 指数和 G-Mean 为 $(\lambda_1, \lambda_2,$ 临界值$)$ 的函数:

$$\text{G-Mean} = f(\lambda_1, \lambda_2, c), \text{Youden Index} = g(\lambda_1, \lambda_2, c)$$

可以理解为在 Youden 指数或 G-Mean 最大时,选取的 (λ_1, λ_2) 对应的网络罚模型为最优模型,能在筛选显著变量时保证较高的预测精度,此时对应的阈值可作为最优模型下数据分类的依据。

对于基于网络罚的模型,由于参数 $\boldsymbol{\beta}(\lambda_1, \lambda_2)$ 是 λ_1, λ_2 的函数,当 λ_1, λ_2 及自变量 $\boldsymbol{X}$ 取值已知时,可估计参数 β 的值,则该数据属于少数类的概率可量化为

$$\pi_{\lambda_1\lambda_2}(\boldsymbol{X}_i) = P(Y_i = 1 \mid \boldsymbol{X}_i) = \frac{\exp(\boldsymbol{\beta}_{0,\lambda_1\lambda_2} + \sum \boldsymbol{x}_i^{\mathrm{T}}\boldsymbol{\beta}_{\lambda_1\lambda_2})}{1 + \exp(\boldsymbol{\beta}_{0,\lambda_1\lambda_2} + \sum \boldsymbol{x}_i^{\mathrm{T}}\boldsymbol{\beta}_{\lambda_1\lambda_2})}$$

对于不平衡数据,选取固定值作为分类阈值是不明智的。以 1:10 不平衡数据为例,倘若某测试数据属于少数类的概率高达 0.4,虽仍小于固定 0.5 的临界值,却远高于随机抽样中 10% 的选出概率,则有理由怀疑该数据属于少数类,而非按照传统思路将其划分为多数类中。因此如何选取最优阈值是难点之一,上述的不平衡数据评价准则则可作为阈值选取的标准。

给定 (λ_1, λ_2) 确定模型后,当阈值变化时,对数据的分类预测也会相应变化。如阈值为 0 时,所有样本由于属于少数类的概率均大于 0 被判为少数类,阈值为 1

时,100％数据划入多数类当中。不同的预测结果会产生不同的混淆矩阵,不同的混淆矩阵下灵敏度和特异度也不相同。因此,灵敏度和特异度均为阈值的函数。假设某样本大小为 m,前 m_0 个样本为多数类,后 $m_1 = m - m_0$ 个样本为少数类,灵敏度和特异度随阈值变化的函数为

$$灵敏度 = \frac{TP}{TP + FN} = E(I(\pi_{\lambda_1\lambda_2}(\boldsymbol{X}_i) \geqslant c) \mid Y = 1) = \frac{1}{m_1} \sum_{i=m_0+1}^{m} I(\pi_{\lambda_1\lambda_2}(\boldsymbol{X}_i) \geqslant c)$$

$$特异度 = \frac{TN}{TN + FP} = E(I(\pi_{\lambda_1\lambda_2}(\boldsymbol{X}_i) < c) \mid Y = 0) = \frac{1}{m_0} \sum_{i=1}^{m_0} I(\pi_{\lambda_1\lambda_2}(\boldsymbol{X}_i) < c)$$

由于 G-Mean 和 Youden 指数均是对灵敏度和特异度的综合测量,取值亦会随着模型和阈值的变化而变化。可构建四维曲面,G-Mean 或者 Youden 指数、阈值、基于网络罚的分类模型中的 λ_1、λ_2 可作为其中 4 个参数,该曲面形式为

$$G\text{-Mean} = \sqrt{灵敏度 \times 特异度}$$
$$= \sqrt{E(I(\pi_{\lambda_1\lambda_2}(\boldsymbol{X}_i) \geqslant c) \mid Y = 1) \times E(I(\pi_{\lambda_1\lambda_2}(\boldsymbol{X}_i) < c) \mid Y = 0)}$$
$$= \sqrt{\frac{1}{m_1} \sum_{i=m_0+1}^{m} I(\pi_{\lambda_1\lambda_2}(\boldsymbol{X}_i) \geqslant c) \times \frac{1}{m_0} \sum_{i=1}^{m_0} I(\pi_{\lambda_1\lambda_2}(\boldsymbol{X}_i) < c)}$$

$$Youden + 1 = 灵敏度 + 特异度$$
$$= E(I(\pi_{\lambda_1\lambda_2}(\boldsymbol{X}_i) \geqslant c) \mid Y = 1) + E(I(\pi_{\lambda_1\lambda_2}(\boldsymbol{X}_i) < c) \mid Y = 0)$$
$$= \frac{1}{m_1} \sum_{i=m_0+1}^{m} I(\pi_{\lambda_1\lambda_2}(\boldsymbol{X}_i) \geqslant c) + \frac{1}{m_0} \sum_{i=1}^{m_0} I(\pi_{\lambda_1\lambda_2}(\boldsymbol{X}_i) < c)$$

当 Youden 指数或者 G-Mean 最大时,灵敏度和特异度会取得一定程度上的均衡,既不会为了提高整体的预测精度而大大降低少数类的正确识别,也不会一味追求灵敏度而忽视对多数类的判断。可选取此时对应的 λ_1、λ_2 和阈值分别作为最终模型的确定和样本分类的依据。

$$\lambda_1, \lambda_2, c = \operatorname{argmax}_{\lambda_1,\lambda_2,c} \sqrt{E(I(\pi_{\lambda_1\lambda_2}(\boldsymbol{X}_i) \geqslant c) \mid Y = 1) \times E(I(\pi_{\lambda_1\lambda_2}(\boldsymbol{X}_i) < c) \mid Y = 0)}$$
$$= \operatorname{argmax}_{\lambda_1,\lambda_2,c} \sqrt{\frac{1}{m_1} \sum_{i=m_0+1}^{m} I(\pi_{\lambda_1\lambda_2}(\boldsymbol{X}_i) \geqslant c) \times \frac{1}{m_0} \sum_{i=1}^{m_0} I(\pi_{\lambda_1\lambda_2}(\boldsymbol{X}_i) < c)}$$

$$\lambda_1, \lambda_2, c = \operatorname{argmax}_{\lambda_1,\lambda_2,c} [E(I(\pi_{\lambda_1\lambda_2}(\boldsymbol{X}_i) \geqslant c) \mid Y = 1) + E(I(\pi_{\lambda_1\lambda_2}(\boldsymbol{X}_i) < c) \mid Y = 0)]$$
$$= \operatorname{argmax}_{\lambda_1,\lambda_2,c} \left[\frac{1}{m_1} \sum_{i=m_0+1}^{m} I(\pi_{\lambda_1\lambda_2}(\boldsymbol{X}_i) \geqslant c) + \frac{1}{m_0} \sum_{i=1}^{m_0} I(\pi_{\lambda_1\lambda_2}(\boldsymbol{X}_i) < c)\right]$$

本研究数据中肝郁脾虚型亚健康仅 57 人,在所有亚健康人群中仅占 18.8％,而 22 个分析症状又分属于 4 大证候,不同症状尤其是同一证候下的症状之间存在一定结构关系,相互影响。在此引入上述的基于网络结构的不平衡数据分类模型,

建立四维曲面,寻找全局最优的参数值,通过确定调节参数以筛选变量并估计参数大小,确定阈值以作为分类的依据,达到同时进行变量选择与不平衡数据精确预测的效果(图 5-8)。

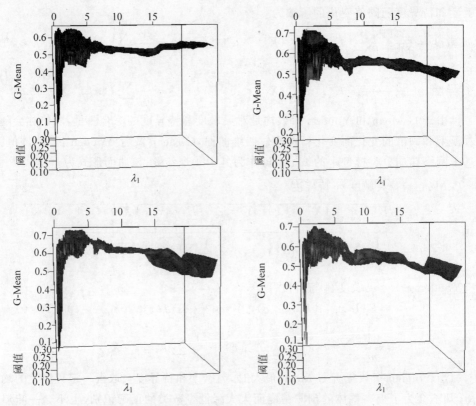

图 5-8　固定 $\lambda_2=0.05,0.1,0.15,0.2$ 时的三维曲面

　　观察 G-Mean 与 λ_1,λ_2 之间的关系。其中 G-Mean 与 λ_1 间的关系结构大体相似而受 λ_2 大小影响不大,均在 λ_1 为 0~5 之间某点达到峰值且在该点附近保持较高水平,λ_1 大于 5 之后 G-Mean 有一个大幅度下降。$\lambda_2=0.05$ 对模型的变量相关性惩罚力度较小,导致 G-Mean 的整体取值偏低、预测准确度不高,仅维持在 60% 左右。当 $\lambda_2=0.1$ 时,G-Mean 在最高点及其附近处值相对有所提高,灵敏度和特异度的平均值达到 70%。$\lambda_2=0.15$ 时,G-Mean 值取得整体最优,平均准确率达到 73.2%,且此时对应的最优 λ_1 值略大于其他模型,L1 罚对参数的压缩力度增大,意味着在保持不平衡数据预测精度同时能更好地进行变量选择。随着 λ_2 的进一步增大,G-Mean 反方向下降,$\lambda_2=0.2$ 对变量相关性的进一步限制导致平均准确率回落至 70% 及以下。

$\lambda_2 = 0.15$ 时可获得 G-Mean 的最大值。图 5-9 显示此时阈值与 λ_1，G-Mean 之间的三维曲面关系。在阈值为 0.16（与少数类所占比例 0.18 大小接近）时，达到 G-Mean 峰值，在该峰值附近，G-Mean 整体受阈值变化的影响较小，能稳定且保持于较高水平，而 λ_1 较小时 G-Mean 则易受阈值影响。λ_1 对 G-Mean 的影响与阈值的选取无关，随着 λ_1 由零增大，G-Mean 也相应增大，达到峰值后与 λ_1 呈负相关。当 λ_1 取值在 1～6 时，G-Mean 整体水平较高，随后出现较大幅度下降，即该模型能进行一定程度变量选择，但由于最终选定的 λ_1 较小导致惩罚力度较小，可能使筛选出的变量仍包含有噪声。

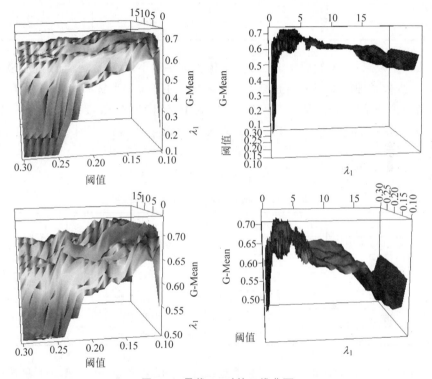

图 5-9　最优 λ_2 时的三维曲面

以最大化 Youden 指数为目标的四维曲面亦有相似结构，在 $\lambda_2 = 0.15$ 时取得最优的预测效果。此时以阈值、λ_1、Youden 指数为三维坐标建立的曲面同样在阈值 $= 0.16$ 时取得最大值，而峰值处的 λ_1 小于 G-Mean 标准下的对应值，即运用该评价指标的变量选择效果可能弱于 G-Mean 指标，易筛选出更多噪声变量，影响模型的预测性和解释力度。

不同评价准则下预测效果对比见表 5-3。

表 5-3　不同评价准则下预测效果对比

	预测正类	预测负类	TPR 或 TNR
测试集	G-Mean，阈值＝0.16，λ_2＝0.15		
真实正类	15	5	75％
真实负类	25	46	64.8％
测试集	Youden Index，阈值＝0.16，λ_2＝0.15		
真实正类	14	6	70％
真实负类	23	48	67.6％
测试集	网络罚模型		
真实正类	0	20	0％
真实负类	0	71	100％

从预测效果看，虽然原始 Lasso 的整体错误率最小仅 22％，小于改进后模型的 33％，但少数类即肝郁脾虚型亚健康人群中 0％的准确率明显不够理想，而在改进后模型中预测精度能达到 70％乃至 75％，其中又以 G-Mean 准则下正确率最高。虽然是以多数类的误判为代价，但在少数类的误判代价更高时，这种牺牲是合理的。

G-Mean 评价准则下变量选择结果见表 5-4。

表 5-4　G-Mean 评价准则下变量选择结果

证候	变量	程度	系数	证候	变量	程度	系数
气虚	四肢无力	2	0.196388	瘀阻	情志抑郁	3	0.537371
	懒言	4	0.558573		紧张	3	0.079774
火证	心烦	4	1.042574		喜太息	3	0.857125
	咽干	3	0.250432		胁肋部胀痛	4	1.552176
	便秘	3	0.725039		少腹部胀痛	3	0.501796
				湿证	排便不爽	4	0.69846

在以 G-Mean 为评价准则时，共筛选出 11 个显著变量，每个变量下只选择出部分程度值，即认为其他程度对人群的区分贡献不大，变量分属于的四大证候——气虚、火证、瘀阻、湿证均对结果有影响。其中心烦程度为 4 和胁肋部胀痛程度为 3 下的参数估计值最大，与结果显著相关，而变量如程度为 3 的紧张症状由于参数值很小，其是否重要仍有待进一步分析。但联系描述分析，可以认为该预测模型的建立较为合理，所筛选变量及其对应程度在两组人群中差异显著，能有效帮助剔除噪声变量提高模型的可解释性。

Youden 指数评价准则下变量选择结果见表 5-5。

表 5.5　Youden 指数评价准则下变量选择结果

证候	变量	程度	系数	证候	变量	程度	系数
气虚	四肢无力	2	0.572876	瘀阻	情志抑郁	3	0.650266
	疲劳	5	0.348333		情志抑郁	5	0.033919
	懒言	4	1.223834		紧张	3	0.23377
火证	心烦	4	1.408756		喜太息	3	1.035136
	咽干	3	0.533161		胁肋部胀痛	4	2.39853
	口苦	2	0.010636		少腹部胀痛	3	0.789694
	便秘	3	0.893701	湿证	双腿沉重	5	0.275256
					排便不爽	4	1.042267
					排便不爽	5	0.515123

　　在以 Youden 指数为评价准则时,共筛选出 14 个变量的部分程度作为模型建立的依据,变量亦分属于四大证候即气虚、火证、瘀阻、湿证。其中懒言程度为 4,心烦程度为 4,喜太息程度为 3,胁肋部胀痛程度为 4 以及排便不爽程度为 4 的对应参数估计值较大,与结果显著相关,而变量如程度为 5 的情志抑郁和程度为 2 的口苦症状由于参数估计值很小,其是否重要仍有待进一步分析。Youden 指数下有效剔除的噪声变量个数极有可能少于 G-Mean 指标。

参 考 文 献

AKDENIZ N,AKPOLAT V,KALE A,et al,2009. Risk factors for postmenopausal osteoporosis: anthropometric measurements,age,age at menopause and time elapsed after menopause onset[J]. Gynecological Endocrinology,25(2),125-129.

BACH F R,2008. Consistency of the grouped lasso and multiple kernal learning[J]. Journal of Machine Learning Research,9: 1179-1225.

BLAKE G M, FOGELMAN I, 2010. An update on dual energy X-ray absorptiometry[J]. Seminars in Nuclear Medicine,40(1): 62-73.

CHAWLA N V,BOWYER K W,HALL L O,et al,2002. SMOTE: synthetic minority over-sampling technique[J]. Journal of Artificial Intelligence Research,16: 321-357.

CURRAN D, MARARIC M, KIEFER P, et al, 2010. Epidemiology of osteoporosis-related fractures in France: a literature review[J]. Joint Bone Spine,77: 546-551.

DRUMMOND C,HOLTE R C,2000. Exploiting the cost in sensitivity of decision tree splitting criteria[C]. In ICML,1(1).

FAN J, LI R, 2001. Variable selection via nonconcave penalized likelihood and its oracle properties[J]. Journal of the American Statistical Association, 96(456): 1348-1360.

FAN J, LV J, 2008. Sure independence screening for ultrahigh dimensional feature space[J]. Journal of the Royal Statistical Society: Series B (Statistical Methodology), 70(5):

849-911.

HART P, 1968. The condensed nearest neighbor rule[J]. IEEE Transactions on Information Theory,14(3): 515-516.

HASTIE T, TIBSHIRANI R, FRIEDMAN J,2009. The elements of statistical learning: data mining, inference and prediction[M]. 2nd ed. New York: Springer.

HUANG J, BREHENY P, MA S, 2012. A selective review of group selection in high-dimensional models[J]. Statistical Science, 27: 481-499.

KUBAT M,HOLTE R,MATWIN S, 1997. Learning when negative examples abound[C]. In European Conference on Machine Learning,146-153.

LANE N E, 2011. Osteoporosis: yesterday, today, and tomorrow [J]. Rheumatology, 50: 1181-1183.

IVAN T,1976. An Experiment with the Edited Nearest-Neighbor Rale[J]. IEEE Transactions on Systems,Man,and Cybernetics,6: 448-452.

MEIER L,Van DEGEER S,BÜHLMANN P,2008. The group lasso for logistic regression[J]. Journal of the Royal Statistical Society: Series B,70(1): 53-71.

TIBSHIRANI R, 2011. Regression shrinkage and selection via the lasso: a retrospective[J]. Journal of the Royal Statistical Society: Series B (Methodological), 73: 273-282.

TIBSHIRANI R,1996. Regression shrinkage and selection via the lasso[J]. Journal of the Royal Statistical Society: Series B (Methodological), 58: 267-288.

TSENG P, 2001. Convergence of a block coordinate descent method for nondifferentiable minimization[J]. Journal of Optimization Theory and Applications,109(3): 475-494.

TURNEY P D, 1995. Cost-sensitive classification: empirical evaluation of a hybrid genetic decision tree induction algorithm[J]. Journal of Artificial Intelligence Research,2: 369-409.

VEROPOULOS K,CAMPBELL C,CRISTIANINI N,1999. Controlling the sensitivity of support vector machine[C]. In Proceeding of the International Joint Conference on AI,55,60.

WANG X, ZHANG Y, HUANG Q, 2010. Discussion on the main pathogenesis in traditional Chinese medicine and etiology about primary osteoporosis[J]. Journal of Chinese Integrative Medicine,8(12): 1119-1123.

YUAN M,LIN Y,2006. Model selection and estimation in regression with grouped variables[J]. Journal of the Royal Statistical Society: Series B,68(1): 49-67.

ZHANG C H,2010. Nearly unbiased variable selection under minimax concave penalty[J]. The Annals of Statistics, 38: 894-942.

ZOU H, HASTIE T, 2005. Regularization and variable selection via the elastic net[J]. Journal of the Royal Statistical Society: Series B (Statistical Methodology), 67(2): 301-320.

第6章　多结局指标的综合评价

6.1　研究背景与意义

多结局指标的综合评价指"研究者根据不同的评价目的,选择相应的评价形式,据此选择多个因素或指标,并通过一定的评价方法,将多个评价因素或指标转化为能反映评价对象总体特征信息的过程"(孙日瑶 等,1993),是一种"具有全局性、整体性的评价方法"(王宗军,1998)。在医学临床评价研究中,对患者疾病状况的评价往往需要综合考虑多个方面的临床表现。以中医对中风病的临床疗效评价标准为例,研究者虽然可以分别对某一指标进行评价,但往往仅考虑一个指标并不够,需综合考虑患者在神志、语言能力、面瘫、眼症、上肢瘫、指瘫、下肢瘫、趾瘫和其他证候等诸多方面的表现进行疗效评价研究(王永炎,1986;任占利 等,1996),也是一个标准的多结局指标综合评价过程。对于人体生理功能及其变化,中医有自己独到的观点,中医证候就是其中之一。在中医理论中,中医证候是人体内部的一种平衡或不平衡的状态,是导致疾病的因素(魏华凤 等,2005)。换言之,中医证候是一种潜在的不可直接测量的因素,是临床症状(中医症状、舌像、脉象)的概括。中医讲求"辨证论治",所谓"辨证"的"证"就是指证候,中医临床诊断的重要依据就是证候,是否需要调整治疗依据也是证候。因此,科学地评价中医证候的客观水平就成为临床疗效评价中的一个关键问题。中医证候作为人体在某一时期体内平衡状态,临床表现为一系列具体的症状(李新德,1985)。因此,中医证候的评价同样属于多结局指标综合评价的研究范畴。

传统研究中,研究者根据症状得分和主观经验给出的权重计算证候得分:大多数情况下为等权,即将症状得分简单加总(徐莲薇 等,2005;祝美珍 等,2011)。等权加总的综合评价方法隐含两点假设:首先,不同指标以相同权重汇总,说明研究者认为不同指标对综合评价的贡献是类似的;其次,指标的等权线性汇总说明指标间是相对独立的,不存在信息重叠问题。然而,上述假设在临床实际研究中面临一定挑战:一方面,不同指标对综合评价的贡献不一定相同,而其贡献的差异往往是研究者感兴趣的问题;另一方面,评价指标间很难完全独立,如果在综合评价时不考虑相关性信息带来的影响,会造成综合评价结果的偏倚。因此,随着研究技术的发展,越来越多的不等权综合评价方法被应用于多结局指标综合评价研究中。

根据权重确定方式,多结局指标综合评价研究分为主观赋权综合评价和客观赋权综合评价。采用主观权重容易受专家意见和经验的影响,使得某个评价指标的作用可能会因为主观经验而被高估或低估。利用实际数据表现出来的客观权重,构造可以反映实际综合水平的潜变量,可以有效避免主观经验可能带来的偏差。在既往研究中,已有大量文献讨论中医证候的评价问题。最初,大多数临床医生根据其自身经验对证候水平进行主观评价(刘凤斌 等,2004)。但这种做法的缺陷恰恰来自医生自身：由于医生的经验不同,对于相同患者可能做出差异很大的证候评价。鉴于此,中医研究中开始引入统计方法探索客观评价方法(林丽珠,1997；王天芳 等,1999)：研究者针对临床症状和理化指标设计临床量化测量问卷,并据此进行评价。这类评价指标权重成为能否客观评价中医证候水平的关键科学问题。根据权重计算方法不同,中医证候研究又分为主观评价和客观评价。在主观评价研究中,研究者通常使用德尔菲法、层次分析法等主观(或半主观)方法给出权重。这样的权重受到专家意见和经验的影响。也就是说某个评价指标的作用可能会因为主观的经验权重而被高估或低估。因此,一些客观权重计算方法被研究者用以解决权重确定的主观性问题,如最大离差法(马永红 等,2007)、因子分析法(陆芳 等,2009)、偏最小二乘路径法(Guinot et al.,2001；王惠文 等,2004；阮敬 等,2006；Liu,2008；Li et al.,2012)等。上述方法中,研究者利用统计方法通过指标间关系计算客观权重,有效避免主观经验可能带来的偏差。

　　根据评价对象观测次数的不同,多结局指标综合评价可以分为截面多指标综合评价和纵向多指标综合评价。截面多指标综合评价是指根据研究对象在某一特定时间截面上采集到的多个评价指标数据进行综合评价的过程。纵向多指标综合评价可以看作截面多指标综合评价在时间上的扩展,其分析对象是多个评价指标在不同观测时间上采集到的重复测量数据。与截面多指标综合评价方法相比,纵向多指标综合评价方法不仅可以对研究对象在固定时间截面上的综合水平进行描述与评价,还可以研究其随时间发展的综合变化情况。这种包含"动态视角"(苏为华 等,2006)的评价方法与思路,适用于自然科学与社会科学领域中越来越多的纵向重复测量数据综合评价研究,具有一定的现实意义和应用价值(姚远 等,2009)。本章首先介绍综合评价的基本方法,然后通过两个应用实例分别讨论截面多指标综合评价与重复测量数据多指标综合评价方法。

6.2　综合评价的基本方法

6.2.1　德尔菲法

　　评价量表由评价指标与指标权重两部分构成,根据指标权重的确定方式不同,分为主观权重评价量表与客观权重评价量表。在客观权重评价量表研究中,研究者利用统计学模型(如本节讨论的结构方程模型等)分析实际采集数据中的变量关系,利用定量方法计算不同评价指标的客观权重；在主观权重评价量表研究中,研究者采用定性分析的方法来确定不同评价指标的权重,如专家会议法、德尔菲法(delphi method)等。

德尔菲法缘起于 20 世纪中期,由美国兰德公司发明,主要用于利用专家经验信息的定性预测研究。该方法利用定性研究数据来辅助进行预测研究,为广大研究者所应用。"德尔菲"是古希腊地名,相传太阳神阿波罗曾在此给出著名的"预言"(神谕),因此这种定性预测方法被命名为德尔菲法。与常见的定性研究方法(如小组访谈等)相比,德尔菲法具有匿名性、重复性和一致性三个特点。

1. 匿名性

与常用的专家访谈方法不同,德尔菲法采用了"背靠背"(即专家之间是彼此未知的)的匿名书面意见征询方式,极大地保证了专家意见的相对独立性。

2. 重复性

在完成第一次专家意见征询后,研究者将专家意见汇总后反馈给参与调研的专家,请他们调整自己的意见。在重复的反馈与征询过程中,专家可以根据对问题了解的深入与自己的分析变化对原有意见进行修改或补充。

3. 一致性

专家意见征询与反馈经过几轮重复直到不再有专家改变自己的意见为止。一般地,经过重复修改之后的专家意见充分考虑了对预测对象可能产生影响的因素,因此大部分专家意见会趋于一致。

德尔菲法的操作流程如下:

第一步:根据研究主题确定专家咨询小组。所聘专家的研究背景由研究内容的范围确定,一般不超过 20 人。

第二步:向专家分别提供项目背景材料,提出请专家给出意见的预测或评价问题。

第三步:收集各位咨询专家的意见并汇总整理,再反馈给各位专家,请他们修正自己的建议。

第四步:重复第二步和第三步直到不再有专家修改自己的意见。

由于采用"背靠背"的匿名方式,德尔菲法避免了小组座谈方式中因为某一位或几位权威影响其他专家意见的情况,可以尽量客观地征询专家的意见。另外,由于采用几轮重复的意见征询与反馈,专家可以充分分析研究主题并深化自己的理解,给出相对全面的意见。同时,由于采用匿名的方式,可以降低专家在"面子"上的顾虑,使专家可以没有心理负担地修改自己之前有偏或错误的建议。然而,由于德尔菲法采用几轮重复制的专家匿名评价方法,使得整个研究流程的周期比较长,同时提高了研究成本。尤其是对于争议比较大的研究主题,很难在短期内实现专家建议的统一。

6.2.2 层次分析法

层次分析法(analytic hierarchy process,AHP)是对一些较为复杂、较为模糊的问题做出决策的简易方法,它特别适用于那些难以完全定量分析的问题。AHP 将研究问题(总体目标)分解,建立递阶层次结构;构造两两比较判断矩阵;由判断矩阵计算各元素的相对权重;并计算各层元素的组合权重;以最下层作为衡量目标达到程度的评价指标;计算出一个综合评分指数,对评价对象的总评价目标进行评价,依其大小来确定评价对象的优劣。适用于多目标、多层次、多指标的决策分析。

运用层次分析法建模,大体上可按下面四个步骤进行:

(1) 建立递阶层次结构模型;

(2) 构造出各层次中的所有判断矩阵;

(3) 层次单排序及一致性检验;

(4) 层次总排序及一致性检验。

1. 递阶层次结构的建立

应用 AHP 分析决策问题时,首先要把问题条理化、层次化,构造出一个有层次的结构模型。在这个模型下,复杂问题被分解为元素的组成部分。这些元素又按其属性及关系形成若干层次。上一层次的元素作为准则对下一层次有关元素起支配作用。这些层次可以分为三类:

(1) 最高层:这一层次中只有一个元素,一般它是分析问题的预定目标或理想结果,因此也称为目标层。

(2) 中间层:这一层次中包含了为实现目标所涉及的中间环节,它可以由若干个层次组成,包括所需考虑的准则、子准则,因此也称为准则层。

(3) 最底层:这一层次包括了为实现目标可供选择的各种措施、决策方案等,因此也称为措施层或方案层。

递阶层次结构中的层次数与问题的复杂程度及需要分析的详尽程度有关,一般而言层次数不受限制。每一层次中各元素所支配的元素一般不要超过 9 个。这是因为支配的元素过多会给两两比较判断带来困难。

2. 构造判断矩阵

层次结构反映了因素之间的关系,但准则层中的各准则在目标衡量中所占的比重并不一定相同,在决策者的心目中,它们各占有一定的比例。

在确定影响某因素的诸因子在该因素中所占的比重时,遇到的主要困难是这些比重常常不易定量化。此外,当影响某因素的因子较多时,直接考虑各因子对该因素有多大程度的影响时,常常会因考虑不周全、顾此失彼而使决策者提出与他实际认为的重要性程度不相一致的数据,甚至有可能提出一组隐含矛盾的数据。为看清这一点,可做如下假设:将一块重为 1kg 的石块砸成 n 小块,你可以精确称出它们的重量,设为 $w_1, \cdots, w_n$,现在,请人估计这 n 小块的重量占总重量的比例(不能让他知道各小石块的重量），此人不仅很难给出精确的比值，而且完全可能因顾此失彼而提供彼此矛盾的数据。

设现在要比较 n 个因子 $\boldsymbol{X}=\{x_1,\cdots,x_n\}$ 对某因素 $\boldsymbol{Z}$ 的影响大小，怎样比较才能提供可信的数据呢？Saaty 等人建议可以采取对因子进行两两比较建立成对比较矩阵的办法。即每次取两个因子 x_i 和 x_j，以 a_{ij} 表示 x_i 和 x_j 对 Z 的影响大小之比，全部比较结果用矩阵 $\boldsymbol{A}=(a_{ij})_{n\times n}$ 表示，称 $\boldsymbol{A}$ 为 $\boldsymbol{Z}$-$\boldsymbol{X}$ 之间的成对比较判断矩阵（简称判断矩阵）。容易看出，若 x_i 与 x_j 对 Z 的影响之比为 a_{ij}，则 x_j 与 x_i 对 Z 的影响之比应为 $a_{ji}=\dfrac{1}{a_{ij}}$。

定义 6.1 若矩阵 $\boldsymbol{A}=(a_{ij})_{n\times n}$ 满足

(1) $a_{ij}>0$；(2) $a_{ji}=\dfrac{1}{a_{ij}}(i,j=1,2,\cdots,n)$；

则称之为正互反矩阵（易见 $a_{ii}=1,i=1,2,\cdots,n$）。

关于如何确定 a_{ij} 的值，Saaty 等建议引用数字 $1\sim 9$ 及其倒数作为标度。表 6-1 列出了 $1\sim 9$ 标度的含义：

表 6-1　Satty 等级评分标准

标　度	含　　义
1	表示两个因素相比，具有相同重要性
3	表示两个因素相比，前者比后者稍重要
5	表示两个因素相比，前者比后者明显重要
7	表示两个因素相比，前者比后者强烈重要
9	表示两个因素相比，前者比后者极端重要
2,4,6,8	表示上述相邻判断的中间值
倒数	若因素 i 与因素 j 的重要性之比为 a_{ij}，那么因素 j 与因素 i 重要性之比为 $a_{ji}=\dfrac{1}{a_{ij}}$

从心理学观点来看，分级太多会超越人们的判断能力，既增加了做判断的难度，又容易因此而提供虚假数据。Saaty 等人还用实验方法比较了在各种不同标度下人们判断结果的正确性，实验结果也表明，采用 $1\sim 9$ 标度最为合适。

最后，应该指出，一般地做 $\dfrac{n(n-1)}{2}$ 次两两判断是必要的。有人认为把所有元素都和某个元素比较，即只做 $n-1$ 个比较就可以了。这种做法的弊病在于，任何一个判断的失误均可导致不合理的排序，而个别判断的失误对于难以定量的系统往往是难以避免的。进行 $\dfrac{n(n-1)}{2}$ 次比较可以提供更多的信息，通过各种不同角度的反复比较，从而导出一个合理的排序。

3. 层次单排序及一致性检验

判断矩阵 A 对应于最大特征值 λ_{max} 的特征向量 W，经归一化后即为同一层次相应因素对于上一层次某因素相对重要性的排序权值，这一过程称为层次单排序。

上述构造成对比较判断矩阵的办法虽能减少其他因素的干扰，较客观地反映出一对因子影响力的差别，但综合全部比较结果时，其中难免包含一定程度的非一致性。如果比较结果是前后完全一致的，则矩阵 A 的元素还应当满足式(6.1)：

$$a_{ij}a_{jk}=a_{ik}，\quad \forall i,j,k=1,2,\cdots,n \tag{6.1}$$

定义 6.2　满足关系式(6.1)的正互反矩阵称为一致矩阵。

需要检验构造出来的（正互反）判断矩阵 A 是否严重地非一致，以便确定是否接受 A。

定理 6.1　正互反矩阵 A 的最大特征根 λ_{max} 必为正实数，其对应特征向量的所有分量均为正实数。A 的其余特征值的模均严格小于 λ_{max}。

定理 6.2　若 A 为一致矩阵，则

（1）A 必为正互反矩阵。

（2）A 的转置矩阵 A^T 也是一致矩阵。

（3）A 的任意两行成比例，比例因子大于零，从而 $\mathrm{rank}(A)=1$（同样，A 的任意两列也成比例）。

（4）A 的最大特征值 $\lambda_{max}=n$，其中 n 为矩阵 A 的阶。A 的其余特征根均为零。

（5）若 A 的最大特征值 λ_{max} 对应的特征向量为 $W=(w_1,w_2,\cdots,w_n)^T$，则 $a_{ij}=\dfrac{w_i}{w_j}，\forall i,j=1,2,\cdots,n$，即

$$A=\begin{bmatrix} \dfrac{w_1}{w_1} & \dfrac{w_1}{w_2} & \cdots & \dfrac{w_1}{w_n} \\[2mm] \dfrac{w_2}{w_1} & \dfrac{w_2}{w_2} & \cdots & \dfrac{w_2}{w_n} \\[2mm] \vdots & \vdots & & \vdots \\[2mm] \dfrac{w_n}{w_1} & \dfrac{w_n}{w_2} & \cdots & \dfrac{w_n}{w_n} \end{bmatrix} \tag{6.2}$$

定理 6.3　n 阶正互反矩阵 A 为一致矩阵当且仅当其最大特征根 $\lambda_{max}=n$，且当正互反矩阵 A 非一致时，必有 $\lambda_{max}>n$。

根据定理 6.3，我们可以由 λ_{max} 是否等于 n 来检验判断矩阵 A 是否为一致矩阵。由于特征根连续地依赖于 a_{ij}，故 λ_{max} 比 n 大得越多，A 的非一致性程度也就越严重，λ_{max} 对应的标准化特征向量也就越不能真实地反映出 $X=\{x_1,x_2,\cdots,x_n\}^T$ 在对因素 Z 的影响中所占的比重。因此，对决策者提供的判断矩阵有必要做

一次一致性检验,以决定是否能接受它。

对判断矩阵的一致性检验的步骤如下:

(1)计算特征值和特征向量

对于矩阵 $\boldsymbol{A}$,计算最大特征值 $\lambda_{\max}$ 和对应的特征向量 $\boldsymbol{W}=\{W_1,W_2,\cdots,W_n\}^{\mathrm{T}}$。

$$\lambda_{\max}=\sum_{i=1}^{n}\frac{(\boldsymbol{AW})_i}{n\boldsymbol{W}_i},\quad i=1,2,\cdots,n \tag{6.3}$$

式中,n 为矩阵的阶数。

特征向量 $\boldsymbol{W}=\{W_1,W_2,\cdots,W_n\}^{\mathrm{T}}$,其中

$$W_i=\frac{\sqrt[n]{\prod_{j=1}^{n}\alpha_{ij}}}{\sum_{i=1}^{n}\sqrt[n]{\prod_{j=1}^{n}\alpha_{ij}}},\quad i=1,2,\cdots,n \tag{6.4}$$

通过以上的计算可以得到各层次元素的相对权重向量 $\boldsymbol{W}$。

(2)计算一致性指标 CI

$$\mathrm{CI}=\frac{\lambda_{\max}-n}{n-1}$$

(3)查找相应的平均随机一致性指标 RI。对 $n=1,2,\cdots,9$,Saaty 给出了 RI 的值,如表 6-2 所示。

表 6-2　RI 值表

n	1	2	3	4	5	6	7	8	9
RI	0	0	0.58	0.90	1.12	1.24	1.32	1.41	1.45

RI 的值是这样得到的,用随机方法构造 500 个样本矩阵:随机地从 1~9 及其倒数中抽取数字构造正互反矩阵,求得最大特征根的平均值 $\lambda'_{\max}$,并定义

$$\mathrm{RI}=\frac{\lambda'_{\max}-n}{n-1}$$

(4)计算一致性比例 CR

$$\mathrm{CR}=\frac{\mathrm{CI}}{\mathrm{RI}}$$

当 CR<0.10 时,认为判断矩阵的一致性是可以接受的,否则应对判断矩阵做适当修正。

4. 层次总排序及一致性检验

上面得到的是一组元素对其上一层中某元素的权重向量。我们最终要得到各元素,特别是最底层中各方案对于目标的排序权重,从而进行方案选择。总排序权

重要自上而下地将单准则下的权重进行合成。

设上一层次（A 层）包含 $A_1, A_2, \cdots, A_m$ 共 m 个因素，它们的层次总排序权重分别为 $a_1, a_2, \cdots, a_m$。又设其后的下一层次（B 层）包含 n 个因素 $B_1, B_2, \cdots, B_n$，它们关于 A_j 的层次单排序权重分别为 $b_{1j}, b_{2j}, \cdots, b_{nj}$（当 B_i 与 A_j 无关联时，$b_{ij} = 0$）。现求 B 层中各因素关于总目标的权重，即求 B 层各因素的层次总排序权重 $b_1, b_2, \cdots, b_n$，计算按表 6-3 所示方式进行，即 $b_i = \sum_{j=1}^{m} b_{ij} a_j, i = 1, 2, \cdots, n$。

表 6-3　层次总排序的一致性检验分析表

层 A 层 B	A_1	A_2	$\cdots$	A_m	B 层总排序权值
	a_1	a_2	$\cdots$	a_m	
B_1	b_{11}	b_{12}	$\cdots$	b_{1m}	$\sum_{j=1}^{m} b_{1j} a_j$
B_2	b_{21}	b_{22}	$\cdots$	b_{2m}	$\sum_{j=1}^{m} b_{2j} a_j$
$\vdots$	$\vdots$	$\vdots$	$\cdots$	$\vdots$	$\vdots$
B_n	b_{n1}	b_{n2}	$\cdots$	b_{nm}	$\sum_{j=1}^{m} b_{nj} a_j$

对层次总排序也需做一致性检验，检验仍像层次单排序那样由高层到低层逐层进行。这是因为虽然各层次均已经过层次单排序的一致性检验，各成对比较判断矩阵都已具有较为满意的一致性，但当综合考察时，各层次的非一致性仍有可能积累起来，引起最终分析结果较严重的非一致性。

设 B 层中与 A_j 相关的因素的成对比较判断矩阵在单排序中经一致性检验，求得单排序一致性指标为 $CI(j)$（$j = 1, 2, \cdots, m$），相应的平均随机一致性指标为 $RI(j)$（$CI(j)$、$RI(j)$ 已在层次单排序时求得），则 B 层总排序随机一致性比例为

$$CR = \frac{\sum_{j=1}^{m} CI(j) a_j}{\sum_{j=1}^{m} RI(j) a_j}$$

当 $CR < 0.10$ 时，认为层次总排序结果具有较满意的一致性并接受该分析结果。

6.2.3　结构方程模型法

结构方程模型是一种多元统计分析方法，起源于 20 世纪 80 年代，主要用于研究潜变量（latent variable）之间的结构关系。潜变量是事物不可直接观测的特征属

性,比如一个临床研究项目的方案优化程度虽然客观存在,但由于其内在的复杂性而无法直接进行测量,需要通过一些客观的观测指标来体现。这些具体的客观观测指标就是可测变量(measurable variable),在质量评估研究中就是测量工具的具体评价指标,如纳入病例数与总病例数的比例、知情同意书的签署情况等。结构方程模型是多元回归分析、路径分析和因子分析的有机结合。

根据研究思路不同,结构方程模型有两个构建潜变量的建模思路:基于理论的模型构建与基于数据的模型构建。基于理论的模型构建思路是指按照社会学、心理学、经济学(或其他人文社会科学)的既有理论设定模型变量及模型结构,并研究其关系,属于验证性因子分析(confirmatory factor analysis,CFA)。基于数据的模型构建思路是指通过主成分分析、因子分析等方法从数据中提炼潜变量,进而确定模型结构并研究其关系,属于探索性因子分析(exploratory factor analysis,EFA)。在多结局指标综合评价研究中,如果研究者根据相关临床研究经验与理论依据设定评价量表,再根据实际数据拟合得出客观评价结果,属于基于理论的模型构建范畴。

根据估计方法不同,结构方程模型分为两大类:基于极大似然估计的 LISREL 法(linear structural relations)结构方程模型(SEM-ML)和基于最小二乘迭代算法的 PLS 路径分析法(partial least squares path modeling)结构方程模型(SEM-PLS)。LISREL 法从可测变量、潜变量的方差协方差结构入手,构造模型拟合估计协方差和样本协方差的拟合函数,通过极大似然估计求解模型参数,可用于模型效度评价研究。PLS 路径分析法根据模型结构,从相应的可测变量中提取主成分作为潜变量的替代估计,建立一系列普通最小二乘回归模型。通过反复迭代对主成分权重进行调整直至收敛,得到模型参数的最终估计,被广泛应用于综合评价研究。

6.3 综合评价潜变量的构造方法

与西医传统观念不同,中医使用中医证候和症状共同解释疾病的状态和变化(邬新峰 等,2002)。中医证候是人体在某一时期的体内平衡(或不平衡)状态,临床表现为一系列具体的症状(李新德,1985),以及舌象、脉象。近年来,很多研究者都在探索如何使用统计方法进行中医证候评价:任占利和郭蓉娟(1996)针对中风病分析中医证候与症状间相关系数并建立了客观权重评价指数。袁肇凯等(1999)利用条件概率构建中医证候指数。吴大嵘等(1999)则使用 logistic 回归模型的估计结果构建评价指数。上述方法虽然常见于综合评价指数研究,但应用于中医证候评价时存在两方面未解决的问题:一是所有的症状都是中医证候的临床表现,因此可能存在自相关性。研究者不能仅仅通过简单考察两个症状变量的关系（如某个症状和中医证候的关系，或两个症状之间的关系），而应在符合中医理论假设的中医证候与症状结构体系下考虑包含中医证候在内的整体关系，以确定评价指标体系及相应权重。二是中医症状评分的临床数据往往不能满足上述模型的分布假设，因此在中医证候评价研究中从统计学角度应避免采用基于似然估计方法的评价模型。针对上述两个问题，本节探索构建一个包含二阶潜变量的中医证候评价模型，并引入偏最小二乘路径分析方法解决参数估计的问题。

6.3.1　肝气逆综合征评价研究背景

目前，经前期综合征已成为世界性妇女疾病。一系列流行病学调查表明：经前期综合征（the premenstrual disorder syndrome，PMS）在临床上表现为烦躁易怒、抑郁寡欢等症状（表 6-4）。在中医理论中，这些症状属于肝气逆证，辨为经前期肝气逆证（PMSNI）（乔明琦等，1997；王海军，2007）。作为中医证候，经前期肝气逆证是一种不可以被直接观测的身体状态，这种状态的程度会影响患者各个症状上的临床表现。因此，对经前期肝气逆证水平的评价可以用观测的症状表现估计。本研究借鉴山东中医药大学王海军依据美国妇产科学院（American College of Obstetrics and Gynecology）推荐的经前期综合征量表，将症状划分为身体症状维度（BSD）、功能状态维度（FCD）和情绪维度（MD）（王海军，2007），如表 6-4 所示。

表 6-4　经前期综合征症状量表

结　　构	指　　标
情绪维度（MD）	烦躁易怒（Dy）
	抑郁寡欢（De）
身体症状维度（BSD）	小腹胀痛（AB）
	乳房胀痛（BT）
	头痛（He）
	恶心（Na）
	呕吐（Vo）
	胃脘痛（St）
功能状态维度（FCD）	失眠多梦（WD）
	性欲降低（RSD）
	疲乏（Ti）
	食欲增强（IA）
	浮肿（SE）
	工作、理家能力下降（DP）
	注意力不集中（In）

6.3.2 研究方法

本节讨论的二阶潜变量中医证候评价模型是基于二阶因子结构方程模型展开研究的。结构方程模型是一种多元统计分析方法,起源于 20 世纪 80 年代,主要用于研究潜变量之间的结构关系(易丹辉,2008)。潜变量是事物不可直接观测的特征属性,比如中医证候,虽然客观存在,但由于其内在的复杂性而无法直接测量,需要通过一些客观的观测指标体现。这些具体的客观观测指标称为可测变量,譬如本研究中具体的中医症状。本研究采用二阶因子模型是因为可测变量根据其内在关系划分为不同的组,每一组设为一阶潜变量。可测变量受相应的一阶潜变量影响,而一阶潜变量受二阶潜变量影响。

第 j 组的第 h 个可测变量 $Y_{jh}(j=1,2,\cdots,J;h=1,2,\cdots,H_j)$,有唯一的一阶潜变量 $\xi_j(j=1,2,\cdots,J)$,且一阶潜变量 ξ_j 受二阶潜变量 η 的影响。因此,一阶潜变量是可测变量的直接因子,而二阶潜变量可以视为一阶潜变量的直接因子。

二阶因子结构方程模型由测量模型式(6.5)与结构模型式(6.6)构成。测量模型构建了可测变量 Y_{jh} 与一阶潜变量 ξ_j 及测量误差 ε_{jh} 间的关系,其中 ε_{jh} 是均值为零且有固定方差的测量误差;结构模型构建的是一阶潜变量 ξ_j 与二阶潜变量 η 及残差 δ_j 间的关系,δ_j 亦是均值为零并有固定方差的误差。

$$Y_{jh}=\lambda_{jh}\xi_j+\varepsilon_{jh} \tag{6.5}$$

$$\xi_j=\beta_j\eta+\delta_j \tag{6.6}$$

在中医证候评价中,可测变量是临床直接观测到的症状,而多个症状可能体现了疾病的不同方面(不具备单维性),譬如本研究中,烦躁易怒、抑郁寡欢等多个症状根据其性质可以划分为身体症状维度、功能状态维度和情绪维度(王海军,2007),分别体现患者在三个不同方面的表现。如果将中医证候潜变量直接连接可测的症状,形成简单结构,可能会损失变量间的有效信息而得到错误的估计。因此,在证候评价中,一阶潜变量可以是根据理论划分的每一个维度,二阶潜变量则是需要评价的中医证候。需要注意,如果症状群确实可以从不同方面加以说明,构建模型时不加考虑,会导致因模型结构与变量间关系不符而损失可测变量组内信息,并会降低模型估计结果在临床上的解释。

模型构建后的关键是估计相应的权重参数并得到最终的评价结果。为避免临床数据不满足联合分布假设的困境,本节采用偏最小二乘路径法进行模型的参数估计。偏最小二乘路径法是瑞典统计学家 Wold 提出的迭代估计算法,该方法将模型的参数估计过程分解成多个局部线性普通最小二乘的迭代求解问题,因此也被 Wold (Herman,1975)命名为非线性迭代偏最小二乘算法(nonlinear iterative partial least squares,NIPALS)。该算法已被证明即使对于偏态分布的数据仍具有一致性(Herman，1975)和稳健性(Cassel et al.，1999)。与基于方差协方差结构的似然估计等方法相比,偏最小二乘路径法放松了对变量联合分布和样本量的严格要求(Fornell and Bookstein，1982),增强了实证研究的可操作性;偏最小二乘路径法可以根据模型结构的迭代估计各指标权重,与定性地给出权重相比,偏最小二乘路径法由数据中变量间关系估计权重(王惠文 等，2004),得到的是客观权重,有效避免由主观赋权带来的偏倚。

偏最小二乘路径法由外部估计和内部估计两个过程构成一套完整的循环。记 U_j 为一阶潜变量的外部估计,U_0 为二阶潜变量的外部估计。在外部估计过程中,U_j 由可测变量 Y_j 加权和估计,如式(6.7);U_0 由一阶潜变量 U_j 加权和估计,如式(6.8)。其中 $\tilde{\omega}_j$ 和 w_j 分别是观测变量、一阶潜变量权重的外部估计(Bentler and Bonett，1980)。

$$U_{ij} = \tilde{\omega}_j Y_{ij}, \quad i = 1,2,\cdots,N; j = 1,2,\cdots,J; h = 1,2,\cdots,H_j \quad (6.7)$$

$$U_{i0} = w_j U_{ij}, \quad i = 1,2,\cdots,N; j = 1,2,\cdots,J \quad (6.8)$$

内部估计过程围绕一阶潜变量 ξ_j 和二阶潜变量 η 展开:记 V_j 为一阶潜变量的内部估计,V_0 为二阶潜变量的内部估计,分别由式(6.9)和式(6.10)进行估计,其中 e_j 是由式(6.11)计算的一阶潜变量和二阶潜变量间权重的内部估计。

$$V_{ij} = e_j U_{i0}, \quad i = 1,2,\cdots,N; j = 1,2,\cdots,J \quad (6.9)$$

$$V_{i0} = \sum_{j=1}^{J} e_j U_{ij}, \quad i = 1,2,\cdots,N \quad (6.10)$$

$$e_j = \text{sign}(\text{cov}(U_j, U_0)), \quad j = 1,2,\cdots,J \quad (6.11)$$

中医证候评价中采用的潜变量与可测变量关系为反映关系(reflective relation),如图 6-1 所示。对于反映关系,$\tilde{\omega}_j$ 的外部估计是可测变量 Y_j 与一阶潜变量内部估计 V_j 间的协方差参数,w_j 的外部估计是一阶潜变量外部估计 U_j 与二阶潜变量内部估计 V_0 间的协方差参数。表 6-5 是二阶因子模型偏最小二乘路径法估计步骤。

$$\tilde{\omega}_j = \frac{1}{n} Y_j' V_j \quad (6.12)$$

$$w_j = \frac{1}{n} U_j' V_0 \quad (6.13)$$

综上,中医证候评价的研究思路可归纳如下:

第一步　数据处理:检验数据信度。

第二步　模型构建:根据中医理论定义可测变量、一阶潜变量和二阶潜变量。

第三步　参数估计:利用偏最小二乘路径法估计既定模型中的权重和参数。

第四步　证候评价:由可测变量得分和权重计算得到证候得分。

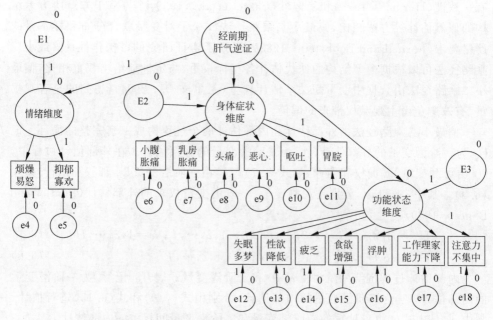

图 6-1　经前期肝气逆证（PMSNI）中医证候评价模型

图中椭圆形为潜变量；其中经前期肝气逆证是二阶潜变量，表示中医证候（经前期肝气逆证）；"情绪维度""身体症状维度""功能状态维度"三个症状组为一阶潜变量。图中矩形为可测变量（症状）。椭圆形为可测变量和潜变量相对应的测量误差变量。

表 6-5　二阶因子模型偏最小二乘路径法步骤

(1)	初始值 $\widetilde{\omega}_{jh}^1$, w_j^1
(2)	对第 s 步（$s=1,2,\cdots$），利用式(6.7)和式(6.8)中的 $\widetilde{\omega}_{jh}^s$, w_j^s 计算 U_j^s , U_0^s
(3)	利用式(6.9)～式(6.11)中的 U_j^s , U_0^s 计算 V_j^s , V_0^s
(4)	利用式(6.12)和式(6.13)中的 V_j^s , V_0^s 计算 $\widetilde{\omega}_{jh}^{s+1}$, w_j^{s+1}
(5)	重复（2）～（4）直至算法收敛，得到 $\hat{\zeta}_j=U_j^{\text{last iteration}}$, $\hat{\eta}=U_0^{\text{last iteration}}$
(6)	在式(6.5)和式(6.6)中利用普通最小二乘法计算 $\hat{\lambda}_{jh}$, $\hat{\beta}_j$

6.3.3　应用分析与讨论

本研究数据来源于山东中医药大学组织的临床流行病学调查。调查采用整群抽样方法，通过患者自报告问卷的形式收集数据。问卷中每个症状指标采用 0～6 分的定距尺度测量，有效样本共计 947 个。根据中医理论，所有症状划分如表 6-6 所示的情绪维度（MD）、身体症状维度（BSD）和功能状态维度（FCD）。每个维度为一阶潜变量,经前期肝气逆证为二阶潜变量。模型结构如图 6-1 所示。表 6-6 是信度分析,可以看出 3 个维度划分的每组变量均具有较高的克朗巴哈 α 系数(大于等于 0.7),即具有较好的一致性,可以认为研究问卷具有较好的信度。图 6-1 模型的偏最小二乘路径法参数估计结果如表 6-7 所示。

表 6-6　信度分析结果

结　　构	克朗巴哈 α 系数
情绪维度（MD)	0.72
身体症状维度（BSD)	0.77
功能状态维度（FCD)	0.86

研究者使用 SPSS13.0 对每一组症状变量分别计算克朗巴哈 α 系数。

表 6-7　参数估计结果

结　　构	指　　标	权　　重
情绪维度（MD)	烦躁易怒	0.55
	抑郁寡欢	0.55
身体症状维度（BSD)	小腹胀痛	0.31
	乳房胀痛	0.29
	头痛	0.26
	恶心	0.22
	呕吐	0.23
	胃脘痛	0.24
功能状态维度（FCD)	失眠多梦	0.23
	性欲降低	0.16
	疲乏	0.24
	食欲增强	0.17
	浮肿	0.17
	工作理家能力下降	0.27
	注意力不集中	0.26
PMSNI	情绪维度	0.37
	身体症状维度	0.38
	功能状态维度	0.38

利用表 6-7 的结果,根据式(6.14)~式(6.17)计算经前期肝气逆证(PMSNI)二阶潜变量的因子得分,可得到中医证候的综合得分;利用估计得到的结果,根据图 6-1 的模型还可以计算每一患者经前期肝气逆证的水平。利用式(6.18)可以计算中医证候的平均水平。在本例中,调查样本总体的经前期肝气逆证水平为 17.1(满分为 100 分),属于较低的程度。

$$\text{PMSNI}_i = 0.37 \times \text{MD}_i + 0.38 \times \text{BSD}_i + 0.38 \times \text{FCD}_i \tag{6.14}$$

$$\text{MD}_i = 0.55 \times Dy_i + 0.55 \times De_i \tag{6.15}$$

$$\text{BSD}_i = 0.31 \times \text{AB}_i + 0.29 \times \text{BT}_i + 0.26 \times \text{He}_i +$$
$$0.22 \times \text{Na}_i + 0.23 \times \text{Vo}_i + 0.24 \times \text{St}_i \tag{6.16}$$

$$\text{FCD}_i = 0.23 \times \text{WD}_i + 0.16 \times \text{RSD}_i + 0.24 \times \text{Ti}_i + 0.17 \times \text{IA}_i +$$
$$0.17 \times \text{SE}_i + 0.27 \times \text{DP}_i + 0.26 \times \text{In}_i \tag{6.17}$$

$$\text{PMSNI}_{\text{average}} = \frac{E(\text{PMSNI}_i) - \min(\text{PMSNI}_i)}{\max(\text{PMSNI}_i) - \min(\text{PMSNI}_i)} \times 100, \quad i = 1, 2, \cdots, N$$
$$\tag{6.18}$$

综上,本节介绍并讨论了基于二阶因子模型的中医证候评价模型。该模型以中医临床理论为构建基础,以偏最小二乘路径法为手段估计症状指标权重,计算证候水平评分,改变原来以症状得分简单加总得到证候水平,采用相对客观的潜变量构造方法得到证候水平,为中医临床证候评价提供一个新的思路。

本模型在考虑症状指标相关结构的前提下放松了参数估计的严格分布假设,增强了证候评价方法在实证研究中的适用性。通过经前期肝气逆证的实例分析可以看出,本方法在实证研究中具有如下 4 方面特点:首先,集合潜变量与可测变量的模型构建思路与中医证候理论相符;其次,二阶因子的引入通过简化的模型结构解决了可测指标非单维化的问题;再次,偏最小二乘路径法可以根据数据中变量间关系估计客观权重以计算客观综合水平得分;最后,该估计方法没有严格的联合分布假设且对偏态分布仍具有一致性与稳健性。

6.4　重复观测数据的综合评价方法

在大部分临床研究中,研究者通常根据单一评价指标对中风病患者某一方面病情的评价结果判断治疗方案因素或治疗时间因素对疗效的作用。国际公认的常用中风病疗效评价指标有美国国立卫生研究院卒中量表(National Institute of Health Stroke Scale,NIHSS)和 Fugl-Meyer 运动功能评分指数(Fugl-Meyer Index,FMI)。美国国立卫生研究院卒中量表是由美国国立卫生研究院研制的用于从患者意识情况、语言能力、视觉功能等方面评价神经功能缺损程度的测量工具(Lai et al.,1998),满分 31 分,测量值越小越好。Fugl-Meyer 运动功能评分指数是由 Fugl-Meyer(1980)提出的用于评价中风病患者运动功能的测量指标,满分100 分,测量值越大越好。虽然研究者根据 NIHSS 和 FMI 的测量结果可以分别评价治疗方案因素和治疗时间因素对患者神经功能缺损程度和运动功能情况的影响,但无法对患者的整体情况进行综合评价。当研究者关注上述协变量因素(治疗方案因素、治疗时间因素等)对患者综合情况(既考虑神经功能缺损程度,又考虑运动功能情况的综合疗效)的影响作用时,需要使用纵向多指标综合评价模型进行分析。

纵向多结局指标综合评价研究中的数据是评价对象的不同评价指标在多个时间截面上的重复观测,其本质是按时间顺序排列的"时序立体数据表"。针对这种数据结构,直观的分析思路是利用重复观测的纵向多指标数据来估计一组评价指标权重。这组权重既要体现评价指标间的差异,也要能体现同一指标权重在不同观测时间上的平均,虽然这样构造的综合评价潜变量在具体时间截面上不是最优的,但由于其权重包含了评价指标在重复观测上的平均信息,因此对于不同时间截面上的综合水平具有更强的可比性。

该方法分析思路如图 6-2 所示,其中 ETA 是纵向多结局指标综合评价潜变量,Adjusted-NIHSS 和 FMI 分别是纵向的评价指标,beta1 和 beta2 分别是不同评价指标的时间不变权重。如果将数据看作样本个体、评价指标和观测时间 3 个维度的"立方体",则该方法是同时在 3 个维度上做综合评价,并进行纵向数据分析(见本书第 4 章)。

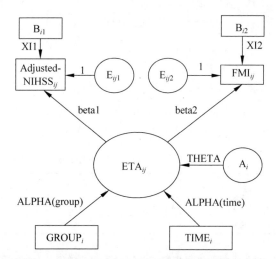

图 6-2　纵向多结局指标综合评价模型结构示意图

本研究数据来自中国中医科学院中医临床基础医学研究所主持的 863 项目"缺血性中风早期康复和避免复发中医方案研究"。研究对象是 2008 年 4 月到 2009 年 2 月间因患缺血性中风住院治疗患者(300 名)的综合疗效。患者数据由北京中医药大学附属东直门医院、首都医科大学附属北京天坛医院、天津中医药大学第二附属医院、首都医科大学附属安贞医院、河南中医学院附属医院、山东中医药大学第二附属医院、邢台市人民医院共同采集。在临床试验中,300 名患者通过中国中医科学院中医临床基础医学研究所管理的临床中央随机系统被随机分配到试验组(处理 group,200 名)和对照组(控制 group,100 名)。为了研究治疗时间对患者恢复情况的影响,研究者分别在开始治疗时、治疗 7 天时和治疗 14 天时对患者情况进行评价,构成三次重复观测的纵向数据。研究过程中患者样本共脱落(drop out)14 名,其中试验组 10 名,对照组 4 名。

Yi 等人(2013)利用纵向多结局指标综合评价模型对重复观测的调整后 NIHSS 和 FMI 进行综合评价。由于 NIHSS 和 FMI 两个指标分数的解释不同(NIHSS 值越小越好,FMI 值越大越好),首先对 NIHSS 测量结果进行逆向处理(如式(6.19)),以保证两个指标(NIHSS 和 FMI)具有相同的评价角度(分值越大越好)。使用处理后数据建立模型如式(6.20)和式(6.21)。其中 y_{ijk} 是第 i 个患者在第 j 个时间的第 k 个指标的测量,b_{ik} 代表每个指标在患者间的随机效应;潜变量 η_{ij} 是第 i 个患者在第 j 个时间的综合评价变量;β_{0k} 是模型(6.20)中的截距项,β_{1k} 是综合评价变量和第 k 个指标间的回归系数;X_{ij} 是影响综合评价变量 η_{ij} 的协变量影响因素,α 是其与综合评价变量间的回归系数;Z_{ij} 是 X_{ij} 的子集,用于刻画哪些影响因素存在随机效应 a_i。

$$NIHSS = 31 - NIHSS_{原始测量值} \tag{6.19}$$

$$y_{ijk} = \beta_{0k} + \beta_{1k}\eta_{ij} + b_{ik} + e_{ijk} \tag{6.20}$$

$$\eta_{ij} = X_{ij}^{T}\alpha + Z_{ij}^{T}a_i + \varepsilon_{ij} \tag{6.21}$$

分析结果如表 6-8、表 6-9 所示。由表 6-8 可知调整后 NIHSS 和 FMI 的权重分别为 0.02 和 0.04。由表 6-9 可知随着治疗时间的增长,患者的综合疗效逐渐好转(参数估计为正),且中医治疗方案的综合疗效要优于西医治疗方案。

表 6-8　纵向多结局指标综合评价案例权重估计结果

结　　局	β_{0k}	β_{1k}	τ_k^2	ξ_k
调整后 NIHSS	3.2268(0.2689)	0.0183(0.0079)	0.0109(0.0006)	0.1760(0.1354)
FMI	3.8900(0.2685)	0.0405(0.0064)	0.0163(0.0002)	0.2783(0.1224)

表 6-9　纵向多结局指标综合评价案例疗效评价分析结果

参　　数	估　计　值	标　准　误	P
合并病(无)	-0.3246	0.1445	0.0255
治疗方案(中医组)	7.0935	3.3938	0.0375
测量时间(第一次)	0.5322	0.2321	0.0226
测量时间(第二次)	2.0128	0.6957	0.0041
θ	0.6747	0.0348	—

参 考 文 献

李新德,1985.证候规范刍议[J].辽宁中医药杂志,8：1-3.

李扬,2010.纵向多指标综合评价模型的改进研究[D].北京：中国人民大学.

林丽珠,1997.人参注射液在中晚期恶性肿瘤化疗中的协同作用[J].新中医,29(2),19-21.

刘凤斌,方积乾,王建华,2004.中医药临床疗效评价的探讨[J].中药新药与临床药理,15(4)：190-192.

陆芳,翁维良,李睿,等,2009.因子分析方法在中医临床研究中期评估的应用[J].世界科学技术（中医药现代化）,11(6)：800-805.

马永红,周荣喜,李振光,2007.基于离差最大化的决策者权重的确定方法[J].北京化工大学学报,34(2)：177-180.

乔明琦,张珍玉,徐旭杰,等,1997.经前期综合征证候分布规律的流行病学调查研究[J].中国中医基础医学杂志,3(3)：31-33.

任占利,郭蓉娟,1996.中风病证候诊断标准的研究[J].北京中医药大学学报,19(4)：49-50.

任占利,王顺道,1996.中风病诊断与疗效评定标准(试行)[J].北京中医药大学学报,1：55-56.

阮敬,纪宏,2006.基于PLS结构方程模型的中国西部地区经济发展综合评价[J].统计教育,8：4-7.

苏为华,陈骥,2006.综合评价技术的扩展思路[J].统计研究,2：32-37.

孙日瑶,宋宪华,1993.综合评价理论、模型、应用[M].银川：宁夏人民出版社.

王海军,2007.经前期综合征肝气逆证辨证规范及疗效评价量表研究[D].济南：山东中医药大学.

王惠文,付凌晖,2004.PLS路径模型在建立综合评价指数中的应用[D].系统工程理论与实践,10：80-85.

王天芳,刘雁峰,杨维益,等,1999.消疲怡神口服液治疗慢性疲劳综合征的临床研究[J].北京中医药大学学报,22(4)：56-58.

王永炎,1986.中风病中医诊断、疗效评价评定标准[J].中国医药学报,1：56-57.

王宗军,1998.综合评价的方法、问题及其研究趋势[J].管理科学学报,1：75-79.

魏华凤,郑培永,季光,2005.中医临床疗效评价的思路与方法[D].中西医结合学报,3,184-190.

邬新峰,赖世隆,梁伟雄,2002.中医药临床疗效评价中结局指标的选择与应用[J].广州中医药大学学报,19(4)：251-255.

吴大嵘,梁伟雄,温泽淮,等,1999.建立中风病血瘀证宏观辨证量化标准的方法探讨[J].广州中医药大学学报,4(16)：249-258.

徐莲薇,孙卓君,王品羽,2005.中医证候评分标准表与Kupperman Index与中医药诊治围绝经期综合征的相关性[J].四川中医,11：13-15.

姚远,姚海波,2009.动态综合评价的理论与方法综述[J].科技信息,12：413.

易丹辉,2008.结构方程模型：方法与应用[M].北京：中国人民大学出版社.

袁肇凯,周小青,范优元,等,1999.中医心病气血辨证临床症征计量诊断研究[J].中医杂志,40(5)：302-304.

祝美珍,王琳,胡跃强,等,2011.清热化瘀Ⅱ号方对急性缺血性中风患者神经功能及中医证候评分的影响[J].中西医结合心脑血管病杂志,8：950-952.

AKDENIZ N，AKPOLAT V，KALE A，et al，2009. Risk factor for postmenopausal：anthropometric measurements，age，age at menopause and the time elapsed after menopause onset[J]. Gynecological Endocrinology,25，125-129.

BENTLER P M，BONETT D G,1980. Significance tests and goodness of fit in the analysis of covariance structures[J]. Psychological Bulletin,88(3)：588-606.

CASSEL C，HACKL P，WESTLUND H A,1999. Robustness of partial least squares method for estimating latent variable quality structures[J]. Journal of Applied Statistics,26(4)：435-446.

FORNELL C，BOOKSTEIN F L,1982. Two structural equation models：LISREL and PLS applied to consumer exit voice theory[J]. Journal of Marketing Research,19(4)：440-452.

FUGL-MEYER A R，GUSTAFSSON L，BURSTEDT Y，1980. Isokinetic and static plantar flexion characteristics [J]. European Joural of Applied Physiology and Occupational Physiology,45(2-3)：221-234.

GUINOT C，LATREILLE J，TENENHAUS M,2001. PLS path modeling and multiple table analysis[J]. Chemometrics and Intelligent Laboratory Systems,58(2)：247-259.

HERMAN W,1975. Causal flows with latent variables：partings of the ways in light of NIPALS modeling[J]. European Economic Review,5(1)：67-86.

HERMAN W,1975. Path models with latent variable：the NIPALS approach[M]//Quantitative Sociology：International Perspectives on Mathematical and Statistical Models Building[M]. New York：Academic Press.

HU J,LIU B,2012. The basic theory，diagnostic，and therapeutic system of traditionalChinese medicine and the challenges they bring to statistics[J]. Statistics in Medicine,31：602-605.

LAI S M,DUNCAN P W,KEIGHLEY J,1998. Prediction of functional outcome after stroke：comparison of the orpington prognostic scale and the NIH stroke scale[J]. Stroke,29(9)：1838-1842.

LIU X,2008. The synthesis evaluation of listed company's financial indicators based on partial least square path modeling[J]. Application of Statistics on Management,27(4)：695-700.

LI Y，YI D，ZHANG H，et al,2012. Syndrome evaluation in Traditional Chinese Medicine using second-order latent variable model[J]. Statistics in Medicine，31(7)，672-680.

YI D，LI Y，SHAO S，et al，2013. Evaluate the conjoint efficacy in the Traditional Chinese Medicine with the longitudinal latent variable linear mixed model[J]. Chinese Journal of Integrative Medicine,19(8)：629-635.

附录　分布表

表 A.1　X^2 分布临界值 c 表：$P(X^2 \leqslant c) = \alpha$

自由度 df	左尾概率 α									
	0.005	0.01	0.025	0.05	0.10	0.90	0.95	0.975	0.99	0.995
1	0.0000393	0.000157	0.000982	0.00393	0.0158	2.706	3.841	5.024	6.635	7.879
2	0.0100	0.0201	0.0506	0.103	0.211	4.605	5.992	7.378	9.210	10.597
3	0.0717	0.115	0.216	0.584	0.584	6.251	7.815	9.348	11.345	12.838
4	0.207	0.297	0.484	1.064	1.064	7.779	9.488	11.143	13.277	14.860
5	0.412	0.554	0.831	1.610	1.610	9.236	11.070	12.833	15.086	16.750
6	0.676	0.872	1.237	2.204	2.204	10.645	12.592	14.449	16.812	18.548
7	0.989	1.239	1.690	2.833	2.833	12.017	14.067	16.013	18.475	20.278
8	1.344	1.646	2.180	3.490	3.490	13.362	15.507	17.535	20.090	21.955
9	1.735	2.088	2.700	4.168	4.168	14.684	16.919	19.023	21.666	23.589
10	2.156	2.558	3.247	4.865	4.865	15.987	18.307	20.483	23.209	25.188
11	2.603	3.053	3.816	5.578	5.578	17.275	19.675	21.920	24.725	26.757
12	3.074	3.571	4.404	6.304	6.304	18.549	21.026	23.337	26.217	28.300
13	3.565	4.107	5.009	7.042	7.042	19.812	22.362	24.736	27.688	29.819
14	4.075	4.660	5.629	7.790	7.790	21.064	23.685	26.119	29.141	31.319
15	4.601	5.229	6.262	8.547	8.547	22.307	24.996	27.488	30.578	32.801
16	5.142	5.812	6.908	9.312	9.312	23.542	26.296	28.845	32.000	34.267
17	5.697	6.408	7.564	10.085	10.085	24.769	27.587	30.191	33.409	35.718
18	6.265	7.015	8.231	10.865	10.865	25.989	28.869	31.526	34.805	37.156
19	6.844	7.633	8.907	11.651	11.651	27.204	30.144	32.852	36.191	38.582
20	7.434	8.260	9.591	12.443	12.443	28.412	31.410	34.170	37.566	39.997
21	8.034	8.897	10.283	13.240	13.240	29.615	32.671	35.479	38.932	41.401
22	8.643	9.542	10.982	14.041	14.041	30.813	33.924	36.781	40.289	42.796
23	9.260	10.196	11.689	14.848	14.848	32.007	35.172	38.076	41.638	44.181
24	9.886	10.856	12.401	15.659	15.659	33.196	36.415	39.364	42.980	45.559
25	10.520	11.524	13.120	16.473	16.473	34.382	37.652	40.646	44.314	46.928
26	11.160	12.198	13.844	17.292	17.292	35.563	38.885	41.923	45.642	48.290
27	11.808	12.879	14.573	18.114	18.114	36.741	40.113	43.195	46.963	49.645
28	12.461	13.565	15.308	18.939	18.939	37.916	41.337	44.461	48.278	50.993
29	13.121	14.256	16.047	19.768	19.768	39.087	42.557	45.722	49.588	52.336
30	13.787	14.953	16.791	20.599	20.599	40.256	43.773	46.979	50.892	53.672
35	17.192	18.509	20.569	24.797	24.797	46.059	49.802	53.203	57.342	60.275
40	20.707	22.164	24.433	29.051	29.051	51.805	55.758	59.342	63.691	66.766
45	24.311	25.901	28.366	33.350	33.350	57.505	61.656	65.410	69.957	73.166
50	27.991	29.707	32.357	37.689	37.689	63.167	67.505	71.420	76.154	79.490
60	35.534	37.485	40.482	46.459	46.459	74.397	79.082	83.298	88.379	91.952
70	43.275	45.442	48.758	55.329	55.329	85.527	90.531	95.023	100.425	104.215
80	51.172	53.540	57.153	64.278	64.278	96.578	101.879	106.629	112.329	116.321
90	59.196	61.754	65.647	73.291	73.291	107.565	113.145	118.136	124.116	128.299
100	67.328	70.065	74.222	82.358	82.358	118.498	124.342	129.561	135.807	140.169

表 A.2　正态分布表

z	0.00	0.01	0.02	0.03	0.04	0.05	0.06	0.07	0.08	0.09
0.0	0.5000	0.4960	0.4920	0.4880	0.4840	0.4801	0.4761	0.4721	0.4681	0.4641
0.1	0.4602	0.4562	0.4522	0.4483	0.4443	0.4404	0.4364	0.4325	0.4286	0.4247
0.2	0.4207	0.4168	0.4129	0.4090	0.4052	0.4013	0.3974	0.3936	0.3897	0.3859
0.3	0.3821	0.3783	0.3745	0.3707	0.3669	0.3632	0.3594	0.3557	0.3520	0.3488
0.4	0.3446	0.3409	0.3372	0.3336	0.3300	0.3264	0.3228	0.3192	0.3156	0.3121
0.5	0.3085	0.3050	0.3015	0.2981	0.2946	0.2912	0.2877	0.2843	0.2810	0.2776
0.6	0.2743	0.2709	0.2676	0.2643	0.2611	0.2578	0.2546	0.2514	0.2483	0.2451
0.7	0.2420	0.2389	0.2358	0.2327	0.2296	0.2266	0.2236	0.2206	0.2177	0.2143
0.8	0.2119	0.2090	0.2061	0.2033	0.2005	0.1977	0.1949	0.1922	0.1894	0.1867
0.9	0.1814	0.1814	0.1788	0.1762	0.1736	0.1711	0.1685	0.1660	0.1635	0.1611
1.0	0.1587	0.1562	0.1539	0.1515	0.1492	0.1469	0.1446	0.1423	0.1401	0.1379
1.1	0.1357	0.1335	0.1314	0.1292	0.1271	0.1251	0.1230	0.1210	0.1190	0.1170
1.2	0.1151	0.1131	0.1112	0.1093	0.1075	0.1056	0.1038	0.1020	0.1003	0.0985
1.3	0.0968	0.0951	0.0934	0.0918	0.0901	0.0885	0.0869	0.0853	0.0838	0.0823
1.4	0.0808	0.0793	0.0778	0.0764	0.0749	0.0735	0.0721	0.0708	0.0694	0.0681
1.5	0.0668	0.0655	0.0643	0.0630	0.0618	0.0606	0.0594	0.0582	0.0571	0.0559
1.6	0.0548	0.0537	0.0526	0.0516	0.0505	0.0495	0.0485	0.0475	0.0465	0.0455
1.7	0.0446	0.0436	0.0427	0.0418	0.0409	0.0401	0.0392	0.0384	0.0375	0.0367
1.8	0.0359	0.0351	0.0344	0.0336	0.0329	0.0322	0.0314	0.0307	0.0301	0.0294
1.9	0.0287	0.0281	0.0274	0.0268	0.0262	0.0256	0.0250	0.0244	0.0239	0.0233
2.0	0.0228	0.0222	0.0217	0.0212	0.0207	0.0202	0.0197	0.0192	0.0188	0.0183
2.1	0.0179	0.0174	0.0170	0.0166	0.0162	0.0158	0.0154	0.0150	0.0146	0.0143
2.2	0.019	0.0136	0.0132	0.0129	0.0125	0.0122	0.0119	0.0116	0.0113	0.0110
2.3	0.0107	0.0104	0.0102	0.0099	0.0096	0.0094	0.0091	0.0089	0.0087	0.0084
2.4	0.0082	0.0080	0.0078	0.0075	0.0073	0.0071	0.0069	0.0068	0.0066	0.0064
2.5	0.0062	0.0060	0.0059	0.0057	0.0055	0.0054	0.0052	0.0051	0.0049	0.0048
2.6	0.0047	0.0045	0.0044	0.0043	0.0041	0.0040	0.0039	0.0038	0.0037	0.0036
2.7	0.0035	0.0034	0.0033	0.0032	0.0031	0.0030	0.0029	0.0028	0.0027	0.0026
2.8	0.0026	0.0025	0.0024	0.0023	0.0023	0.0022	0.0021	0.0021	0.0020	0.0019
2.9	0.0019	0.0018	0.0018	0.0017	0.0016	0.0016	0.0015	0.0015	0.0014	0.0014
3.0	0.0013	0.0013	0.0013	0.0012	0.0012	0.0011	0.0011	0.0011	0.0010	0.0010
3.1	0.0010	0.0009	0.0009	0.0009	0.0008	0.0008	0.0008	0.0008	0.0007	0.0007
3.2	0.0007	0.0007	0.0006	0.0006	0.0006	0.0006	0.0006	0.0005	0.0005	0.0005
3.3	0.0005	0.0005	0.0005	0.0004	0.0004	0.0004	0.0004	0.0004	0.0004	0.0003
3.4	0.0003	0.0003	0.0003	0.0003	0.0003	0.0003	0.0003	0.0003	0.0003	0.0002
3.5	0.0002	0.0002	0.0002	0.0002	0.0002	0.0002	0.0002	0.0002	0.0002	0.0002

表 A.3　标准正态分布表

$$\phi(Z) = \int_{-\infty}^{z} \frac{1}{2\pi} e^{-w^{2/2}} \, dw, \quad \phi(-Z) = 1 - \phi(Z)$$

Z	0.00	0.01	0.02	0.03	0.04	0.05	0.06	0.07	0.08	0.09
0.0	0.5000	0.5040	0.5080	0.5120	0.5160	0.5199	0.5239	0.5279	0.5319	0.5359
0.1	0.5398	0.5438	0.5478	0.5517	0.5557	0.5596	0.5636	0.6575	0.5714	0.5753
0.2	0.5793	0.5832	0.5871	0.5910	0.5948	0.5987	0.6026	0.6064	0.6103	0.6141
0.3	0.6179	0.6217	0.6255	0.6293	0.6331	0.6368	0.6406	0.6443	0.6480	0.6517
0.4	0.6554	0.6591	0.6628	0.6664	0.6700	0.6736	0.6772	0.6808	0.6844	0.6879
0.5	0.6915	0.6950	0.6985	0.7019	0.7054	0.7088	0.7123	0.7157	0.7190	0.7224
0.6	0.7257	0.7291	0.7324	0.7357	0.7389	0.7422	0.7454	0.7486	0.7517	0.7549
0.7	0.7580	0.7611	0.7642	0.7673	0.7703	0.7734	0.7764	0.7794	0.7823	0.7852
0.8	0.7881	0.7910	0.7939	0.7967	0.7995	0.8023	0.8051	0.8078	0.8106	0.8133
0.9	0.8159	0.8186	0.8212	0.8238	0.8264	0.8289	0.8315	0.8340	0.8365	0.8389
1.0	0.8413	0.8438	0.8461	0.8485	0.8508	0.8531	0.8554	0.8577	0.8599	0.8621
1.1	0.8643	0.8665	0.8686	0.8708	0.8729	0.8749	0.8770	0.8790	0.8810	0.8830
1.2	0.8849	0.8869	0.8888	0.8907	0.8925	0.8944	0.8962	0.8980	0.8997	0.9015
1.3	0.9032	0.9049	0.9066	0.9082	0.9099	0.9115	0.9131	0.9147	0.9162	0.9177
1.4	0.9192	0.9207	0.9222	0.9236	0.9251	0.9265	0.9279	0.9292	0.9306	0.9319
1.5	0.9332	0.9345	0.9357	0.9370	0.9382	0.9394	0.9406	0.9418	0.9429	0.9441
1.6	0.9452	0.9463	0.9474	0.9484	0.9495	0.9505	0.9515	0.9525	0.9535	0.9545
1.7	0.9554	0.9564	0.9573	0.9582	0.9591	0.9599	0.9608	0.9619	0.9625	0.9633
1.8	0.9614	0.9649	0.9656	0.9664	0.9671	0.9678	0.9686	0.9693	0.9699	0.9706
1.9	0.9713	0.9719	0.9726	0.9732	0.9738	0.9744	0.9750	0.9756	0.9761	0.9767
2.0	0.9772	0.9778	0.9783	0.9788	0.9793	0.9798	0.9803	0.9808	0.9812	0.9817
2.1	0.9821	0.9826	0.9830	0.9834	0.9838	0.9842	0.9846	0.9750	0.9854	0.9857
2.2	0.9861	0.9864	0.9868	0.9871	0.9875	0.9878	0.9881	0.9884	0.9887	0.9890
2.3	0.9893	0.9896	0.9898	0.9901	0.9904	0.9906	0.9909	0.9911	0.9913	0.9916
2.4	0.9918	0.9920	0.9922	0.9925	0.9927	0.9929	0.9931	0.9932	0.9934	0.9936
2.5	0.9938	0.9940	0.9941	0.9943	0.9945	0.9946	0.9948	0.9949	0.9951	0.9952
2.6	0.9953	0.9955	0.9956	0.9957	0.9959	0.9960	0.9961	0.9962	0.9963	0.9964
2.7	0.9965	0.9966	0.9967	0.9968	0.9969	0.9970	0.9971	0.9972	0.9973	0.9974
2.8	0.9974	0.9975	0.9976	0.9977	0.9977	0.9978	0.9979	0.9979	0.9980	0.9981
2.9	0.9981	0.9982	0.9982	0.9983	0.9984	0.9984	0.9985	0.9985	0.9986	0.9986
3.0	0.9987	0.9987	0.9987	0.9988	0.9988	0.9989	0.9989	0.9989	0.9990	0.9990

Z	1.282		1.645		1.960		2.326		2.576	
$1-\phi(Z)$	0.100		0.050		0.025		0.010		0.005	